DIE PORTFOLIO-DIÄT

ZUR REDUKTION DES RISIKOS VON HERZ-KREISLAUF-ERKRANKUNGEN

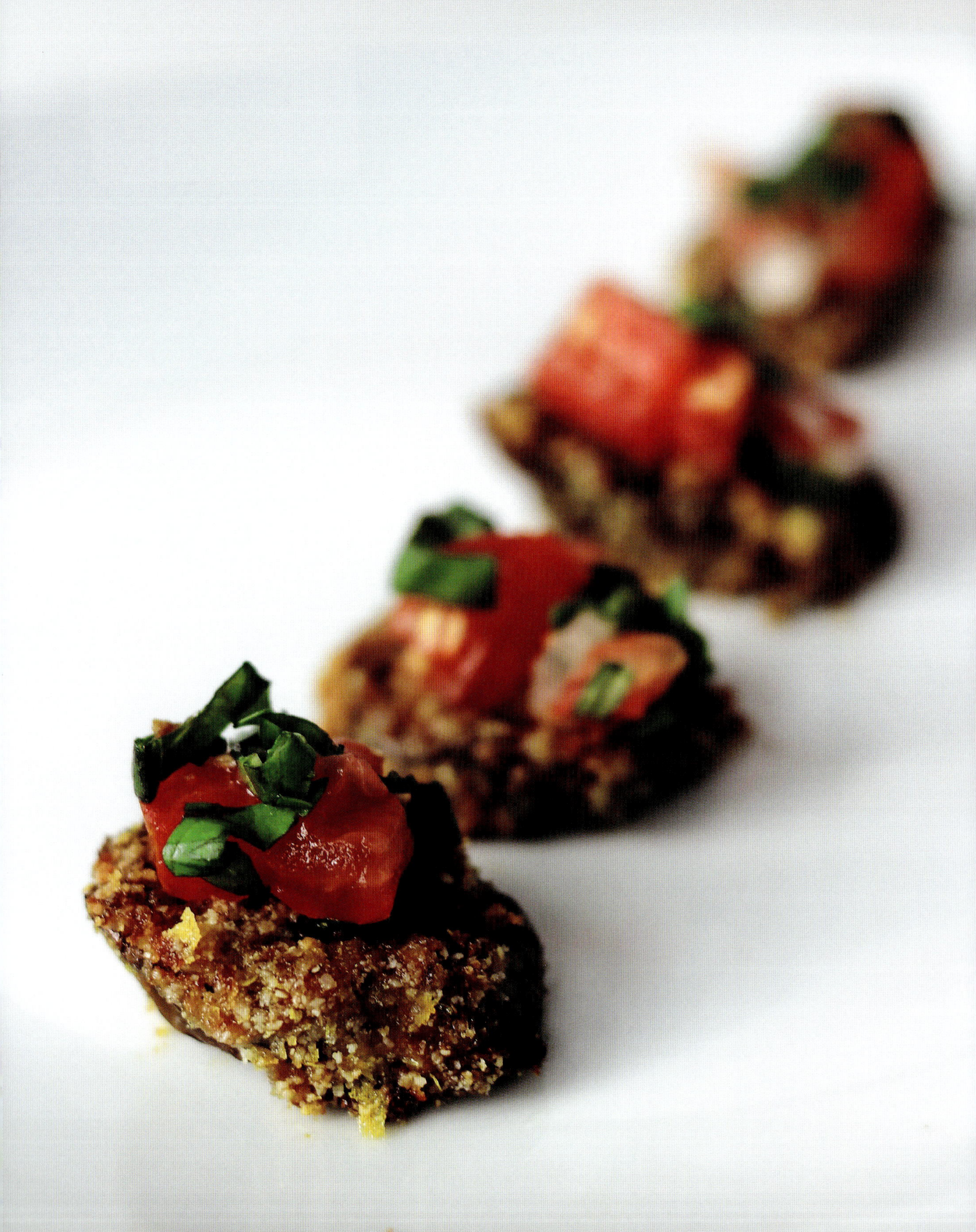

Wendy M. Jenkins, Amy E. Jenkins,
Alexandra L. Jenkins und Caroline Brydson

DIE PORTFOLIO-DIÄT

ZUR REDUKTION DES RISIKOS VON HERZ-KREISLAUF-ERKRANKUNGEN

Ein wissenschaftlich begründeter Ansatz,
den Cholesterinspiegel über
pflanzenbasierte Ernährung zu senken

KVM – Der Medizinverlag

Die Deutsche Nationalbibliothek verzeichnet diese Publikation in der Deutschen Nationalbibliothek; detaillierte bibliografische Daten sind im Internet über *http://dnb.d-nb.de* abrufbar.

TITEL (ORIGINAL):
The Portfolio Diet for Cardiovascular Disease Risk Reduction
An Evidence Based Approach to Lower Cholesterol through Plant Food Consumption
ISBN: 978-0-12-810510-8

THE ORIGINAL ENGLISH LANGUAGE WORK HAS BEEN PUBLISHED BY:
Academic Press is an imprint of Elsevier
125 London Wall, London EC2Y 5AS, UK
525 B Street, Suite 1650, San Diego, CA 92101, US
50 Hampshire Street, 5th Floor, Cambridge, MA 02139, US
The Boulevard, Langford Lane, Kidlington, Oxford OX5 1GB, UK

Ein Unternehmen der Quintessenz-Verlagsgruppe
Ifenpfad 2–4, 12107 Berlin

www.kvm-medizinverlag.de

1. Auflage 2022

Übersetzung: Konstantin Stumpf, Marburg
Lektorat: Fehlerfuchs Doris Heck, Moormerland
Layout & Satz: Gay & Sender, Bremen
Gesamtproduktion: KVM – Der Medizinverlag, Berlin
Druck: GZH d.o.o. (www.gzh.hr), Zagreb
ISBN: 978-3-86867-531-3

Printed in Croatia

Gewidmet Dr. David J. A. Jenkins.
Der beste Weg zu lernen, ist durch ein Vorbild.
Danke, dass du uns allen ein Vorbild bist.

INHALT

ALLE REZEPTE

FRÜHSTÜCK

MITTAGESSEN

ZWISCHENMAHLZEITEN & SNACKS

ABENDESSEN

DESSERT

VORWORT

Meine Töchter haben mich gebeten, ein Vorwort für ihr „Diätbuch" zu schreiben. Es erfüllt mich mit ungeheurem Stolz, ihre Gedanken erklären und Missverständnisse aufklären zu können.

Sie sahen die Notwendigkeit, eine therapeutische Diät, die den Cholesterinspiegel im Serum senkt, für jedermann greifbar zu machen. Dabei sollten alle diejenigen nicht zu kurz kommen, die eine echte wissenschaftliche Neugierde haben, wie eine solche Ernährungsumstellung funktioniert. Ein einzigartiger Aspekt ihres Buches ist, dass ihre Wahl der Ernährungsweise nicht nur aus wissenschaftlichen Gründen, sondern auch aus ökologischen und humanitären Erwägungen heraus gerechtfertigt ist. Die Umweltherausforderung ist zunehmend Bestandteil der nationalen Richtlinien und wird von den Wissenschaftlern mehr und mehr angemahnt. Im Jahr 2015 haben Organisationen und Vereinigungen wie der Weltklimarat der Vereinten Nationen (IPCC – Intergovernmental Panel on Climate Change) eine Zeit zur Rettung unserer Umwelt und des Klimas von nur 12 Jahren genannt, um unsere Gewohnheiten drastisch zu ändern. Wissenschaftliche Artikel (Lancet EAT) und Autoren (David Katz, Suzie Cameron) haben die Umweltwissenschaften von einer Disziplin, die von der Ernährung getrennt gehandhabt wurde, zu einer Disziplin gemacht, die eng mit der Ernährung verbunden ist.

Das Buch meiner Töchter bewegt sich natürlich in diesem Raum. Wendy hat das Buch konzipiert und den ersten Entwurf geschrieben. Amy steuerte einige Kapitel bei, schrieb Abschnitte mit und fügte dem Rest Kommentare hinzu. Meine Frau Alexandra editierte alle Kapitel und meine Schwester Caroline, die das erste Portfolio-Rezeptbuch schrieb, fügte ihre Rezepte mit einer beträchtlichen Anzahl neuer Rezepte hinzu und gab wertvolle Kritik. Es war eine Familienangelegenheit und ich hatte das Privileg, die Rezepte bei vielen Abendessen über viele Wochen hinweg zu probieren.

Ihr Gedankengang beginnt in *Kapitel 1* mit der Demonstration, wie die Ernährung dazu beitragen kann, Risikofaktoren für Herz-Kreislauf-Erkrankungen zu reduzieren. Sie diskutieren eine Reihe wirksamer Ernährungsstrategien und zeigen, wo das Ernährungsportfolio eingeordnet werden kann. In *Kapitel 2* erörtern sie das Diät-Portfolio im Detail und seine Wirkung im Vergleich zu einer medikamentösen Statin-Therapie, die das Low-Density-Lipoprotein (LDL) und andere Risikofaktoren wie den entzündungshemmenden Biomarker C-reaktives Protein (CRP) senkt, der möglicherweise mit einer erhöhten Herz-Kreislauf-Erkrankung und Krebssterblichkeit in Zusammenhang steht. In *Kapitel 3* wird dann das Ernährungsportfolio in seine Bestandteile Soja und andere Hülsenfrüchte, Ballaststoffe, Pflanzensterine und Nüsse zerlegt und es werden mögliche Wirkmechanismen diskutiert. *Kapitel 4* enthält wertvolle Tipps für die Aufnahme der Bestandteile des Portfolios in Ihre Ernährung, ohne die es keine Portfolio-Diät geben kann. *Kapitel 5* enthält die Rezepte, die den Kern guter Ernährungsbücher bilden. Schließlich wird in *Kapitel 6* die vielleicht stärkste Rechtfertigung für den Verzehr der Portfolio-Diät und ähnlicher Diäten genannt, nämlich die Sorge um die Umwelt und die humanitären Gründe für eine pflanzliche Ernährung. Wenn die Wissenschaft Sie nicht davon überzeugt, Ihre Ernährung aus gesundheitlichen Gründen zu ändern, dann vielleicht Ihr Umweltbewusstsein.

David J. A. Jenkins,
OC, MD, FRSC, FRCP, FRCPC, PhD, DSc

DANKSAGUNG

Wir danken Dorothea Faulkner, PhD, RD, für ihren Beitrag und die Entwicklung des ursprünglichen Kochbuchs. Auch danken wir allen Teilnehmern der ursprünglichen Portfolio-Studien, deren Engagement bahnbrechende Forschungsergebnisse zur Folge hatte. Wir möchten Punithavathy Govindaradjane dafür danken, dass sie mit uns an den verschiedenen Versionen des Buches gearbeitet hat, John Sievenpiper und Arash Mirrahimi für das Durchlesen der einzelnen Kapitel und für ihr wertvolles Feedback, Küchenchefin Sara Harrel für ihren fachkundigen Rat und ihre Anleitung beim Entwickeln und Testen der Rezepte.

Schließlich möchten wir uns bei all unseren Rezepttestern, Verkostern und künstlerischen Beratern bedanken, von denen viele, mehr Psyllium konsumiert haben, als wir jemals für möglich hielten:

Aljosha Lindtzenhauwdt
Claire Zhang
Chris Cheng
Connie Liao
David Brydson
Djoerd Ameschot
Eli Brouwer
Jaclyn Prystupa
Jennifer Callinder
Jingjue Wang
Howard Koster
Maureen Prikken
Margot de Man
Maya Nemeth
Nicole Scott
Shane Pyman
Tansha Anand
Teresa Bicknell
Violeta Onland
William Francey
Yini Yiang

EINLEITUNG

„Lass Nahrung deine Medizin sein und Medizin deine Nahrung!"
(Hippokrates; 470–340 v. Chr., Griechenland)

Willkommen zu unserem Ernährungsportfolio. In unserem Buch haben wir versucht, eine Diät zu erstellen, die Ihre Gesundheit, die Ihrer Familie und die unseres Planeten verbessern kann. Diese Ernährungsweise ist eine Option für diejenigen, die keine cholesterinsenkenden Medikamente einnehmen können oder wollen. Sie ist auch für Personen geeignet, die die Wirksamkeit von Medikamenten im Zusammenhang mit Herz-Kreislauf-Erkrankungen (KHK) verbessern oder die Dosis reduzieren möchten. Da die Diät KHK-Risikofaktoren wie das LDL-Cholesterin (kurz: LDL) reduziert, hilft sie auch Menschen, die die Entwicklung von KHK im Laufe ihres Lebens vermeiden wollen. Letztlich ist diese Diät für alle, die sich gesünder, nachhaltiger und mitfühlender ernähren wollen. Sie ist lediglich für Menschen mit Sitosterolämie (eine seltene Fettstoffwechselstörung, die auf die Absorption von Pflanzensterolen zurückzuführen ist) nicht geeignet. Sie sollten sich, wie immer vor dem Beginn einer neuen Diät, mit ihrem Arzt beraten.

LDL-Cholesterin hat sich als starker Indikator für die Entwicklung einer koronaren Herzkrankheit erwiesen.

Die in diesem Buch vorgestellte Diät hebt sich von anderen populären Diäten ab, da es sich um eine evidenzbasierte Diät handelt, deren Fähigkeit zur Reduzierung von KHK-Risikofaktoren wissenschaftlich belegt wurde [1–3]. Seit ihrer Entwicklung wird sie international gefördert und beispielsweise von der *Canadian Cardiovascular Society (CCS)* [4], der *European Atherosclerosis Society (EAS)* [5] und *Heart UK* [6] empfohlen. Diese Diät ist bekannt dafür, LDL-Werte senken zu können [7, 8]. Diese Art von Cholesterin führt zur Bildung von fetthaltiger arterieller Plaque, die schließlich zu blockierten Arterien (Atherosklerose) führt und das Risiko von Herzinfarkten und Schlaganfällen erhöhen kann.

In klinischen Studien konnte eine pflanzenbasierte Ernährung den LDL-Wert um 28 % senken. Dies entspricht der Senkung durch die Einnahme von Lovastatin, einem Statin-Medikament zur Regulierung des Cholesterinspiegels [3]. Die gesundheitlichen Ergebnisse können anhand der sogenannten *Framingham-Risikogleichung* bewertet werden. Bei dieser werden die Anamnese und Gesundheitsindikatoren wie Blutdruck, Gewicht und Cholesterin verwendet, um das Risiko einer koronaren Herzkrankheit (KHK) zu berechnen. Bei allen Studienteilnehmern, die der Portfolio-Diät folgten, reduzierte sich das Risiko solcher Erkrankungen um 25 %. Diese Arbeit war die erste, die zeigte, dass eine diätetische Intervention die LDL-Werte in einem ähnlichen Ausmaß wie ein cholesterinsenkendes Medikament der ersten Generation reduzieren kann.

Eine weitere, längerfristige Studie zur im Buch vorgestellten Diät wurde an mehreren Orten in ganz Kanada durchgeführt. Anders als in der ersten Studie wurden die Teilnehmer in dieser Studie gebeten, die Lebensmittel selbst einzukaufen. Diese Studie hat ebenfalls sehr positive Ergebnisse in Bezug auf die Senkung des LDL-Werts erzielt, wobei dessen Senkung zwischen 13 % und 14 % lag [2]. Diese Verringerung wurde trotzdem erzielt, obwohl an den verschiedenen Wohnorten der Teilnehmer sehr unterschiedliche Einkaufsmöglichkeiten vorhanden waren. In diesen variierte der Zugang zu den im Rahmen der Diät benötigten Nahrungsmitteln wie frischem Obst, Gemüse und der Auswahl an Fleischanaloga. Die Studie ergab, bei Personen mit leichtem Zugang zu den in der Diät vorgesehenen Lebensmitteln eine stärkere Senkung des KHK-Risikos, da diese die Diät einfacher einhalten konnten.

Der Einfluss, den die Bezugsmöglichkeiten der Lebensmittel auf den Erfolg einer Diät haben können, ist einer der Hauptgründe für dieses Buch. Auch wenn es nicht ohne Weiteres möglich ist, das Supermarktangebot in Ihrer Nähe zu ändern, hoffen wir, dass dieses Buch Ihnen helfen kann, sich in dem Lebensmittelangebot in Ihrer aktuellen Umgebung besser zurechtzufinden. Dafür liefern wir nicht nur die wissenschaftlichen Hintergründe der Diät, sondern auch Tipps, Tricks und einfach zuzubereitende Rezepte.

Die positive Wirkung der Diät ist nicht nur auf ihre Auswirkungen auf den Cholesterinspiegel (LDL-Cholesterin) beschränkt. Zu den weiteren positiven Auswirkungen dieser Ernährungsweise gehören die Reduzierung des entzündungsfördernden Biomarkers CRP, dessen erhöhte Werte mit Herzerkrankungen und Krebs in Verbindung gebracht wurden [9, 10]. Der Blutzuckerspiegel ist besser kontrollierbar, beziehungsweise fällt nach den Mahlzeiten geringer aus. Es kommt zu einem Anstieg der Menge an High-Density-Lipoprotein (HDL) oder „gutem" Cholesterin im Vergleich zum LDL, dem „schlechten" Cholesterin. Weiterhin zeigt sich eine ähnlich starke Senkung des Blutdrucks wie bei der DASH-Diät, dem Goldstandard für die diätetische Blutdrucksenkung [2, 11]. Zusammen tragen diese Faktoren zu einem verringerten KHK-Risiko bei und haben auch bei der Behandlung von Typ-2-Diabetes Potenzial gezeigt [12].

Die Diät besteht aus vier Hauptpfeilern, deren Kombination die beschriebenen Risikofaktoren senkt. Die vier Säulen der Diät sind:

1. *Pflanzensterine*, die in angereicherter Margarine, Säften und Nahrungsergänzungsmitteln enthalten sind
2. *Ballaststoffe*, die in Lebensmitteln wie Hafer, Gerste, Okra und Flohsamen zu finden sind
3. *Nüsse und Samen* wie Mandeln, Walnüsse und Sonnenblumenkerne
4. *Pflanzliches Eiweiß*, das in Lebensmitteln wie Tofu, Sojamilch, Fleischanaloga und Hülsenfrüchten vorkommt

Die Diät wurde so wie ein Aktienportfolio strukturiert, so können bei neuen wissenschaftlichen Erkenntnissen neue Lebensmittel in die hier angefertigte Liste eingegliedert werden. Auf diese Weise ergibt sich eine dynamische und sich ständig weiterentwickelnde Ernährung. Sie begründet sich als pflanzliche Ernährung durch gesundheitliche, ökologische und ethische Argumente. Es sollten im Rahmen dieser Diät rein pflanzliche Lebensmittel konsumiert werden. Grundsätzlich wird empfohlen, den Konsum von tierischen Produkten zu minimieren, um beste Ergebnisse zu erzielen. Neben den gesundheitlichen Vorteilen spricht auch die Nachhaltigkeit der pflanzenbasierten Ernährung für diese Ernährungsweise. Da dieses Diät-Portfolio aus einer Vielzahl von Lebensmitteln und diversen Gerichten besteht, kann es leicht an den persönlichen Geschmack sowie an eine Vielzahl von kulturellen Einflüssen angepasst werden. Es bietet also eine gesunde Basis, die sich individuell anpassen lässt. Eine kurze Zusammenfassung darüber, wie Sie dieses Nahrungsmittel-Portfolio in Ihren Lebensstil integrieren können, finden Sie auf den folgenden Seiten. Diese sind in Zusammenarbeit mit den ursprünglichen Wissenschaftlern hinter der Diät im St. Michael's Krankenhaus in Toronto entwickelt worden.

Die vier Säulen des Diät-Portfolios: Pflanzensterine, Ballaststoffe, pflanzliche Eiweiße, Nüsse und Samen.

DIE PORTFOLIO-DIÄT

Ein wissenschaftlich fundierter Ernährungsplan für einen niedrigeren Cholesterinspiegel

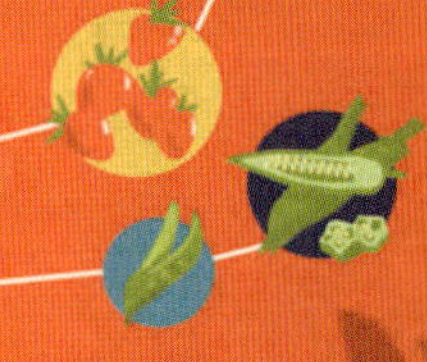

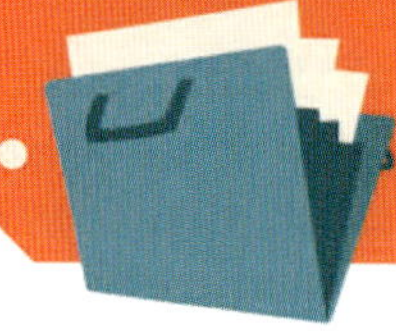

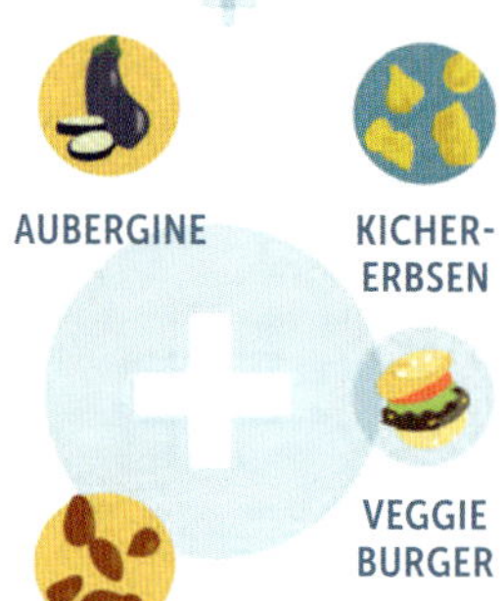

AUBERGINE

KICHERERBSEN

VEGGIE BURGER

MANDELN

SOJAMILCH

WAS IST DAS ERNÄHRUNGSPORTFOLIO?

Das Portfolio setzt sich aus Lebensmitteln zusammen, die in Studien gezeigt haben, den Cholesterinspiegel und das Risiko von Herz-Kreislauf-Erkrankungen zu senken. Anstatt Lebensmittel aufzuzeigen, auf die verzichtet werden sollte, geht es bei dieser Diät darum, was Sie zu Ihrer Ernährung hinzufügen können!

Die Diät enthält ein „PORTFOLIO" an pflanzlichen Nahrungsmitteln, aus denen Sie wählen können.

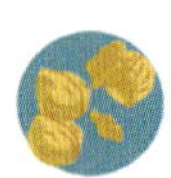

WALNUSS

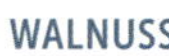

TOFU

MARGARINE

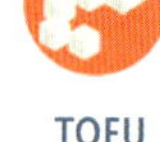

HAFERBREI

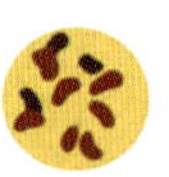

BOHNEN

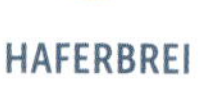

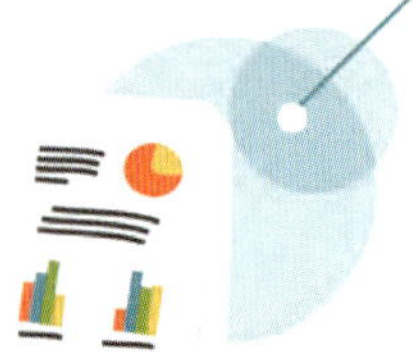

Wissenschaftliche Studien zeigen, dass sowohl Medikamente, als auch die Ernährung den Cholesterinspiegel senken können. Medikamente können dabei effektiv und einfach sein. Soll die Einnahme von Medikamenten oder deren Nebenwirkungen vermieden werden, bietet sich eine Diät an. Zusätzlich kann eine Diät unterstützend zu den Medikamenten wirken.

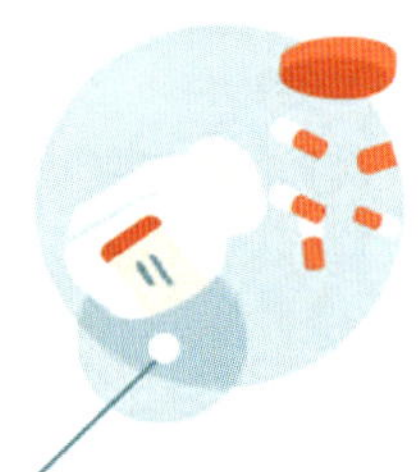

WIE FUNKTIONIERT DIE PORTFOLIO-DIÄT?

Die Portfolio-Diät funktioniert genauso wie sie klingt: Sie beruht auf verschiedenen wissenschaftlichen Zusammenhängen, die bewiesenermaßen den Cholesterinspiegel senken. Um Ihren eigenen Cholesterinwert zu senken, können Sie einer, mehrerer oder allen vorgestellten Möglichkeiten ganz nach Ihrem Bedarf folgen.

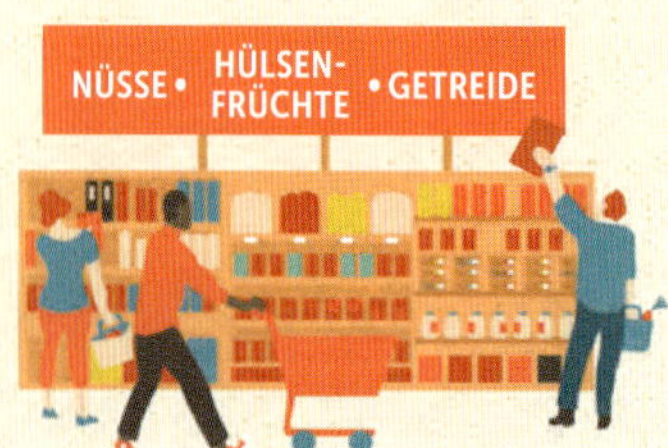

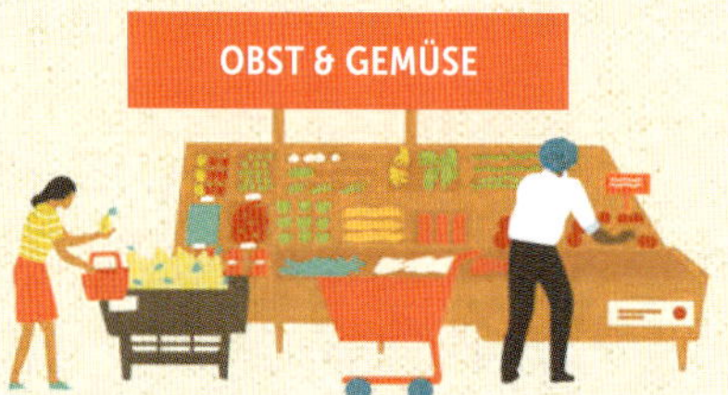

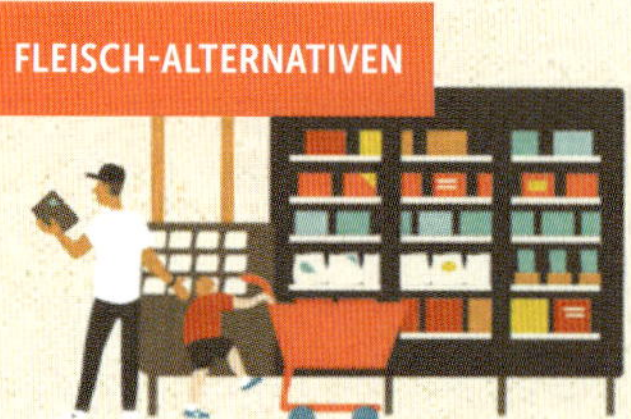

WIE SIEHT DIE PORTFOLIO-DIÄT AUS?

Zu erwartender LDL-Cholesterin-Rückgang

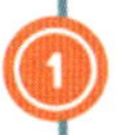

NÜSSE 45 g/Tag

Sämtliche Nusssorten sind gut für den Cholesterinspiegel und das Herz. Entgegen aller Bedenken führen sie nicht zur Gewichtszunahme. Sie eignen sich hervorragend als Snack zwischen den Mahlzeiten, in Joghurt, zu Salaten, Müsli oder als Nussbutter auf Brot oder Toast. 45 g sind ca. eine Hand voll Nüsse. Falls Sie allergisch gegen Nüsse sind, versuchen Sie es mit Samen.

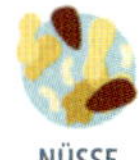
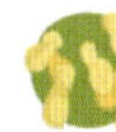
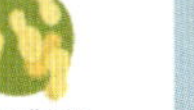

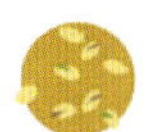
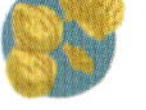

5–10 %

PFLANZLICHES PROTEIN 50 g/Tag

Dies ist der kritischste Punkt dieser Diät. Versuchen Sie, mit 25 g am Tag zu starten. Ziehen Sie in Erwägung, Kuhmilch durch pflanzliche Milch zu ersetzen. Probieren Sie Tofu, Sojaprodukte und Bohnen.

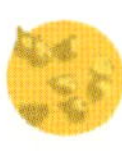
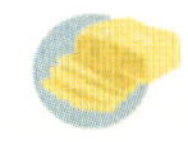
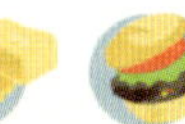
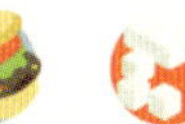
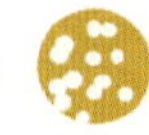
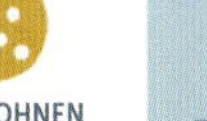
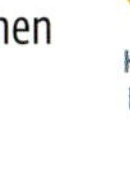
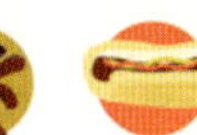
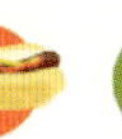
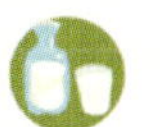
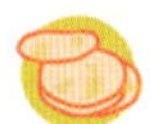

5–10 %

BALLASTSTOFFE 20 g/Tag

Versuchen Sie, zwei Portionen Hafer, Bohnen, Linsen oder Kichererbsen täglich zu essen. Greifen Sie zu Roggenbrot, Pumpernickel oder Backwaren aus Hafer. Essen Sie mindestens fünf Portionen Obst und Gemüse am Taq (am besten Ballaststoffreiches wie Äpfel, Orangen, Beeren, Aubergine oder Okra). Verwenden Sie Haferflocken und Flohsamenschalen (beispielsweise in Smoothies).

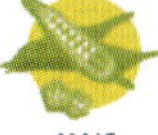
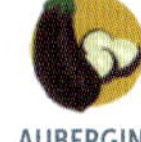
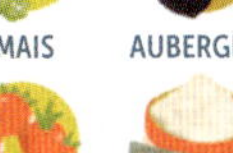

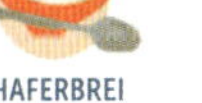
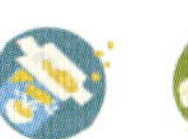
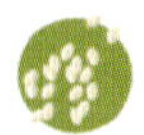
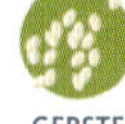

5–10 %

PHYTOSTERINE 2 g/Tag

Diese Stoffe kommen natürlicherweise in Soja, Mais oder Kürbis vor. Um auf die empfohlene Tagesdosis zu kommen, benötigen Sie damit angereicherte Lebensmittel wie Joghurt, Aufstriche, Säfte, Milch oder sogar Nahrungsergänzungsmittel.

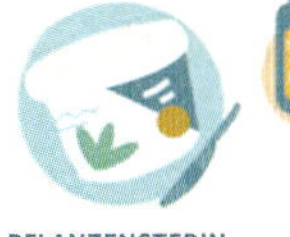
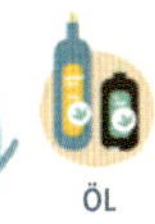

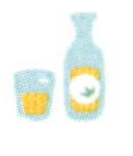
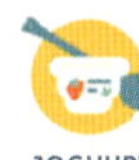

5–10 %

TOTAL: ~ 30 %

Statine, die wirksamste Klasse von cholesterinsenkenden Medikamenten, senken den Cholesterinspiegel um 20–60%.

Es geht nicht um die große Veränderung.
Es geht nicht um alles oder nichts.

Fangen Sie einfach an, einen Teil Ihrer Ernährung zu verändern und bauen Sie darauf auf!

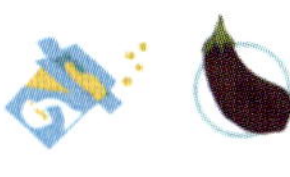
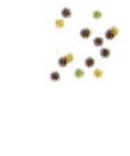
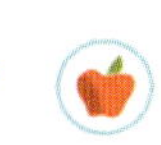
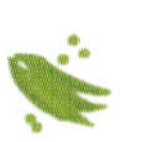
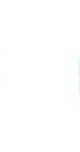
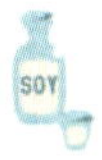
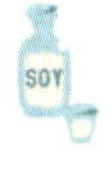

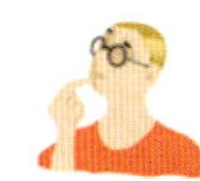
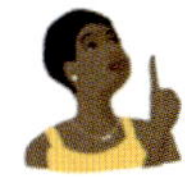

Dieses Diät-Portfolio ist für „echte Menschen in der echten Welt"

Dr. David Jenkins, Entwickler der Portfolio-Diät

David JA Jenkins MD, PhD, DSc, Cyril WC Kendall PhD, Lilisha Burris MHSc, RD,
John L Sievenpiper MD, PhD, FRCPC, Michael F. Evans MD, CCFP, Emily Nicholas Angl BSc

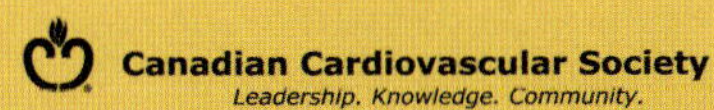

The Joannah & Brian Lawson Centre for Child Nutrition
UNIVERSITY OF TORONTO

St. Michael's
Inspired Care.
Inspiring Science.

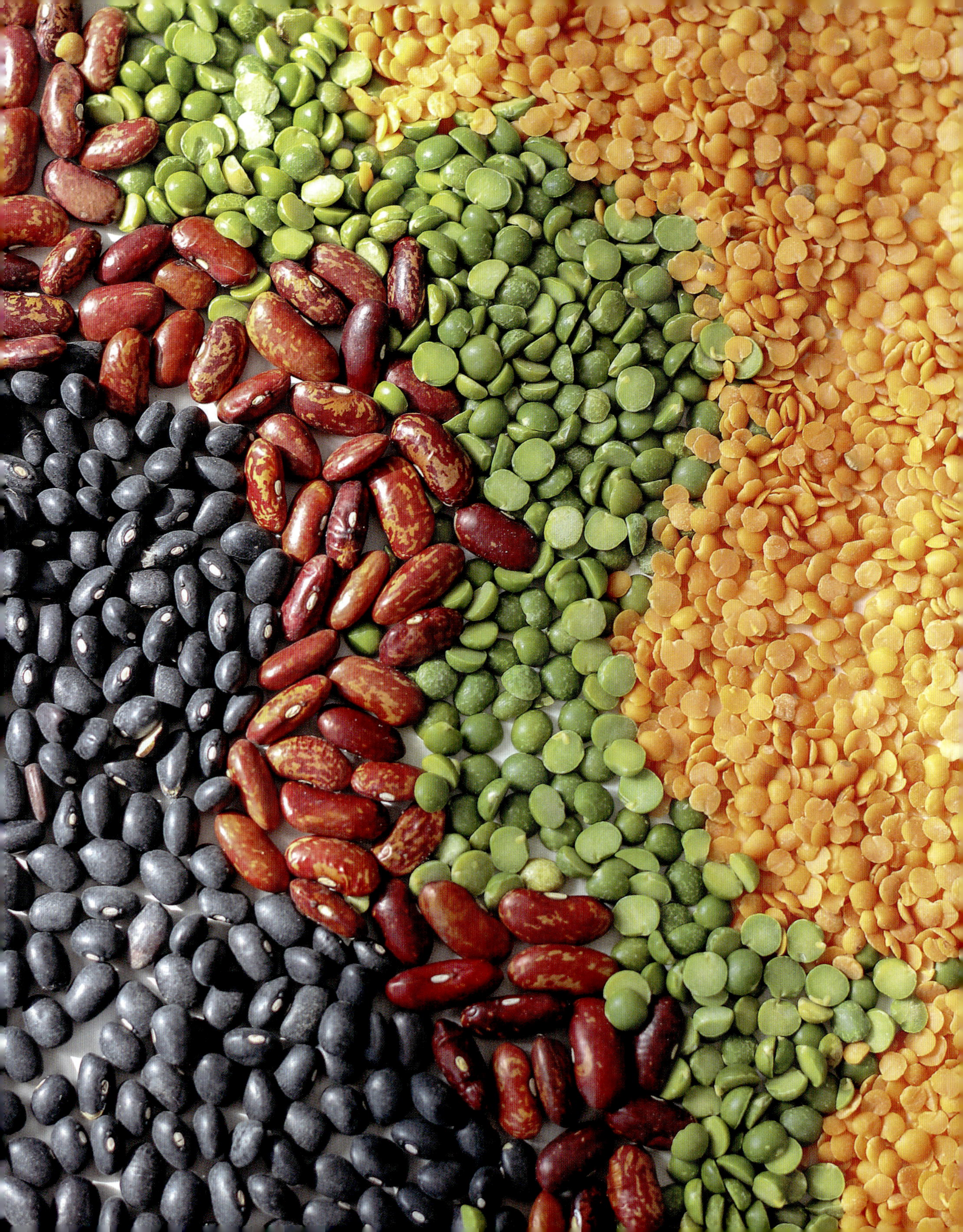

KAPITEL 1:

DER EINFLUSS DER ERNÄHRUNG ZUR REDUZIERUNG VON RISIKOFAKTOREN FÜR HERZ-KREISLAUF-ERKRANKUNGEN

HERZ-KREISLAUF-ERKRANKUNGEN sind weltweit die Todesursache Nummer eins. Der Begriff KHK deckt eine Reihe von Erkrankungen des Herzens ab, wird aber in erster Linie zur Beschreibung von Zuständen verwendet, die zu einer Verengung oder Verstopfung von Blutgefäßen führen. Dies kann schlussendlich zu Herzinfarkten, Schlaganfällen und chronischen Brustschmerzen (Angina pectoris) führen. Viele Formen von Herzerkrankungen sind weitgehend vermeidbar und lassen sich durch Änderungen der Ernährung und des Lebensstils vermeiden.

Aus diesem Grund wurde eine Reihe von evidenzbasierten Diäten entwickelt, die auf Risikofaktoren von Herz-Kreislauf-Erkrankungen abzielen. Eine dieser Diäten ist das hier vorgestellte Diät-Portfolio, andere sind beispielsweise die mediterrane Ernährung, die Okinawa-Diät, die nordische Ernährung, die Ernährung mit niedrigem glykämischem Index (Glyx-Diät), die DASH-Diät (Dietary Approach to Stop Hypertension) sowie die Atkins- und Öko-Atkins-Diät. Die meisten dieser Diäten imitieren die traditionelle Ernährung von Bevölkerungsgruppen, die bekanntermaßen wenige Fälle von Herz-Kreislauf-Erkrankungen zu beklagen haben. Die Portfolio-Diät hingegen verfolgt einen anderen Ansatz: Indem sie Nahrungsbestandteile kombiniert, die individuell betrachtet das Risiko einer Herz-Kreislauf-Erkrankung reduzieren. Diese werden im Kontext eines gesunden Ernährungsmusters einsetzt. Durch diese Kombination von Lebensmitteln wurde ihre Wirkung auf die Senkung der Blutfette maximiert. Da die Portfolio-Diät Schlüsselkomponenten aus anderen Diäten enthält, gibt es hinsichtlich ihrer Auswirkungen auf die KHK-Risikofaktoren Ähnlichkeiten mit anderen evidenzbasierten Diäten. In diesem Kapitel werden die Ähnlichkeiten und Unterschiede zwischen evidenzbasierten Ernährungsformen und deren Beziehung zu ihren Auswirkungen auf drei Risikofaktoren für Herz-Kreislauf-Erkrankungen erörtert. Diese sind: Körpergewicht, Blutdruck und Blutfette. Eine Zusammenfassung der Risikofaktoren, die durch evidenzbasierte Diäten behandelt werden, findet sich in Tabelle 1.1. In diesem Kapitel wird auch ein Überblick über die einzelnen Risikofaktoren gegeben, um ein tieferes Verständnis ihrer Bedeutung und Relevanz zu erhalten.

Zu den kardiovaskulären Erkrankungen gehören die koronare Herzkrankheit (KHK), die periphere arterielle Verschlusskrankheit (pAVK) und der Schlaganfall.

Tabelle 1.1 Vergleich von Diättypen und deren Hauptkomponenten

DIÄT	ANGRIFFSPUNKTE VON HERZ-KREISLAUF-RISIKOFAKTOREN	AUFBAU DER DIÄT
Low-Carb	Gewichtsverlust	**Atkins** [1] → Kohlenhydrate < 20 % der Gesamtenergieaufnahme → hoher Anteil an tierischen Produkten → hoher Fettgehalt **Öko-Atkins** [2] → Erhöhter Eiweiß- und Fettgehalt von Gluten- und Sojaprodukten, Nüssen sowie Pflanzenölen
DASH [3]	Blutdruck	→ Hoher Anteil an fettarmen fermentierten Milchprodukten, Gemüse, Vollkorn, Geflügel, Fisch und Nüssen → Geringer Verzehr von rotem Fleisch empfohlen **OmniHeart-Diät** [4] → 10 % der kohlenhydrathaltigen Energie werden durch meist pflanzliche Proteinquellen ersetzt → Weitere 10 % der kohlenhydrathaltigen Energie werden durch ungesättigte Fette (hauptsächlich einfach ungesättigte) ersetzt
Glyx [5]	Blutfette, Gewichtsverlust	→ Keine Angabe bestimmter Portionsgrößen oder Kalorienangaben → Basiert auf einen vom Verbraucher erstellten Plan, der sich auf den glykämischen Index und die glykämische Last von Lebensmitteln bezieht → Typischerweise viele pflanzliche Lebensmittel → Die Zone-, Sugar Buster- und die Low-Carb-Diät basieren (leicht verändert) auf dieser Diät
Mediterran [6, 7]	Sämtliche Herz-Kreislauf-Erkrankungen	→ Hoher Anteil an frischem Obst, Gemüse, Vollkorn, Fisch, Nüssen, pflanzlichen Ölen und Margarine → Niedriger Gehalt an rotem Fleisch
Nordisch [8]	Sämtliche Herz-Kreislauf-Erkrankungen	→ Beinhaltet Fisch (Lachs und Makrele), Gemüse, Wurzeln, Hülsenfrüchte, Früchte, Beeren und Vollkorngetreide (Hafer, Roggen und Gerste)
Okinawa [9]	Blutdruck	→ Traditionell japanische Ernährung, die reich an Fisch, Algen, Sojaprodukten, Gemüse und grünem Tee ist
Ornish [10]	Sämtliche Herz-Kreislauf-Erkrankungen	→ Vegetarische, ballaststoffreiche und fettarme Ernährung
Portfolio [11]	Blutfette	→ Hoher Anteil an Vollkorn, Hülsenfrüchten, Pflanzensterinen (Öle auf Pflanzenbasis), Nüssen, Ballaststoffen (Gerste, Okra, Flohsamen), Beeren und Soja
Pritikin [12]	Sämtliche Herz-Kreislauf-Erkrankungen	→ Wenig Fett, Schwerpunkt auf komplexen Kohlenhydraten: weniger als 10 % der Kalorien aus Fett, 10–15 % aus Protein und 75–80 % aus komplexen Kohlenhydraten → Zusätzliche Bewegungskomponente
Vegetarisch [13]	Blutdruck, Blutfette	→ Hoher Anteil an Obst und Gemüse, Hülsenfrüchten, Nüssen, Vollkorn, mäßige Mengen an Milch und Eiern
Zone (Sears) [14]	Generelle Gesundheitsaspekte	→ Basierend auf dem Verhältnis der Makronährstoffe → Starke Betonunq des Proteins → Jede Mahlzeit besteht aus 30 % Eiweiß, 40 % Kohlenhydraten und 30 % Fetten

KERNPUNKTE

GEWICHT

- → Eine kohlenhydratarme Ernährung wie die Atkins-Diät kann das Herz-Kreislauf-System langfristig negativ beeinflussen, wenn die Vorteile der Gewichtsabnahme durch den weiterhin hohen LDL-Spiegel (Low-Density-Lipoprotein-Cholesterin) verpufft sind.
- → Die Öko-Atkins-Diät, eine proteinreiche, pflanzliche Variante der Atkins-Diät, führte in Studien zu einer Verringerung sowohl des Gewichts als auch des LDL-Werts.
- → Es wurde beobachtet, dass sowohl eine Diät mit niedrigem GI als auch die Portfolio-Diät das Körpergewicht langfristig reduzieren.

BLUTDRUCK

- → Signifikante Senkungen des Blutdrucks wurden bei der DASH-Diät, der vegetarischen Ernährung, der Portfolio-Diät und der mediterranen Diät beobachtet; vermutlich aufgrund des hohen Obst- und Gemüsekonsums, die bei diesen Diäten üblich sind.

BLUTFETTE

- → LDL-Reduzierungen sind in der Portfolio-Diät, der nordischen Diät, der mediterranen Diät, der DASH-Diät und bei der Ernährung mit niedrigem GI zu verzeichnen.
- → Es gibt starke Belege für die Vorteile einer Reduzierung des LDL-Werts, unabhängig von dessen Ausgangswerten.
- → Das Verhältnis von HDL (High-Density-Lipoprotein) zu LDL (Low-Density-Lipoprotein) ist aussagekräftiger als der LDL- oder HDL-Spiegel allein.
- → Sowohl die Portfolio- als auch die mediterrane Diät verringerten das Verhältnis von LDL zu HDL; vermutlich aufgrund der hohen Konzentration einfach ungesättigter Fette, z. B. aus pflanzlichen Ölen und Nüssen in beiden Diäten.

FRAMINGHAM-GLEICHUNG

- → Nach der Gleichung zeigte sich in Studien ein reduziertes 10-Jahres-Risiko für Herz-Kreislauf-Erkrankungen bei der Portfolio-Diät, bei vegetarischer Ernährung und der DASH-Diät.

WIE WICHTIG IST EIN GESUNDES KÖRPERGEWICHT?

Es hat sich gezeigt, dass das Körpergewicht in starker Verbindung mit Herz-Kreislauf-Erkrankungen steht [15, 16]. Eine der häufigsten Methoden, über die Wissenschaftler das Körpergewicht klassifizieren, ist der Body-Mass-Index (BMI) einer Person. Der BMI verwendet eine Formel, die die Körpergröße und das Körpergewicht einer Person berücksichtigt. Der erwünschte BMI sollte größer oder gleich 25 kg/m^2 sein. Diese Berechnung soll die natürlichen Unterschiede zwischen kleineren und größeren Personen berücksichtigen und so ein genauerer Standard sein als das Körpergewicht an sich. Mit der untenstehenden Formel können Sie Ihren BMI berechnen. Vergleichen Sie Ihr Ergebnis mit den in der Infobox 1.1 angegebenen BMIs, um zu sehen, ob Ihr Körpergewicht ein Risiko für eine Herz-Kreislauf-Erkrankung darstellen kann. Wenn Sie beispielsweise 70 kg wiegen und 1,64 m groß sind, dann liegt Ihr BMI bei 26,0 kg/m^2, was Sie in eine Körpergewichtskategorie mit geringerem Risiko einordnet.

Der BMI kann ganz einfach zu Hause berechnet werden. Setzen Sie einfach Ihre Größe und Ihr Körpergewicht in diese Formel ein: Körpergewicht (kg) ÷ Körpergröße^2 (m^2).

Der BMI und sein Zusammenhang mit dem Risikostatus sollten jedoch mit Vorsicht interpretiert werden, da bestimmte Faktoren die Anwendbarkeit des BMI als Indikator für das Risiko einer Herz-Kreislauf-Erkrankung beeinflussen können. Eine Person mit hoher Muskelmasse kann beispielsweise einen hohen BMI haben, ist aber nicht wirklich „gefährdet“, weil das Gewicht der Muskeln sie in einen höheren BMI-Bereich fallen lässt. Diese Person kann ein viel geringeres Risiko für eine Herz-Kreislauf-Erkrankung haben als eine Person mit dem gleichen BMI, aber geringerer Muskelmasse. Auch die ethnische Herkunft spielt eine Rolle. Bei Personen asiatischer Herkunft sind niedrigere BMIs möglicherweise wünschenswerter (weniger als 25 kg/m^2) [20], während Personen afrikanischer Herkunft höhere BMIs (mehr als

25 kg/m²) haben können, ohne dass sie ein größeres Risiko für chronische Erkrankungen haben [21–23].

Weitere Faktoren, die den Zusammenhang zwischen BMI und kardiovaskulären Erkrankungen beeinflussen, sind: Fettverteilung, Cholesterinspiegel und Bluthochdruck.

Zusätzlich wird heutzutage zunehmend die Messung des Taillenumfangs, insbesondere bei höheren BMIs (25–35 kg/m²) als Hilfsmittel zur Bestimmung des Risikos einer Herz-Kreislauf-Erkrankung verwendet. Im Gegensatz zum BMI wird beim Taillenumfang die Fettverteilung berücksichtigt. Diese Methode bietet eine Möglichkeit zur Bestimmung des viszeralen Fetts (Bauchfett), welches bekanntermaßen das Risiko für Herz-Kreislauf-Erkrankungen in größerem Maße erhöht als andere Fettverteilungsmuster [19]. Leitlinien zur Interpretation des Taillenumfangs finden sich in Infobox 1.1. Aufgrund des komplexen Zusammenhangs zwischen BMI und Herz-Kreislauf-Erkrankungen kann die Gewichtsabnahme für einige Personen viel wichtiger sein als für andere, für die dieser Faktor weniger ins Gewicht fällt. Bis jetzt gibt es jedoch noch keine Schnellrezeptur oder einen Arzneimittelwirkstoff, der es mit dem Einfluss der richtigen Ernährung in Kombination mit Bewegung in Bezug auf die Gewichtsabnahme aufnehmen kann. Wenn Sie unsicher sind, ob eine Gewichtsabnahme für Sie eine wichtige Rolle spielt, wenden Sie sich an Ihren Arzt oder einen Ernährungsberater.

Infobox 1.1

DER BMI UND DAS RISIKO FÜR HERZ-KREISLAUF-ERKRANKUNGEN BEI ERWACHSENEN ÜBER 20 JAHREN * [17]

- → Ein BMI von 18,5–24,9 kg/m² birgt wenig bis kein Risiko.
- → Ein BMI von 25–29,9 kg/m² birgt ein geringes Risiko.
- → Ein BMI von 30–34,9 kg/m² birgt ein mäßiges Risiko.
- → Ein BMI von 35–39,9 kg/m² birgt ein hohes Risiko.
- → Ein BMI über 40 kg/m² birgt ein sehr hohes Risiko.

Diese Risikokategorien gelten ohne Berücksichtigung des viszeralen Fetts, mit dem das Risiko für Herz-Kreislauf-Erkrankungen deutlich steigt. Hat die Person seit dem 18. Lebensjahr über 10 kg zugenommen, erhöhen sich die Risikofaktoren weiter [18].

Taillenumfang und das Risiko für Herz-Kreislauf-Erkrankungen:

- → Größer als 102 cm bei Männern = erhöhtes Risiko.
- → Größer als 88 cm bei Frauen = erhöhtes Risiko.
- → Wenn der BMI über 35 liegt, wird der Taillenumfang nicht berücksichtigt, da die Personen bereits einem hohen Risiko ausgesetzt sind [19].

* Diese können für verschiedene Populationen unterschiedlich sein.

DIÄTEN ZUR GEWICHTSABNAHME

Während die Kalorienreduktion nachweislich den größten Einfluss auf die Gewichtsabnahme hat, ist es ebenso wichtig, die Qualität der Lebensmittel in der Ernährung zu berücksichtigen [24, 25]. Ein einfaches Kalorienreduzieren kann eine wirksame Strategie zur kurzfristigen Gewichtsabnahme sein, die aber oft nicht nachhaltig ist. Darüber hinaus geht dieser Ansatz nicht auf andere Risikofaktoren von Herz-Kreislauf-Erkrankungen ein. Die Befolgung einer evidenzbasierten Diät ist der beste Weg, um ein gesundes Gewicht zu erreichen und gleichzeitig andere Faktoren zu reduzieren, die zu einer Herz-Kreislauf-Erkrankung beitragen können.

Kohlenhydratarme Diäten wie die Atkins-Diät konzentrieren sich auf die Aufnahme proteinreicher und/oder fetthaltiger Nahrungsmittel. Im Gegensatz zu den anderen in diesem Abschnitt untersuchten Diäten besteht der Hauptmechanismus dieser Diät zur Reduzierung des Risikos einer koronaren Herzkrankheit in der Gewichtsabnahme. Eine kürzlich durchgeführte Meta-Analyse, die populäre Diäten zur Gewichtsabnahme untersuchte, ergab, dass eine Atkins-Diät den größten Erfolg für eine kurz- und langfristige Reduktion des Körpergewichts hat [26]. Der hohe Anteil an Tierprodukten, gesättigten Fettsäuren und Cholesterin in der Nahrung steht jedoch im Widerspruch zu dem, was wir über eine wirksame Prävention von Herz-Kreislauf-Erkrankungen wissen.

Low-Carb-Diäten müssen nicht auf Fleisch basieren, bei der Öko-Atkins-Diät stammen die Proteine und Fette ausschließlich aus pflanzlichen Quellen.

Mansoor et al. verglich in einer Meta-Analyse randomisierte Studien mit Atkins-Diäten und fand heraus, dass diese Studien zwar tatsächlich eine signifikante Gewichtsabnahme zeigten, das Gesamtcholesterin jedoch sogar anstieg. Hohe Cholesterinwerte, insbesondere hohe LDL-Werte, sind wesentliche Risikofaktoren für die koronare Herzkrankheit. Auf diese Weise schafft die Atkins-Diät ein Kompromissszenario, bei dem Gewichtsabnahme und Senkung des Gesamtcholesterinspiegels nicht gleichzeitig erreicht werden können. Dieser Konflikt hat zu der Schlussfolgerung geführt, dass Atkins und kohlenhydratarme Diäten möglicherweise nicht für Personen mit einem Risiko für koronare Herzkrankheit geeignet sind. Dies gilt insbesondere auf lange Sicht [27].

Eine mögliche Alternative ist die Öko-Atkins-Diät, bei der ebenfalls eine kohlenhydratarme Ernährung im Mittelpunkt steht, jedoch vollständig auf pflanzliche Produkte zurückgegriffen wird. Sie ist außerdem in einer Art Portfolio strukturiert [28]. Die Öko-Atkins-Diät bekam treffenderweise das ökologische Präfix, da sie dem gleichen kohlenhydratarmen, protein- und fettreichen Prinzip folgt wie die ursprüngliche Atkins-Diät, jedoch mit reduzierten ökologischen Auswirkungen aufgrund des Fehlens von tierischen Produkten innerhalb des Ernährungsmusters. Die Öko-Atkins-Diät war in der Lage, eine signifikante Gewichtsabnahme wie bei anderen „Atkins-ähnlichen" Diäten zu erreichen und gleichzeitig den LDL-Wert und das Gesamtcholesterin zu senken. Wie aus Tabelle 1.1 ersichtlich, wurden Lebensmittel der Portfolio-Diät in die Öko-Atkins-Diät aufgenommen. Die bekannte cholesterinsenkende Wirkung von Portfolio-Nahrungsmitteln war für die Begründung der LDL-Wert-Senkung bei der Öko-Atkins-Diät ausschlaggebend. Falls Sie eine Gewichtsabnahme anstreben, kann die Öko-Atkins-Diät eine Möglichkeit sein.

Die Tatsache, dass die Teilnehmer der Studien zur Portfolio-Diät nicht abgenommen haben, war der ausdrücklichen Aufforderung verschuldet, dies nicht zu tun, damit die Auswirkungen der Lebensmittelkomponenten unabhängig von der Gewichtsabnahme bewertet werden konnten. In einer späteren, längeren und multizentrischen Studie, in der solche Anweisungen nicht gegeben wurden, wurde eine moderate, aber signifikante Gewichtsabnahme beobachtet (etwa 1,5 kg) [29].

Es wird angenommen, dass Lebensmittel mit niedrigem glykämischem Index (GI) sättigender sind, da der Blutzuckerspiegel nicht einem „Hoch-Tief"-Muster folgt wie eine Achterbahn. Genau dies ist bei Lebensmitteln mit hohem GI zu beobachten. Stattdessen liefern Lebensmittel mit niedrigem glykämischem Index eine konstante Energiezufuhr. Dieser sättigende Effekt kann bei einer Gewichtsabnahme helfen. Zuspruch für diese Hypothese kommt von einer Studie, die die Wirkung einer veganen/pflanzenbasierten Ernährung mit niedrigem GI mit einer Diät der American Diabetes Association verglich, die auf die Gewichtsabnahme bei Personen mit Typ-2-Diabetes abzielt [30]. Diese Studie zeigte, dass der GI der Diät unabhängig von der tatsächlichen Hintergrunddiät eine signifikante Gewichtsveränderung vorhersagte. Für jede Abnahme des GI um eine Einheit kann, laut dieser Studie, mit einer Gewichtsabnahme von 0,2 kg gerechnet werden [30]. In einer 6-monatigen Studie, in der 210 Personen mit Typ-2-Diabetes teilnahmen und entweder eine Diät mit niedrigem GI oder eine Diät mit hohem Getreideballaststoffgehalt einhalten sollten, verloren die Teilnehmer des Teils mit niedrigem GI etwa 3 kg, während die Teilnehmer der Kontrollgruppe mit hohem Getreideballaststoffgehalt etwa 1,5 kg abnahmen [31]. Dieses Ergebnis hat zu der Schlussfolgerung geführt, dass eine Ernährung mit niedrigem GI zu einer moderaten Gewichtsabnahme beitragen kann. Die Portfolio-Diät verwendet pflanzliche Lebensmittel mit niedrigem GI und hohem Ballaststoffgehalt, ähnlich wie in der oben besprochenen Studie. Abhängig von den Präferenzen und Zielen des Einzelnen kann die Portfolio-Diät mehr oder weniger dieser Nahrungsmittel enthalten (siehe Infobox 1.2 für Tipps zur Aufnahme von Lebensmitteln mit niedrigem GI in das Ernährungsportfolio).

Infobox 1.2

DER GLYKÄMISCHE INDEX (GI) UND DAS ERNÄHRUNGSPORTFOLIO

Eine Ernährung mit niedrigem glykämischen Index (GI) kann bei der Behandlung und Prävention von Typ-2-Diabetes hilfreich sein [31–33]. Das Ernährungsportfolio kann leicht angepasst werden, um auf Lebensmittel mit einem niedrigen GI zurückzugreifen, wodurch der GI der gesamten Ernährung weiter gesenkt werden kann. Websites wie *glycemicindex.com*, die von der Universität Sydney betrieben werden, bieten nützliche Hilfsmittel zur Berechnung des GI und der glykämischen Belastung von Lebensmitteln [34]. Als grober Richtwert gilt ein GI von 55 oder weniger als niedrig für ein kohlenhydrathaltiges Lebensmittel. Die Angabe zur glykämischen Belastung kann nützlich sein, da sie die gesamte glykämische Wirkung einer Mahlzeit berücksichtigt.

Weitere bemerkenswerte Gewichtsreduktionen sind bei übergewichtigen und adipösen Personen mit mediterraner Ernährung beobachtet worden. In einer Studie konnte bei fettleibigen Personen mit Typ-2-Diabetes innerhalb von 12 Monaten eine Gewichtsreduktion von 8,9 kg mit einer kohlenhydratarmen, mediterranen Diät erreicht werden. Im Vergleich dazu konnte eine Kontrollgruppe mit einer traditionellen mediterranen Diät 7,4 kg abnehmen [35]. Eine andere Studie, die sich mit fettleibigen und übergewichtigen Personen ohne Typ-2-Diabetes befasste, zeigte weniger substanzielle, aber signifikante Reduzierungen von 4,2 kg im Verlauf von 12 Monaten [36].

Die Ornish-Diät konnte bei adipösen, übergewichtigen Frauen in den Wechseljahren nach 12 Monaten eine Reduktion von 2,2 kg Körpergewicht erreichen [37]. Mehrere Studien, die die Zonen-Diät untersuchten, zeigten Gewichtsabnahmen von 1,5 bis 3,2 kg nach 12 Monaten [37]. Bei Personen mit einem erhöhten Taillenumfang verzeichnete die nordische Diät eine durchschnittliche Abnahme des Körpergewichts um 4,7 kg [38]. Eine Meta-Analyse des vegetarischen Essverhaltens über einen Zeitraum von 18 Wochen ergab eine signifikante Abnahme von 2,02 kg bei Personen mit vegetarischer Ernährung und eine etwas stärkere Abnahme von 2,52 kg für Personen, die sich vegan ernährten [39]. Wie die Portfolio-Diät weisen alle in diesem Absatz dargestellten Diäten im Vergleich zur durchschnittlichen westlichen Ernährung einen relativ geringen Verzehr von Tierprodukten auf und legen großen Wert auf den Verzehr von Obst und Gemüse.

Wie aus den oben diskutierten Studien hervorgeht, gibt es viele Wege zur Gewichtsabnahme. Zwar zeigten einige dieser Studien größere Auswirkungen auf die Gewichtsabnahme als andere, doch sollte der direkte Vergleich der Ergebnisse mit Vorsicht genossen werden. Viele der Studienkriterien und die Ausgangspunkte der Teilnehmer erhöhen oder verringern die Wahrscheinlichkeit einer Gewichtsabnahme. Was wir feststellen können, ist, dass es viele wirksame evidenzbasierte Ansätze zur Gewichtsabnahme gibt. Das Ernährungsportfolio hat viele Faktoren mit Diäten gemeinsam, die nachweislich eine Gewichtsabnahme fördern. Darüber hinaus gibt es direkte Belege dafür, dass die Portfolio-Diät dazu beitragen kann, ein gesundes Körpergewicht zu halten oder Gewichtsabnahmen zu erreichen, wenn sie im Rahmen von Diäten wie der Öko-Atkins-Diät angewandt wird.

BLUTDRUCK – WIE HOCH IST ZU HOCH?

Hypertonie oder Bluthochdruck ist ein ausschlaggebender Risikofaktor für Schlaganfälle und führt zu einer erhöhten Sterblichkeit durch Herz-Kreislauf-Erkrankungen. In einer großen Kohortenstudie mit über 1,25 Millionen Patienten wurde festgestellt, dass Studienteilnehmer mit Bluthochdruck ein 63-prozentiges Risiko einer Herz-Kreislauf-Erkrankung hatten. Im Vergleich dazu hatten Personen, deren Blutdruck im Normalbereich lag, ein 46-prozentiges Risiko einer Herz-Kreislauf-Erkrankung [40]. Wodurch eine Hypertonie entsteht, ist debattierbar, da Effekte wie der „white-coat-effect" oder Parameter, die über den Tag variieren, eine Rolle spielen [41]. Die Kriterien zur Diagnostik eines erhöhten Blutdrucks, die vom American College of Cardiology (ACC) und der American Heart Association (AHA) vorgeschlagen wurden, sind in Infobox 1.3 zu finden [44].

Der „white coat effect" (zu Deutsch „Weißkittel-Effekt") bezieht sich auf ungewöhnlich hohe Blutdruckwerte, die nur in einem medizinischen Umfeld gemessen werden. Diese Werte kommen aufgrund von Stress und Anspannung zustande. Der Name kommt von dem Umfeld, in dem weiße Kittel zur Arbeitskleidung gehören.

Wie bei dem Körpergewicht beeinflussen viele Faktoren die Wahrscheinlichkeit und das Ausmaß von Bluthochdruck bei Menschen. Es hat sich gezeigt, dass Personen afrikanischer oder hispani-

Infobox 1.3

BLUTDRUCKMESSWERTE (in mmHg)

Blutdruck [42]

Normal:

< 120 (Systole) / 80 (Diastole)

Erhöht:

120–129 / < 80

Bluthochdruck:

- → Stadium 1: 130–139 (Systole) oder 80–89 (Diastole)
- → Stadium 2: ≥ 140 (Systole) oder ≥ 90 (Diastole)

Pulsamplitude [43]

Berechnung:

Systole – Diastole

Bei einem Blutdruck von 120/80 wäre die Pulsamplitude z. B. 40.

Gefährdet:

- → < 40
- → > 60

scher Abstammung das höchste Risiko für Bluthochdruck haben. Personen afrikanischer Abstammung, die an Bluthochdruck leiden, zeigen einen höheren Schweregrad an Symptomen. Dieser kommt aufgrund des erhöhten Risikos von Organschäden innerhalb dieser Personengruppe zustande [45]. Auch das Alter spielt bei der Diagnose „Hypertonie" eine Rolle. Bei Patienten unter 50 Jahren ist der diastolische Blutdruckwert (der untere Wert bei der Blutdruckmessung) die Komponente, nach der Erkrankungen des Herz-Kreislauf-Systems am besten vorausgesagt werden können. Für über 60-jährige Personen, bei denen die Tendenz für Hypertonie am höchsten ist, ist die Pulsamplitude der Hauptindikator (Differenz zwischen dem oberen Blutdruckwert (Systole) und dem unteren Blutdruckwert (Diastole). Zieht man den Wert der Diastole von der Systole ab, erhält man die Pulsamplitude (Systole-Diastole = Pulsamplitude) (siehe Infobox 1.3 für die Berechnung der Pulsamplitude) [46]. Auch die Genetik spielt eine starke Rolle. Bei Personen mit hypertensiven Eltern ist die Wahrscheinlichkeit, selbst an Bluthochdruck zu erkranken, doppelt so hoch [47]. Studien, die die Entwicklung einer Population über Generationen hinweg untersuchten, haben gezeigt, dass die Genetik etwa 30 % des Risikos für die Entwicklung von Bluthochdruck ausmacht [47].

BLUTDRUCKSENKENDE DIÄTEN

Die DASH-Diät wurde mit der konkreten Absicht entwickelt, den Blutdruck zu senken. Die Diät wurde unter Berücksichtigung der Beobachtung formuliert, dass Personen, die sich vegetarisch ernähren, tendenziell einen niedrigeren Blutdruck haben als Personen, die Fleisch in ihre Ernährung aufnehmen. Obwohl DASH keine vollständig vegetarische Ernährung ist, befürwortet sie doch eine Einschränkung des Fleischkonsums und umfasst großzügige Portionen Obst, Gemüse und fettarme Milchprodukte. Viele Studien haben die DASH-Ernährung evaluiert und sie im Laufe der Zeit verfeinert bzw. weiterentwickelt. DASH hat in Studien gezeigt, dass der systolische Wert um 5,5 mmHg und der diastolische Wert um 3 mmHg gesenkt werden kann [3]. Bei Personen mit Hypertonie waren die Effekte sogar noch größer: 11,4 mmHg in der Systole und 5,5 mmHg in der Diastole als mittlere Blutdrucksenkung. Dies zeigte sich in Studien, in denen die gesamte

Nahrung für die Probanden bereitgestellt und zubereitet wurde. Dieses Ergebnis zeigt, dass durch eine Diät eine starke Senkung des Blutdrucks erreicht werden kann.

Weitere Fortschritte wurden in der „optimalen Makro-Nährstoffaufnahme" oder OMNI-Herz-Studie erzielt. Diese zeigte, dass eine proteinreiche und fettreduzierte Ernährung bei Bluthochdruck-Patienten am vorteilhaftesten ist [48].

Die DASH-Natrium-Studie untersuchte die Wirkung der DASH-Diät mit unterschiedlichen Mengen an Natrium in der Ernährung und stellte fest, dass eine Reduktion des Natriums (salzarme Ernährung) mit einer weiteren Verbesserung des Blutdrucks verbunden war [49]. Diese Ergebnisse ließen sich in allen Untergruppen, einschließlich der Hypertoniker und der Personen afrikanischer Abstammung feststellen. Bei diesen Probandengruppen waren die beobachteten Effekte am größten. Interessanterweise fand die Portfolio-Diät keine solche Korrelation zwischen der Salzzufuhr und dem Blutdruck. Ein weiterer scheinbarer Widerspruch wurde in der „japanischen" oder Okinawa-Diät gefunden. Diese Diät ist der traditionellen Ernährung der Bevölkerung von Okinawa nachempfunden, einer der Regionen, in der die Bevölkerung die höchste Lebenserwartung hat. Sie verzehren große Mengen an Fisch, Soja, Algen, grünem Tee, Gemüse und Salz. Trotz des hohen Salzkonsums und dem Bluthochdruck-Risiko in dieser Bevölkerung ist das Auftreten von Herz-Kreislauf-Erkrankungen nach wie vor gering [9]. Eine ernsthafte Salzbeschränkung zur Vorbeugung von Herz-Kreislauf-Erkrankungen ist ein in der wissenschaftlichen Gemeinschaft diskutiertes Konzept (siehe Infobox 1.4 auf S. 32 für weitere Einzelheiten zur „Salzdebatte").

Bei einem direkten Vergleich zwischen der Portfolio-Diät und einer Kontrolldiät vom DASH-Typ führte die Portfolio-Diät im Vergleich zur DASH-Diät zu einer stärkeren Senkung des Blutdrucks (2,1 mmHg im Vergleich zu 1,8 mmHg) [54]. Der Verzehr von Nüssen, Soja und Ballaststoffen trug positiv zu diesen Reduktionen bei. Die Ergebnisse dieser Studie sind mit Vorsicht zu interpretieren, da die Signifikanz erst gegen Ende der Studie erreicht wurde. Es ist möglich, dass ein längerer Beobachtungszeitraum erforderlich gewesen wäre, um die Ergebnisse richtig zu interpretieren. Nichtsdestotrotz ist der blutdrucksenkende Aspekt der Portfolio-Diät vielversprechend, bedarf aber weiterer Untersuchungen.

Infobox 1.4

DAS SALZ DER ERDE

Die letzte größere Untersuchung zu Natrium durch die National Academy of Science (ehemals Institut für Medizin [IOM]) wurde 2013 [50] durchgeführt und 2019 aktualisiert [51]. Beide Berichte kamen zu dem Ergebnis, dass ein Zusammenhang zwischen einer höheren Natriumaufnahme und dem Risiko für Herz-Kreislauf-Erkrankungen besteht. Beide Studien kamen zu dem Schluss, dass der empfohlene tägliche Natriumbedarf auf unter 2.300 mg pro Tag (etwa 1 Teelöffel) gesenkt werden sollte. Nicht alle Studien kamen zu dem Schluss, dass Kochsalz das KHK-Risiko erhöht. Song et al. [52] fanden heraus, dass bei Personen mit niedrigem Risiko für eine Herzinsuffizienz der Verzehr von < 2 g/Tag mit einem höheren Risiko für einen Krankenhausaufenthalt oder den Tod verbunden war als der Konsum von 2–3 g/Tag. Ein Cochrane-Review aus dem Jahr 2011 fand keine schlüssigen Daten zu Kochsalz und seiner Rolle bei Herz-Kreislauf-Erkrankungen und kam zu dem Schluss, dass weitere Untersuchungen notwendig seien [53]. Da Kochsalz gesunde Lebensmittel schmackhafter machen kann, stellt sich die Frage, ob Lebensmittel mit höherem Salzgehalt oder mit Salzzusatz in der Diät zugelassen werden sollten, wenn sie dadurch die Gesamtmenge der verzehrten gesunden Lebensmittel erhöhen.

Obwohl dies kein primäres Ziel der mediterranen Diät ist, wurden Blutdrucksenkungen mit diesem Ernährungsmuster in Verbindung gebracht [55]. Diese Reduktionen sind moderat, aber signifikant (0,65 mmHg Reduktion der Diastole) und hängen möglicherweise mit dem Gehalt an einfach ungesättigten Fettsäuren aus den empfohlenen 30 g/Tag Nüssen zusammen. Dieser Verzehr von Nüssen ist ähnlich zu der Tagesempfehlung in der Portfolio-Diät (36 g Nüsse pro Tag).

Weitere bemerkenswerte Senkungen des Blutdrucks wurden in einer Meta-Analyse von Diäten mit niedrigem GI gefunden. In dieser wurde eine Abnahme des systolischen Werts: diastolischen Werts um 1,1 mmHg pro 10 Einheiten GI-Reduktion bei gesunden Personen beobachtet [56]. In einer randomisierten Kontrollstudie zeigte die nordische Diät eine signifikante Senkung des Blutdrucks [57]. Diese Senkung wurde mit der großen Menge an Blaubeeren begründet, die in diesem Ernährungsmuster empfohlen werden. Beeren sind Quellen von Kalium mit einem sehr hohen Gehalt an Polyphenolen, insbesondere Flavonoiden, die in Kontrollstudien nachweislich den Cholesterinspiegel senken [58]. Ähnlich wie bei der nordischen Diät enthält auch die Portfolio-Diät eine Empfehlung für Beeren, was möglicherweise zur blutdrucksenkenden Wirkung beiträgt. Andere Bestandteile der Portfolio-Diät wie Soja oder Ballaststoffe haben in einer Reihe von Meta-Analysen [59, 60] gezeigt, dass sie den Blutdruck unabhängig voneinander senken.

„GUTE" GEGEN „SCHLECHTE" BLUTFETTE

Die Reduzierung des LDL-Werts war das primäre Ergebnis vieler Studien über die Portfolio-Diät. Hohe LDL-Werte, die auch als „schlechtes Cholesterin" bezeichnet werden, wurden in zahlreichen Studien mit der Entwicklung von Erkrankungen des Herz-Kreislauf-Systems in Verbindung gebracht [61–68]. Dieser Zusammenhang ist darauf zurückzuführen, dass LDL die Bildung von Cholesterin-Plaques in den Arterienwänden fördert. Diese Plaques können den Blutfluss zum Herzen oder Gehirn blockieren und somit zu Infarkten führen. Daher ist es wichtig, den LDL-Level im Blut gering zu halten. Interessanterweise reduziert die Senkung des LDL-Wertes das Risiko für Herz-Kreislauf-Erkrankungen unabhängig vom LDL-Grundwert, d.h. die gesundheitlichen Vorteile einer Senkung des LDL-Wertes gelten für die gesamte Bevölkerung, auch für gesunde Erwachsene mit normalen LDL-Werten.

Die Senkung des LDL-Werts reduziert das Risiko von Herz-Kreislauf-Erkrankungen unabhängig von dem Ausgangs-LDL-Wert.

Während die Senkung der LDL-Werte das Hauptziel sowohl medikamentöser als auch diätetischer Interventionen ist, werden niedrige HDL-Werte (auch „gutes Cholesterin" genannt) selten in diesen Fokus gestellt. Sind die HDL-Werte zu niedrig, wird dessen Funktion des arteriellen Plaque-Abbaus nicht mehr richtig ausgeführt, wodurch auch das Risiko von Herz-Kreislauf-Erkrankungen steigt. HDL entfernt also LDL aus Plaque in der Arterienwand [69] und bringt dieses zur Leber, in welcher es weiter verstoffwechselt wird. Änderungen der Lebensweise wie Bewegung, gesundes Körpergewicht, Rauchentwöhnung und die Senkung des Alkoholkonsums können den HDL-Spiegel um 10–13 % erhöhen [70, 71]. Da sowohl LDL als auch HDL unabhängige Marker des Risikos für Herz-Kreislauf-Erkrankungen sind, ist es nicht überraschend, dass ihr Verhältnis zueinander ein noch besseres Indiz sein kann als die LDL- oder HDL-Werte alleine. Ein noch aussagekräftigerer Marker für das Risiko von Herz-Kreislauf-Erkrankungen könnte das Verhältnis von Apolipoprotein B (ein Hauptbestandteil von LDL) zu Apolipoprotein A1 (ein Hauptbestandteil von HDL) sein (Apo B : Apo A1) [72]. In der ersten

Portfolio-Ernährungsstudie wurde das Verhältnis von Apo B : Apo A1 gemessen und festgestellt, dass es über den Verlauf der Studie hinweg abnimmt.

Trotz des Nachweises, dass dieses Verhältnis ein stärkerer Indikator für solche Erkrankungen sein könnte, wird es selten verwendet, ebenso das Verhältnis von LDL zu HDL. Bei der Untersuchung der Blutfette werden typischerweise nur die LDL-Werte gemessen, wobei die idealen Werte unter 1,8 mmol/l oder 70 mg/dl sein sollten. Weitere Informationen zu den Apo B : Apo A1- und LDL : HDL-Spiegeln finden Sie in den Leitlinien zur Dyslipidämie der Canadian Cardiovascular Society [73]. Die Bedeutung der Blutfettwerte hängt von einer Reihe von Kriterien ab. Wenn Sie sich noch nicht hinsichtlich solcher Parameter untersuchen ließen, lesen Sie bitte Infobox 1.5 um festzustellen, ob Sie von Ihrem Arzt untersucht werden sollten oder nicht. Zusätzlich zu den in Infobox 1.5 auf S. 27 dargestellten Faktoren spielen ethnische Zugehörigkeit und Krankenhistorie eine Rolle für das Risiko, einen hohen Blutcholesterinspiegel (Hypercholesterinämie) und hohe Blutfettwerte (Hyperlipidämie) zu entwickeln. Im Gegensatz zum Blutdruck zeigten hellhäutige Menschen in Studien das höchste Risiko aller ethnischen Gruppen, eine Hyperlipidämie zu entwickeln [74].

Infobox 1.5

WANN SIE SICH UNTERSUCHEN LASSEN SOLLTEN [73]

→ Wenn Sie über 40 Jahre alt sind.

→ Wenn Sie in eine der folgenden Kategorien fallen oder eine der folgenden Bedingungen erfüllen:

- Sie haben bereits eine Form von Herz-Kreislauf-Erkrankungen.
- Sie sind an Diabetes mellitus erkrankt.
- Sie rauchen.
- Sie haben Fälle von Herz-Kreislauf-Erkrankungen in Ihrer Familiengeschichte.
- Ihre Familiengeschichte enthält Fälle von Dyslipidämie.
- Sie sind adipös.
- Sie haben chronische Entzündungen.
- Sie sind an HIV erkrankt.
- Sie leiden unter erektilen Dysfunktionen.

BLUTDRUCKSENKENDE DIÄTEN

Studien über Statinmedikamente haben eine starke Abnahme von LDL und eine daraus resultierende Verringerung der allgemeinen Sterblichkeit sowie des Herzinfarktrisikos gezeigt. Die Wirksamkeit der Statine war einer der Gründe dafür, dass ein direkter Vergleich zwischen der Portfolio-Diät und dem Statin-Medikament Lovastatin durchgeführt wurde. In einer 4-wöchigen Vergleichsstudie Portfolio-Diät vs. Lovastatin betrug die Senkung des LDL-Wertes 33 % nach Lovastatin-Einnahme und 30 % nach der Portfolio-Diät. Zum Vergleich: In der *„Air/Force/Texas Coronary Atherosclerosis Prevention"*-Studie senkte Lovastatin den LDL-Spiegel um 25 % und reduzierte die Inzidenz eines ersten kardialen Infarktes in einer Bevölkerungsgruppe mit geringem Risiko (der durchschnittliche LDL-Spiegel betrug 3,9 mmol/l) [61]. Die Studie Portfolio-Diät vs. Lovastatin war eine der ersten die zeigte, dass diätetische Interventionen genauso wirksam sein können wie die Statine der ersten Generation [75].

Die frühe Form der Portfolio-Diät zeigte keinen Anstieg des HDL-Spiegels. Nachdem jedoch einfach ungesättigte Fettsäuren (MUFA = Mono Unsaturated Fatty Acids) in Form von Sonnenblumenöl mit hohem Ölsäuregehalt zu den bestehenden Portfolio-Diät-Lebensmitteln zugesetzt wurden, stiegen die HDL-Spiegel an [76] und es wurde ein noch stärkerer Rückgang des LDL/HDL-Verhältnisses beobachtet. In ähnlicher Weise hat die mediterrane-Diät, die ebenfalls einen hohen Anteil an MUFA aus Olivenöl und Nüssen aufweist, eine vergleichbare Senkung des LDL/HDL-Verhältnisses gezeigt.

Die Portfolio-Diät kann ähnliche LDL-Senkungen erzielen wie die Statine der ersten Generation.

Wie bei der Portfolio-Diät wurden viele andere Ernährungsmuster auf ihr Vermögen hin untersucht, den Gesamtcholesterinspiegel und das LDL/HDL-Verhältnis zu senken. Die nordische Diät, bei der Vollkorngetreide und Ballaststoffe wie Hafer und Gerste eine zentrale Rolle in der Ernährung spielen, erreichte in einer Studie eine 21 %ige Reduzierung des LDL-Wertes. Diese Ergebnisse sollten jedoch mit Vorsicht interpretiert werden, da die Studie mit einer Dauer von 6 Wochen relativ kurz war [77]. Eine Meta-Analyse einer vegetarischen Ernährung, deren Proteinquellen hauptsächlich aus Nüssen und Soja bestand, zeigte eine signifikante Senkung des Gesamtcholesterins [13]. Die mediterrane Diät, die große Mengen an Pflanzensterolen und Nüssen enthält, zeigte im Vergleich zu einer fettarmen Kontrolldiät eine signifikante Senkung des LDL-Gehalts [55].

Bei der DASH-Diät, die sich auf die Erhöhung der Obst-, Gemüse- und Ballaststoffzufuhr im Vergleich zu der typischen westlichen Ernährungsweise konzentriert, wurde eine signifikante Senkung des Gesamtcholesterin- und des LDL-Wertes im Vergleich zur Kontrollgruppe festgestellt. Eine typisch amerikanische Diät besteht aus geringen Mengen Obst, Gemüse und Ballaststoffen, während der Gehalt an Süßigkeiten recht hoch ist [78].

Sowohl der HDL- als auch der Apolipoprotein-A1-Spiegel steigen an, wenn eine Ernährung mit einem hohen Anteil an einfach ungesättigten Fettsäuren eingehalten wird.

Es hat sich gezeigt, dass eine Ernährung mit niedrigem GI den HDL-Wert bei Typ-2-Diabetikern im Vergleich zu einer Kontrollgruppe, die ballaststoffreiches Getreide zu sich nahm, erhöht [31, 79]. Die stärkehaltigen Lebensmittel, die in der Portfolio-Diät enthalten sind, haben ebenfalls einen niedrigen GI. Sie können mithilfe der in Infobox 1.2 erwähnten Instrumente weiter an eine Ernährung mit niedrigerem GI angepasst werden.

Obwohl viele cholesterinsenkende Diäten Gemeinsamkeiten mit der Portfolio-Diät aufweisen, gibt es einige Diäten, die eine recht geringe Senkung des LDL-Wertes gezeigt haben. Als die Atkins-, die Ornish- und die Zonen-Diät in einer Vergleichsstudie getestet wurden, wiesen alle Diäten nach einem Jahr eine etwa 10 %ige Senkung des LDL/HDL-Verhältnisses auf und dies ohne Anzeichen eines signifikanten gesundheitlichen Vorteils im Vergleich zu vorher [80]. In einer kürzlich durchgeführten Studie wurden die Auswirkungen einer kurzfristigen Pritikin-Diät in Kombination mit einem Trainingsprogramm untersucht. Sie ergab bei Patienten mit metabolischem Syndrom eine Senkung des LDL-Wertes um 10–15 % [81]. Da diese Studie lediglich 10–15 Tage umfasste, sind diese Ergebnisse mit Vorsicht zu interpretieren.

Wenn man diese Studien zusammenfasst, wird deutlich, dass es viele diätetische Interventionen gibt, die den Cholesterinspiegel senken können. Viele der Diäten, die erfolgreich waren, weisen Gemeinsamkeiten mit der Portfolio-Diät auf, darunter die Aufnahme von Ballaststoffen, Obst, Gemüse, Sojaprodukten, Pflanzensterolen und Nüssen.

DIE FRAMINGHAM-GLEICHUNG

Die Framingham-Gleichung ist eine Möglichkeit zur Messung des Risikos für Herz-Kreislauf-Erkrankungen [82, 83]. Sie verwendet eine Kombination der zuvor diskutierten Faktoren (Blutdruck, Körpergewicht, Cholesterin) zusammen mit anderen Faktoren wie der Krankenhistorie, um das Risiko von Herz-Kreislauf-Erkrankungen einer Person vorherzusagen. Ursprünglich bewertete die Framingham-Gleichung nur das Risiko für die Entwicklung einer koronaren Herzkrankheit, einer spezifischen Unterform der Herz-Kreislauf-Erkrankungen.

Im Laufe der Zeit wurden weitere Faktoren in die Gleichung mitaufgenommen und somit die Vorhersagefähigkeit der Gleichung für das Risiko von Herz-Kreislauf-Erkrankungen genauer. Diese Gleichung ist eines der vielen Hilfsmittel, das von Ärzten verwendet wird, um zu entscheiden, ob eine medikamentöse Therapie und/oder Änderungen des Lebensstils empfohlen werden, um das Risiko einer Herz-Kreislauf-Erkrankung zu reduzieren. Bestimmte Biomarker sind besonders aussagekräftig für das Risiko eines kardialen Infarkts. Das C-reaktive Protein ist ein solcher Biomarker (siehe Infobox 1.6 für weitere Einzelheiten).

DIE FRAMINGHAM-GLEICHUNG UND DIÄTEN

Die genauen Kriterien für diese Berechnung sind auf der Website der Canadian Cardiovascular Society verfügbar (https://ccs.ca/calculators-and-forms/).

In der ursprünglichen Portfolio-Diät-Studie [11] wurde die Framingham-Gleichung verwendet, um die Wirksamkeit der Ernährung zur Prävention des zukünftigen KHK-Risikos zu veranschaulichen. Es wurde festgestellt, dass bei Personen, die die Portfolio-Diät einhielten, sich das 10-Jahres-Risiko, an KHK zu erkranken, im Vergleich zur Kontrollgruppe um 25 % senkte. Auch andere Studien haben die Framingham-Gleichung zur Vorhersage des KHK-Risikos verwendet. Bei Personen, die sich vegetarisch ernährten, ergab sich ein niedrigerer Framingham-Risiko-Score als bei Personen, die sich ohne Einschränkungen ernährten [87]. Die DASH-Diät senkte im Vergleich zur Kontrollgruppe ebenfalls das Risiko von Herz-Kreislauf-Erkrankungen [88].

Infobox 1.6

C-REAKTIVES PROTEIN

Das C-reaktive Protein (CRP) ist ein Marker für Entzündungen und kann zur Verengung der Arterien beitragen. Dies kann in der Konsequenz zum Herzinfarkt führen. Es ist ein „Akutphasen-Protein" und spiegelt Veränderungen im Körper in Echtzeit wider. Es wurde festgestellt, dass Männer mit erhöhten CRP-Werten ein dreimal höheres Risiko haben, einen Herzinfarkt oder Schlaganfall zu erleiden als Männer mit niedrigen Werten [84]. In der „*Women's Health*"-Studie der Harvard Universität wurde festgestellt, dass das CRP ein besserer Marker für Herzinfarkte oder Schlaganfälle ist als der Cholesterinspiegel [85]. Für diejenigen, die bereits ein erhöhtes Risiko haben, eine Herz-Kreislauf-Erkrankung zu entwickeln, ist der CRP-Wert ein besonders aussagekräftiger Marker für das Herzinfarktrisiko [86].

Die American Heart Association definiert Risikokategorien wie folgt [86]:

→ Niedriges Risiko: CRP-Wert < 2,0 (mg/l)
→ Hohes Risiko: CRP-Wert > 2,0 (mg/l)

Es ist jedoch zu beachten, dass viele Faktoren zu erhöhten CRP-Werten beitragen können. Zum Beispiel kann eine einfache Erkältung eine Entzündung und damit eine erhöhte CRP-Aktivität hervorrufen. Daher sollte dieser Wert nicht allein zur Vorhersage des Herzinfarktrisikos verwendet werden.

DIE FRAMINGHAM-GLEICHUNG ist nur ein Instrument zur Vorhersage des Risikos von Herz-Kreislauf-Erkrankungen und zur Bewertung der Wirksamkeit einer Diät oder Behandlung. Jede Person hat ihre eigenen, zusätzlichen Risiken wie ethnische Zugehörigkeit und Familienanamnese, die von Modellen wie der Framingham-Gleichung nicht vollständig berücksichtigt werden. Sie ist jedoch nach wie vor ein nützliches Instrument zur Bestimmung einer Risikoeinschätzung, die die oben diskutierten Risikofaktoren kombiniert.

Unterschiedliche Ernährungsweisen haben unterschiedliche Stärken und Schwächen. Durch die Fokussierung auf spezifische Risikofaktoren können Diäten medikamentengestützte Interventionen ergänzen, als nicht-medikamentengestützte Alternative dienen oder als Präventivstrategie für Herz-Kreislauf-Erkrankungen wirken. Gezielte Ansätze bieten auch Personen mit spezifischen Gesundheitsproblemen eine Orientierungshilfe. Während Quellen wie die Ernährungsrichtlinien eines Landes für die Allgemeinbevölkerung nützlich sind, können bestimmte Personen aufgrund ihrer Genetik oder ihres Lebensstils unterschiedliche Anforderungen an ihre Ernährung haben. Gezielte Ernährungsweisen ermöglichen es dem Einzelnen, auf seine spezifischen Gesundheitsbelange einzugehen. Diese Fähigkeit macht die Framingham-Gleichung zu einem wichtigen Instrument im Fundus der Prävention von Herz-Kreislauf-Erkrankungen.

Das Ernährungsportfolio kann auf viele Lebensstile und Ernährungspräferenzen eingehen. Es ist zwar wirksam bei der Reduzierung aller oben besprochenen Risikofaktoren, seine größte Stärke liegt jedoch in seiner Fähigkeit, die Blutfette zu verändern. In den Untersuchungen zur Portfolio-Diät hat diese Stärke zum Teil zu den starken Reduzierungen des 10-Jahres-Risikos geführt, das von der Framingham-Gleichung vorhergesagt wird. Im nächsten Kapitel wird detaillierter dargestellt, was die Portfolio-Diät genau ist und welche Evidenzbasis dahintersteht.

KAPITEL 2:

ENTWICKLUNG UND EVIDENZBASIS

Die Pilotstudie zur Portfolio-Diät wurde im Jahr 2000 durchgeführt. In dieser Studie wurde die cholesterinsenkende Wirkung von Lovastatin, einem cholesterinsenkenden Medikament, mit der Wirkung einer aus Portfolio-Lebensmitteln bestehenden Diät verglichen. Zum Zeitpunkt dieser Studie wurden ernährungsbezogene Strategien zur Senkung des Cholesterinspiegels als relativ unwirksam angesehen [1]. Forscher hatten in diätetischen Interventionsstudien lediglich eine Senkung des Cholesterinspiegels um 4–13 % beobachtet [2–5], während in Langzeitstudien mit Statin-Medikamenten wie Lovastatin eine Senkung des Cholesterinspiegels um 28–35 % erreicht werden konnte [6, 7].

Trotz der Wirksamkeit von Statinen können einige Personen sie aufgrund von Problemen mit Nebenwirkungen nicht einnehmen. Diese sind beispielsweise die statin-assoziierten Muskelsymptome (SAMS), die zu Muskelsteifheit, Muskelkater, Schmerzen und Krämpfen führen.

Für einige Personen ist es ratsam, zusätzlich zur medikamentösen Therapie eine Diät einzuhalten. Dies kann die Medikation, die eingenommen werden muss, reduzieren, Wechselwirkungen von mehreren Medikamenten miteinander verringern und/oder die Gesamtwirksamkeit der medikamentösen Therapie erhöhen.

Die damalige wissenschaftliche Literatur wies darauf hin, dass einige Lebensmittel den Cholesterinspiegel in geringem Maße senken können. Diese Nahrungsmittel (Pflanzensterine, Ballaststoffe, Soja und Nüsse) sind von den Gesundheitsbehörden für ihr Potenzial, den Cholesterinspiegel senken zu können, anerkannt worden (siehe Infobox 2.1). Im Vergleich zu den Wirkungen von Statin-Medikamenten war jedoch die cholesterinsenkende Fähigkeit der Nahrungsmittel allein als minimal angesehen worden. Es gab keine Studie, die ihre kombinierte Wirkung untersuchte.

Diese Lücke in der Forschung führte zur Idee für das Diät-Portfolio: Eine Sammlung von Nahrungsmitteln, die alle in einzigartiger Weise zur Senkung des Cholesterinspiegels und zur Prävention der koronaren Herzkrankheit (KHK) beitragen (siehe Tabelle 2.1). Der Name „Portfolio-Diät" wurde gewählt, da die Diät ähnlich wie ein Aktien-Portfolio funktionieren soll. In diesem sollen kontinuierlich neue Vermögenswerte (oder Lebensmittel) ge-

Infobox 2.1

ERSTE BEFÜRWORTER VON LEBENSMITTELN AUS DER PORTFOLIO-DIÄT

- → Das „*National Cholesterol Education Program*" (Adult Treatment Panel III) spricht sich für die Zugabe von Pflanzensterolen (2 g/Tag) und viskosen Fasern (10–25 g/Tag) zur Nahrung aus [8].
- → Die „*American Heart Association*" erkennt die Vorteile von Sojaprotein und Nüssen als gesunde Lebensmittel an [9, 10].
- → Die „*Food and Drug Administration*" trifft gesundheitsbezogene Aussagen, die sich auf die Verringerung des Risikos für Herz-Kreislauf-Erkrankungen durch die cholesterinsenkende Wirkung von Pflanzensterolen, β-Glucan im Getreide und Nüssen beziehen [11].

sammelt und der Diät hinzugefügt werden. Aufgrund dessen wird die Zahl der Lebensmittel, die im Ernährungsportfolio enthalten sind, mit zunehmenden Ernährungsstudien weiter zunehmen, sodass es sich um eine sich ständig weiterentwickelnde, stark evidenzbasierte Ernährung handelt.

In diesem Kapitel werden die wichtigsten Studien, die die Evidenzbasis des Diätportfolios bilden, sowie spätere Ergänzungen und Änderungen der Diät im Detail beschrieben.

Tabelle 2.1 Zusammenfassung der in der Portfolio-Diät enthaltenen Lebensmittel und Mengen pro 2.000 kcal/Tag (Durchschnittlicher Kalorienverbrauch einer Person)

PORTFOLIO-LEBENSMITTEL	MENGE PRO TAG	BEISPIEL
Nüsse und Samen	45 g	Mandeln, Walnüsse oder Erdnüsse
Proteine auf pflanzlicher Basis	50 g	Edamame, Tofu, Tempeh, Sojamilch, Sojaprotein, Linsen, Bohnen
Ballaststoffe	20 g	Haferflocken, Gerste, Flohsamen, Aubergine, Okra
Pflanzensterine*	2 g	angereicherte Lebensmittel wie angereicherte Margarine-Fruchtsäfte und Pflanzenmilch

* Pflanzensterine kommen natürlicherweise in Lebensmitteln wie Sojabohnen vor, doch um die empfohlenen Mengen zu erhalten, sind angereicherte Lebensmittel erforderlich.

KERNPUNKTE

STUDIE 1:
Der Test des Diätkonzepts: Portfolio-Lebensmittel vs. Lovastatin

- Erste Studie zur Prüfung der kombinierten Fähigkeit spezifischer, cholesterinsenkender Lebensmittel (Nüsse, Pflanzensterine, Ballaststoffe, Sojaprotein). Die Studie befasste sich speziell mit Lipoprotein-Cholesterin niedriger Dichte (LDL), da ein hoher LDL-Spiegel als ein Hauptrisikofaktor für die Entwicklung von Herz-Kreislauf-Erkrankungen gilt.
- Es wurde gezeigt, dass der Verzehr von Portfolio-Lebensmitteln zu einer Senkung des LDL-Werts im gleichen Maße wie Lovastatin führt.

STUDIE 2:
Erhöhen des High-Density-Lipoproteinlevels (des „guten" Cholesterins) im Blut

- Die Aufnahme einfach ungesättigter Fettsäuren (MUFA) in die Ernährung erhöht die Wirksamkeit der Portfolio-Diät weiter. Dies geschieht durch Erhöhung des Levels an hochdichtem Lipoprotein-Cholesterin (HDL), also der Verbesserung des Verhältnisses von „gutem" zu „schlechtem" Cholesterin.
- Niedrige Verhältnisse von LDL zu HDL: Es hat sich gezeigt, dass HDL das Risiko von Herz-Kreislauf-Erkrankungen reduziert.

STUDIE 3:
Prüfung der Anwendbarkeit der Diät

- Selbst wenn die Studiennahrung selbst ausgewählt wird und die Patienten nur minimale Anweisungen erhalten, kann die Portfolio-Diät eine sinnvolle Senkung des LDL-Wertes erreichen. Diese Reduktionen hängen mit der Einhaltung der Diät zusammen.

Insgesamt wäre zu erwarten, dass die in diesen Kernstudien festgestellten Verringerungen der Risikofaktoren in der Allgemeinbevölkerung gleich oder größer sind. Bei den für die Studien ausgewählten Teilnehmern handelte es sich um Versuchspersonen, die bereits vor Beginn der Portfolio-Diät eine, an der Gesundheit des Herzens orientierte Diät zu sich nahmen oder mit Menschengruppen verglichen wurden, die einer herzschonenden Diät folgten.

Weitere Anwendungen und Aktualisierungen der Portfolio-Diät

→ **Vermindertes oxidiertes LDL**
Das Hinzufügen von Erdbeeren zum Diät-Portfolio führte zu verringerten oxidierten LDL-Spiegeln. Dabei handelt es sich um eine reaktivere Art des LDL, die vermutlich zu einem höheren Risiko von Arterienschäden führt. Hohe Gehalte an oxidiertem LDL können das Risiko einer Herz-Kreislauf-Erkrankung weiter erhöhen.

→ **Pflanzenbasiertes Portfolio**
Das Diät-Portfolio enthält aus gesundheitlichen, umweltbezogenen und ethischen Gründen nur pflanzliche Lebensmittel.

→ **Verbesserte glykämische Kontrolle**
Obwohl Herz-Kreislauf-Erkrankungen im Hauptfokus der Studien standen, kann die Portfolio-Diät auch für Typ-2-Diabetes-Patienten eingesetzt werden.

→ **Aktualisierungen der Nahrungsmittelkomponenten**
„Sojaprotein" wurde in „Protein auf Pflanzenbasis" geändert, um Lebensmittel wie Hülsenfrüchte einzubeziehen. „Samen" wurde der Kategorie „Nüsse" hinzugefügt, um sie für Menschen mit Nussallergien zugänglich zu machen. „Beeren" wurden dem Abschnitt über Ballaststoffe hinzugefügt. Die Kategorie „Phytosterine" wurde um „Nahrungsergänzungsmittel und andere Pflanzensterin-angereicherte Lebensmittel" wie Orangensaft und Brotaufstriche erweitert.

DIE WICHTIGSTEN STUDIEN ZUR PORTFOLIO-DIÄT

STUDIE 1: Der Test des Diätkonzepts: Portfolio-Lebensmittel vs. Lovastatin [12]

Kontext

Die ursprüngliche Studie des Ernährungsportfolios kombinierte vier Komponenten (Pflanzensterine, Sojaprotein, Ballaststoffe und Nüsse). Bei diesen Nahrungsmitteln war zuvor festgestellt worden, dass sie einzeln genommen den Cholesterinspiegel und das Risiko einer Herz-Kreislauf-Erkrankung senken können. Diese Studie war die erste, die sich mit der kollektiven Wirkung dieser Komponenten auf den Cholesterinspiegel befasste. Zum Zeitpunkt der Durchführung dieser Studie waren Statinmedikamente wie Lovastatin der Goldstandard in der Behandlung von hohem Cholesterinspiegel.

Zweck der Studie

Das Potenzial der Portfolio-Diät, den Cholesterinspiegel zu senken, sollte mit dem eines Statins verglichen werden.

Studienaufbau

Die Studie beinhaltete eine randomisierte Kontrollstudie und erstreckte sich über einen Monat. Sie schloss 46 ansonsten gesunde Erwachsene mit hohen Cholesterinwerten ein.

Intervention

Die Teilnehmer wurden in drei Behandlungsgruppen eingeteilt. Diese Gruppen setzten sich wie folgt zusammen:

1. **Kontrollgruppe:** Eine Diät mit niedrigem Gehalt an gesättigten Fettsäuren, basierend auf
   → gemahlenem Vollkorngetreide

→ fettarmen Milchprodukten
→ häufig konsumiertem Obst und Gemüse

2. **Statin-Gruppe:** Dieselbe Diät wie Gruppe 1 mit einem Zusatz von 20 mg/Tag Lovastatin.
3. **Portfolio-Diät-Gruppe:** Eine Diät mit Portfolio-Nahrungsmitteln (pro 1.000 kcal/Tag):
   → Pflanzensterine 1,0 g
   → Sojaprotein 21,4 g
   → Ballaststoffe 9,8 g
   → Mandeln 14 g

Die Mengen wurden um die Kalorienaufnahme des Einzelnen korrigiert, um sicherzustellen, dass es keine signifikanten Veränderungen des Körpergewichts der Teilnehmer gab. Somit sollte sichergestellt werden, die Auswirkungen auf den Cholesterinspiegel unabhängig von einer Gewichtsveränderung beobachten zu können.

Keine der Diäten in dieser Studie enthielt Fleischprodukte, waren also alle vegetarisch. Während die Kontroll- und Statin-Behandlungsgruppen fettarme Milchprodukte und Eier verzehrten, nahm die Portfolio-Behandlungsgruppe nur Eier zu sich und ersetzte fettarme Milchprodukte durch Sojaprodukte. Während zum jetzigen Zeitpunkt empfohlen wird, die Portfolio-Diät im Rahmen einer pflanzlichen Ernährung (ohne Milchprodukte und Eier) zu verzehren, wurden zum Zeitpunkt der Studie Eier miteinbezogen. Dies wurde aufgrund der Cholesterinaufnahme mit in die Studie einbezogen und sollte einen Ausgleich zwischen der Portfolio-Behandlungsgruppe sowie den Kontroll- und Statin-Gruppen darstellen. Bei dem Verzehr von rein pflanzlichen Lebensmitteln wird keinerlei Cholesterin zu sich genommen, im Gegensatz zum Konsum von Milchprodukten oder Eiern, die Cholesterin enthalten. Es gibt einige Hinweise darauf, dass die Aufnahme von Cholesterin über die Nahrung bei einigen Personen zu erhöhten Cholesterinwerten führen kann. Um sicherzustellen, dass die Senkung des Cholesterinspiegels auf Behandlungseffekte und nicht auf Unterschiede in der Cholesterinaufnahme über die Nahrung zurückzuführen ist, nahmen alle Behandlungsgruppen die gleiche Menge Cholesterin über die

Diese Studie war die erste, die eine Kombination spezifischer Lebensmittel zur Senkung des Cholesterinspiegels verwendete.

Nahrung zu sich. Daher wurden Eier in die Portfolio-Behandlungsgruppe aufgenommen. Obwohl Eier für das Studiendesign wichtig waren, sind sie kein Teil der Portfolio-Diät zu Therapiezwecken.

Ergebnisse

Blutfette und C-reaktives Protein

LDL ist aufgrund seiner starken Assoziation mit der koronaren Herzkrankheit (KHK) als das „schlechte" Cholesterin bekannt. Die Kontroll-, Statin- und Portfoliogruppen verzeichneten einen Rückgang des LDL um 8 %, 31 % bzw. 29 %. Sowohl die Portfolio-Gruppe als auch die Statin-Gruppe zeigten im Vergleich zur Kontrollgruppe eine statistisch signifikante Senkung des LDL-Werts. Die Reduktionen in der Statin-Gruppe und der Portfolio-Gruppe unterschieden sich nicht signifikant voneinander. Dieses Ergebnis zeigte, dass die Portfolio-Diät in der Lage war, den LDL-Spiegel im gleichen Maße zu senken wie ein Statinmedikament.

Ein weiterer Faktor, der bei der Betrachtung des KHK-Risikos ebenfalls untersucht wurde, ist das Verhältnis von Apolipoprotein B zu Apolipoprotein A1 (Apo B : Apo A1). Apo B ist in LDL vorhanden, während Apo A1 in HDL vorkommt, was auch als „gutes Cholesterin" bezeichnet wird.

Genau wie das Verhältnis LDL zu HDL zeigt eine Verringerung des Verhältnisses von Apo B zu Apo A1 eine Verbesserung des Lipidprofils im Blut. Es wurde eine Abnahme des Apo B : Apo A1-Verhältnisses in der Portfolio- und der Statin-Behandlungsgruppe im Vergleich zur Kontrollgruppe festgestellt.

Der Gehalt an C-reaktivem Protein, einem Marker für Entzündungen, wurde innerhalb der Studie gemessen und zwischen den Behandlungsgruppen verglichen. Sowohl in der Statin- als auch in der Portfolio-Diätgruppe konnte das C-reaktive Protein in gleichem Umfang signifikant reduziert werden. Die Verminderung des C-reaktiven Proteins betrug in der Kontrollgruppe 10 %, in der Statin-Gruppe 33 % und in der Portfolio-Gruppe 28 %. In der Portfolio- und Statin-Gruppe war der Gehalt an C-reaktivem Protein im Vergleich zur Kontrollgruppe signifikant reduziert.

Berechnetes KHK-Risiko

Das KHK-Risiko wurde anhand der Framingham-Risikogleichung berechnet. Die Framingham-Gleichung verwendet Faktoren wie Körpergewicht,

Blutdruck und Blutfettwerte, um das Risiko einer Person, in Zukunft an KHK zu erkranken, zu berechnen. Sowohl die Statin-Gruppe als auch die Portfolio-Gruppe hatten um 26 % bzw. 25 % bessere Ergebnisvorhersagen als die Kontrollgruppe. Die in der Statin- und der Portfolio-Gruppe beobachteten Senkungen an Blutfetten waren in erster Linie für den Rückgang des berechneten KHK-Risikos verantwortlich.

Weitere Informationen zu einem der diskutierten Risikofaktoren können in Kapitel 1 nachgeschlagen werden.

Fazit

Diese Studie zeigte, dass die Kombination cholesterinsenkender Nahrungsmittel in einem Diät-Portfolio einen wirksamen Ansatz für die Behandlung von hohem Cholesterinspiegel darstellt. Die sich daraus ergebende Verringerung des KHK-Risikos war mit der eines Statins der ersten Generation vergleichbar. Ein Ergebnis, das mit einer Diät alleine bisher nicht zu beobachten war. Wichtig ist auch, dass sowohl die Kontroll- als auch die Statin-Behandlungsgruppe eine relativ gesunde Ernährung mit niedrigem Gehalt an gesättigten Fettsäuren erhielten. Somit ernährten sich auch die Personengruppen, die mit der Versuchsgruppe der Portfolio-Diät verglichen wurden, gesund. Vergleicht man die Portfolio-Diät mit der Ernährung der Allgemeinbevölkerung, die im Durchschnitt der westlichen Welt zumeist weniger gesund ausfällt, so könnten die Auswirkungen sogar noch signifikanter gewesen sein.

STUDIE 2: Erhöhen des High-Density-Lipoproteinlevels (des „guten" Cholesterins) im Blut [13]

Kontext

In den bis 2010 geführten Studien hatte die Portfolio-Diät signifikante Reduzierungen bei Apo B und LDL gezeigt. Die Absolutwerte von Apo A1 und HDL waren dabei relativ unbeeinflusst. Die in den Studien beobachteten Reduktionen des Verhältnisses LDL : HDL waren hauptsächlich auf die Reduktionen von LDL zurückzuführen. Hohe Konzentrationen von Apo A1 und niedrige Verhältnisse von LDL zu HDL sind mit einem verringerten KHK-Risiko verbunden und daher wichtige Ziele für Präventionsstrategien. Forschungsergebnisse im Zusammenhang mit der mediterranen Diät deuten darauf hin, dass die beobachtete Verringerung des LDL zu HDL (durch einen Anstieg von Apo A1) auf die hohe Konzentration einfach ungesättigter Fettsäuren (MUFA) zurückzuführen ist. Diese treten in Form von Olivenöl und Nüssen in der Ernährung [14] auf. Dieser Effekt wird besonders deutlich, wenn Kohlenhydrate durch MUFA ersetzt werden. Kohortenstudien unterstützen diesen Befund und zeigten, dass Personen, die eine Ernährung mit hohem MUFA-Gehalt in Form von Nüssen und Pflanzenöl konsumierten, eine geringere Wahrscheinlichkeit hatten, eine Herz-Kreislauf-Erkrankung zu erleiden [15].

Hintergrund

RISIKOFAKTOREN EINER HERZ-KREISLAUF-ERKRANKUNG

- → Hohe LDL-Werte bei gleichzeitig niedrigen HDL-Werten haben sich als starke Indikatoren für das Risiko einer Herzerkrankung erwiesen.
- → Apo B ist ein Protaein, das innerhalb von LDL vorkommt, während Apo A1 ein Protein ist, das innerhalb HDL vorgefunden wird. Hohe Konzentrationen von Apo B und niedrige Konzentrationen von Apo A1 sind mit kardialen Ereignissen assoziiert und gelten als bessere Indikatoren als der Cholesterin-Spiegel allein.
- → Das LDL- zu HDL-Verhältnis wird immer noch häufig als Indikator für Herz-Kreislauf-Erkrankungen verwendet. Es wird von Fachleuten im Gesundheitswesen und der Öffentlichkeit besser verstanden als das Verhältnis von Apo B : Apo A1.

Zweck der Studie

Es sollte festgestellt werden, ob das Hinzufügen mehrfach ungesättigter Fettsäuren (MUFA) zur Portfolio-Diät dessen Wirksamkeit bei der Reduzierung der Risikofaktoren für Herz-Kreislauf-Erkrankungen erhöhen würde.

Studienaufbau

Bei dieser Studie handelte es sich um eine randomisierte kontrollierte Studie, die über einen Zeitraum von zwei Monaten mit einer einmonatigen Vorstudienphase durchgeführt wurde. Im Zeitraum der Studie nahmen die Probanden lediglich geringe Mengen an gesättigten Fettsäuren über die Nahrungsmittel zu sich. Dieser Studienaufbau ermöglichte allen Teilnehmern, sich zu Beginn der Studie hinsichtlich der Ernährungsanamnese am gleichen Ausgangspunkt zu befinden. Insgesamt nahmen 24 Probanden mit erhöhten Cholesterinwerten teil, sodass es sich um eine kleine, aber intensive Studie handelte.

Intervention

Die Teilnehmer wurden nach dem Zufallsprinzip einer Portfolio-Diät mit niedrigem MUFA-Gehalt, einer Portfolio-Diät mit hohem MUFA-Gehalt oder einer Kontrolldiät mit niedrigem Gehalt an gesättigten Fettsäuren zugeteilt. In der Personengruppe Portfolio-Diät mit hohem MUFA-Gehalt wurden 13 % der Nahrungskalorien in Form von Kohlenhydraten durch MUFA aus Sonnenblumenöl mit hohem Fettsäuregehalt ersetzt. Das Nahrungsportfolio mit hohem MUFA-Gehalt (pro 1.000 kcal/Tag) beinhaltete folgende Lebensmittel:

→ 1 g Pflanzensterine
→ 10,3 g Ballaststoffe aus Flohsamen, Auberginen und Okra
→ 20 g Sojaprotein in Form von Tofu, Sojafleisch-Analoga und Sojamilch
→ 21,5 g Mandeln

Ergebnisse

Blutfette und C-reaktives Protein

Die HDL- und Apo A1-Werte waren in der Behandlungsgruppe, die die Portfolio-Diät mit hohem Gehalt an mehrfach ungesättigten Fettsäuren konsumierte, signifikant höher als in der Gruppe, die die ursprüngliche Portfolio-Diät mit niedrigem MUFA-Gehalt konsumierte. Der Unterschied belief sich auf 13 % für den HDL-Wert und 10 % für Apo A1-Wert. Diese Ergebnisse deuten darauf hin, dass der Zusatz von MUFA zur Portfolio-Diät das „gute" Cholesterin erhöhen kann.

Das Verhältnis vom Gesamtcholesterin zu HDL ist ein signifikantes Anzeichen für Herz-Kreislauf-Erkrankungen. Es wurde eine signifikante Verringerung dieses Verhältnisses um 7 % festgestellt. Für das Apo A1 : Apo B-Verhältnis wurde eine Verringerung von 5,1 % festgestellt.

Ähnlich wie in der vorherigen Studie wiesen beide Portfolio-Diät-Gruppen (niedrige und hohe Werte an MUFA) im Vergleich zur Kontrollgruppe eine signifikante Reduzierung des LDL auf. Diese betrug 19 % in der Portfoliogruppe mit niedriger Aufnahme von MUFA und 21 % in der Portfoliogruppe mit hoher konsumierter Menge an MUFA. Apo B wurde ebenfalls in beiden Portfolio-Behandlungsgruppen reduziert: 18 % in der Portfoliogruppe mit niedriger MUFA-Menge und 16 % in der Portfoliogruppe mit hoher MUFA-Menge.

Darüber hinaus wurde das C-reaktive Protein in der Portfolio-Diät-Gruppe mit hoher MUFA-Aufnahme im Vergleich zur Portfolio-Diät-Gruppe mit niedriger MUFA-Aufnahme signifikant um 77 % reduziert.

Update zu MUFA

Kürzlich zeigte die PREDIMED-Studie aus Spanien mit 7.000 Hochrisikopersonen, die entweder einer Kontroll- oder einer mediterranen Diät mit Nüssen oder Olivenöl (MUFA-reiche Lebensmittel) unterzogen wurden, eine 30 %ige Risikoreduktion von Herz-Kreislauf-Erkrankungen über einen Zeitraum von ungefähr 4 Jahren bei der mediterranen Diät im Vergleich zur Kontrollgruppe [16].

Fazit

Das Hinzufügen moderater Mengen ungesättigter Fettsäuren zur Portfolio-Diät erhöhte ihr Potenzial zur Verringerung des KHK-Risikos durch Erhöhung der HDL-Werte erheblich. Der 13%ige Anstieg von HDL, der bei der Portfolio-Diät mit hohem MUFA-Gehalt erreicht wurde, war größer als die häufig beobachteten Erhöhungen bei Gemfibrozil. Dabei handelt es sich um ein Medikament, das häufig zur Behandlung von Hyperlipidämie (erhöhte Blutfettwerte) eingesetzt wird. Gemfibrozil hat in einigen Studien einen Anstieg des HDL um 6 % erreicht und das relative Risiko für Herz-Kreislauf-Erkrankungen nachweislich um 22 % gesenkt [17]. Diese Studie hat gezeigt, dass MUFA in Kombination mit anderen Portfolio-Nahrungsmitteln die Wirksamkeit der Portfolio-Diät weiter steigert. Sie ist somit mit medikamentösen Behandlungen für Herz-Kreislauf-Erkrankungen konkurrenzfähig. Auch hier ist zu erwarten, dass die Portfolio-Diät mit hohem MUFA-Gehalt in der Allgemeinbevölkerung bessere Ergebnisse erzielen wird, da die Teilnehmer sowohl in der Kontrollgruppe als auch in der Portfolio-Diät mit niedrigem MUFA-Gehalt vor Beginn der Studie alle eine Diät mit niedrigem Gehalt an gesättigten Fettsäuren zu sich nahmen.

STUDIE 3: Überprüfen der Anwendbarkeit der Diät [18]

Kontext

Nach den positiven Ergebnissen der vergangenen Portfolio-Diät-Studien bestand ein allgemeines Interesse daran, die Portfolio-Diät gründlicher zu testen. Zu diesem Zeitpunkt waren noch keine Langzeitstudien durchgeführt worden und bei den durchgeführten Studien wurden alle Nahrungsmittel für die Teilnehmer bereitgestellt. Es sollte in einer weiteren Studie festgestellt werden, ob mit der Portfolio-Diät auch gute Ergebnisse erreicht werden können, wenn sich die Versuchspersonen mit den benötigten Nahrungsmitteln selbst versorgen müssen.

Zweck der Studie

Untersucht wurden die langfristigen Auswirkungen der Portfolio-Diät unter verschiedenen Bedingungen. Insbesondere sollte betrachtet werden, wie sich unterschiedliche Ernährungspläne auf den Erfolg der Diät auswirken. Diese Tests wurden an mehreren Orten durchgeführt, um die Anwendbarkeit der Ergebnisse zu erweitern.

Studienaufbau

Bei dieser Studie handelte es sich um eine randomisierte kontrollierte Studie, die zwischen 2007 und 2009 durchgeführt wurde. Sie umfasste 351 Teilnehmer mit Hyperlipidämie aus vier Regionen in ganz Kanada (Toronto, Vancouver, Winnipeg und Quebec City). Die Diät wurde über einen Zeitraum von 6 Monaten eingehalten.

Intervention

Es wurden drei verschiedene Arten der Ernährungsberatung angewendet:

1. **Kontrolle:** Ratschläge zur Einhaltung einer Ernährung mit niedrigem Gehalt an gesättigten Fettsäuren.
2. **Routineberatung:** Beratung zur Einhaltung einer Portfolio-Diät, innerhalb der 6-monatigen Dauer der Studie fanden lediglich zwei Sitzungen statt.
3. **Intensive Beratung:** Intensive Betreuung mit Ratschlägen zur Einhaltung einer Portfolio-Diät. Diese fanden siebenmal innerhalb der 6-monatigen Laufzeit der Studie statt.

Die Diät der Kontrollgruppe bestand aus:

- → fettarmen Milchprodukten
- → Vollkorngetreide
- → Obst und Gemüse mit spezifischer Vermeidung von Bestandteilen der Portfolio-Diät

Den beiden Portfolio-Diät-Behandlungsgruppen wurde empfohlen, eine ähnliche Diät wie in den kontrollierten Stoffwechsel-Studien zu konsumieren (pro 1.000 kcal/Tag):

- → 0,94 g Pflanzensterine in Form von mit Pflanzensterin-Ester angereicherter Margarine
- → 9,8 g Ballaststoffe aus Hafer, Gerste und Flohsamen
- → 22,5 g Sojaprotein aus Sojamilch, Tofu und Sojafleisch-Analoga
- → 22,5 g Nüsse
- → obwohl keine Menge angegeben wurde, wurde den Teilnehmern empfohlen, Erbsen und Bohnen sowie Linsen und Kichererbsen zu verzehren.

Stoffwechsel-Diäten

Einer der Vorteile von Stoffwechselstudien besteht darin, dass sie streng kontrolliert werden, wodurch die Wahrscheinlichkeit, dass Menschen eine Diät einhalten, sehr viel höher ist. Sie zeigen das maximale Potenzial von diätetischen Interventionen. Sie spiegeln jedoch nicht die realen Bedingungen wider, weshalb es wichtig ist, Diäten zu testen, wenn keine Lebensmittel bereitgestellt werden.

Ergebnisse

Einhaltung

Die Einhaltung des Diät-Portfolios war in der intensiven Portfolio-Diät-Gruppe mit 46 % etwas besser, unterschied sich aber nicht signifikant von der routinemäßigen Portfolio-Diät-Behandlungsgruppe, die eine 41%ige Einhaltung aufwies. Wie erwartet war die Senkung des LDL-Wertes umso größer, je mehr sich eine Person an die Diät hielt. Ebenfalls wie zu erwarten war die Einhaltung der Diät im Vergleich zu den früheren metabolisch kontrollierten Studien geringer, jedoch nicht außerhalb der Norm für derartige diätetische Interventionsstudien.

Blutfette

Innerhalb beider Portfolio-Diät-Behandlungsgruppen sanken die LDL-Werte signifikant. Auch verglichen mit der Kontrollgruppe konnte eine signifikante Senkung des Cholesterinspiegels verzeichnet werden. Am Ende des 6. Monats konnte weiterhin für beide Portfolio-Diät-Gruppen im Vergleich zur Kontrollgruppe das LDL: HDL-Verhältnis als signifikant gesunken angegeben werden.

KHK-Risiko

Unter Verwendung der Framingham-Gleichung konnte das KHK-Risiko für die Routine-Portfolio-Diätgruppe als um 11 % reduziert berechnet werden. Dies entsprach in etwa der Risikoreduktion bei der intensiven Portfolio-Diät. Die beiden Portfolio-Gruppen zeigen also keine großen Unterschiede in diesem Bezug zueinander, im Vergleich zu der Kontrollgruppe allerdings schon, bei der keine signifikante Verringerung des relativen KHK-Risikos (0,5 %) festgestellt werden konnte.

Regionale Unterschiede

Die prozentuale Reduzierung des LDL-Wertes war bei den Personengruppen in Vancouver im Vergleich zu den Portfolio-Diät-Behandlungsgruppen in Toronto oder Winnipeg signifikant größer. Die größeren Reduktionen von LDL am Standort Vancouver standen in Zusammenhang mit den signifikant höheren Einhaltungsraten an diesem Standort.

Hintergrund

LEBENSMITTELUMFELD

- → Einer der Gründe dafür, dass Vancouver sich von Toronto und Winnipeg unterschied, mag an der Anzahl an Bioläden und vegetarischen Restaurants pro 100.000 Einwohner gelegen haben. Diese ist in Vancouver viel größer als in den beiden anderen Städten. Dies unterstreicht die Bedeutung der Umgebung für die Einhaltung und Wirksamkeit von Ernährungsinterventionen.
- → Die Personen aus dieser Studie nahmen vor Beginn der Studie eine Ernährung mit niedrigem Gehalt an gesättigten Fettsäuren zu sich und stellen eine Population dar, bei der die übliche therapeutische Ernährungsberatung nicht die gewünschten Ziele erreichte. Vor diesem Hintergrund wird in der Publikation die Hypothese aufgestellt, dass der Rückgang in der Allgemeinbevölkerung sogar noch größer sein könnte als in dieser Studie. Eine Voraussetzung dafür wäre, dass das Umfeld der Ernährungsumstellung förderlich ist. Ein Teil des Ziels unseres Buches ist es daher, diese „förderliche Umgebung" zu schaffen.

Fazit

Diese Studie zeigte, dass die routinemäßig beratene Gruppe, die der Portfolio-Diät folgte, mit minimalen Instruktionen den LDL-Wert innerhalb von 6 Monaten signifikant senken konnte. Darüber hinaus unterschied sich die LDL-Reduktion nicht signifikant von der, die mit einer intensiven Ernährungsberatung erreicht wurde. Dies deutet darauf hin, dass die Portfolio-Diät auch angewendet werden kann, wenn nur minimale Anweisungen gegeben werden.

Zusammenfassung: Eine systematische Überprüfung und Meta-Analyse

Im Jahr 2018 wurde in *Progress in Cardiovascular Diseases* [19] ein systematischer Überblick und eine Meta-Analyse zu Portfolio-Ernährungsstudien veröffentlicht. Der Zweck dieses Überblicks war es, eine Zusammenfassung über alle verfügbaren Informationen zu liefern. Damit sollten die spezifischen Daten der diätetischen Intervention anhand bestimmter Kriterien analysiert werden. Solche Meta-Analysen sind nützlich, da sie alle verfügbaren Ergebnisse kombinieren können. Somit können sie den Gesamteffekt der Diät und seiner Variabilität zwischen den Studien einschätzen. Diese Übersicht schloss alle Studien ein, die die Wirkung einer Portfolio-Diät mit einer energetisch angepassten Kontrolldiät ohne Portfolio-Lebensmittel auf kardiologische und Stoffwechsel-Risikofaktoren verglichen. Insgesamt sieben Studienvergleiche mit 439 Teilnehmern wurden in die abschließende Analyse einbezogen. Das Portfolio-Diät-Muster senkte den LDL-Spiegel im Vergleich zur Kontrolldiät signifikant um etwa 17 %. Nicht-HDL, Apo B, CRP und das geschätzte 10-Jahres-Risiko für Herz-Kreislauf-Erkrankungen waren bei der Portfolio-Diät ebenfalls reduziert. Dieser Bericht unterstützt daher die Verwendung des Portfolio-Ernährungsplans als Mittel zur Senkung der LDL-Werte und des Risikos der Entwicklung einer Herz-Kreislauf-Erkrankung. In Infobox 2.2 finden Sie eine Liste der Organisationen, die derzeit die Portfolio-Diät empfehlen.

Infobox 2.2

INTERNATIONALE RICHTLINIEN ZUR EMPFEHLUNG DES DIÄTPORTFOLIOS

- → Canadian Cardiovascular Society Guidelines [20, 21]
- → Diabetes Canada [22]
- → European Atherosclerosis Society (EAS) [23]
- → Heart UK [24, 25]

WEITERE AKTUALISIERUNGEN UND ANWENDUNGEN DER PORTFOLIO-DIÄT

Erdbeeren und oxidierte LDL-Reduktion

28 Probanden, die die Portfolio-Diät im Durchschnitt seit 2,5 Jahren befolgt hatten, wurden zufällig ausgewählt, um einen Monat lang entweder Erdbeerzusätze (454 g/Tag, 112 kcal) oder zusätzlich Haferkleiebrot (65 g/

Tag, 112 kcal, ≈ 2 g β-Glucan) (Kontrollgruppe) in ihre Diät aufzunehmen. Nach einem Monat wechselten die Teilnehmer der Erdbeergruppe in die Kontrollgruppe und umgekehrt. Die Zugabe von Erdbeeren führte im Vergleich zur Kontrollgruppe zu einer signifikanten Reduktion der oxidierten LDL-Werte. Diese Reduktion ist so interessant, da oxidiertes LDL reaktiver ist als normales LDL und vermutlich zu mehr arterieller Schädigung führt. Die Ergebnisse dieser Studie haben gezeigt, dass eine Nahrungsergänzung mit Erdbeeren die Schmackhaftigkeit der Nahrung erhöht und den oxidativen Schaden an LDL verringert, ohne die Gesamtreduktion von LDL zu verändern. Die Ergänzung der Portfolio-Diät mit Beeren wie Erdbeeren könnte eine hilfreiche Strategie sein, um die Wirksamkeit und Akzeptanz des Portfolios zu verbessern.

Eine pflanzenbasierte Portfolio-Diät

Obwohl in den ursprünglichen Studien, die die Portfolio-Diät untersuchten, tierisches Eiweiß aus Eiern enthalten war, enthält das aktuelle Diät-Portfolio keine tierischen Produkte. Diese Entscheidung wurde in erster Linie von gesundheitlichen, ökologischen und ethischen Bedenken getrieben, auf die in späteren Abschnitten noch näher eingegangen wird. Ein weiterer Punkt für eine pflanzliche Diät sind die großen Mengen an spezifischen Nahrungsmitteln, die zur Einhaltung des Diät-Portfolios erforderlich sind. Wenn Sie Ihren Teller mit Obst, Gemüse, Nüssen und Soja aufgefüllt haben, bleibt nicht mehr viel Platz für etwas Anderes. Dennoch gibt es noch viel Raum für die Anpassung der vorhandenen Komponenten. Die Portfolio-Diät kann leicht an eine breite Palette ethnischer und kulturell spezifischer Lebensstile angepasst werden.

> Es wird empfohlen, die Portfolio-Diät im Rahmen einer vegetarischen oder veganen Ernährung oder mit minimalem Verzehr von Tierprodukten einzuhalten.

Portfolio-Diät-Erweiterung

Wie der Name „Portfolio" andeutet, werden die Anzahl und Arten von Lebensmitteln, die in das Portfolio-Muster aufgenommen werden sollen, erweitert, sobald neue wissenschaftliche Erkenntnisse vorliegen. Um die neuesten Entwicklungen einzubeziehen, wird der Begriff „erweitertes Portfolio" verwendet, um auf die aktualisierte Version hinzuweisen [19]. Weitere Informationen hierzu finden Sie auf der Website vom *St. Michael's Hospital*.

Im erweiterten Portfolio wurden einige der ursprünglichen Kernpunkte der Diät (Nüsse, Soja, zähflüssige Ballaststoffe und Pflanzensterine) umbenannt oder erweitert, um die Aufnahme der neuen Lebensmittel zu ermöglichen. Der Zweig „Nüsse" umfasst nun auch Samen und der Soja-Zweig heißt nun „Pflanzenprotein" und umfasst sowohl Sojaprodukte als auch Hülsenfrüchte. Beeren, wie Erdbeeren, wurden dem Abschnitt über Ballaststoffe hinzugefügt, der Zweig „Pflanzensterine" wurde erweitert und umfasst nun auch Nahrungsergänzungsmittel und andere mit Pflanzensterinen angereicherte Lebensmittel wie Orangensaft und Brotaufstriche.

Anwendungsmöglichkeiten über die Herz-Kreislauf-Erkrankungen hinaus

Die Portfolio-Diät kann bei der Behandlung von Typ-2-Diabetes hilfreich sein. Es hat sich gezeigt, dass ballaststoff- und nussreiche Diäten wie die Portfolio-Diät, die glykämische Kontrolle bei Typ-2-Diabetikern verbessern, indem sie den glykämischen Index und die glykämische Belastung senken [26–28]. In Langzeitstudien haben Nüsse und Ballaststoffe gezeigt, dass sie die Anzahl der Diabetes-Neuerkrankungen verringern [29]. Ein dualer Ansatz bei der Behandlung sowohl von Diabetes- als auch Herz-Kreislauf-Erkrankungs-Risikofaktoren ist besonders nützlich, da bei Menschen mit Diabetes die Wahrscheinlichkeit, eine Herz-Kreislauf-Erkrankung zu entwickeln, zwei- bis viermal höher ist [30]. Darüber hinaus hat sich gezeigt, dass cholesterinsenkende Statine bei bestimmten Phänotypen das Diabetes-Risiko erhöhen [31]. Dieses erhöhte Risiko macht Behandlungen, die den Bedarf an Statinen reduzieren oder eliminieren, wie z. B. die Portfolio-Diät, besonders vorteilhaft.

Eine glykämische Kontrolle tritt ein, wenn der Blutzuckerspiegel nach dem Essen gesenkt wird. Diese Senkung ist für Menschen mit Typ-2-Diabetes besonders wichtig, da diese nach den Mahlzeiten einen hohen Glukoseanstieg erfahren.

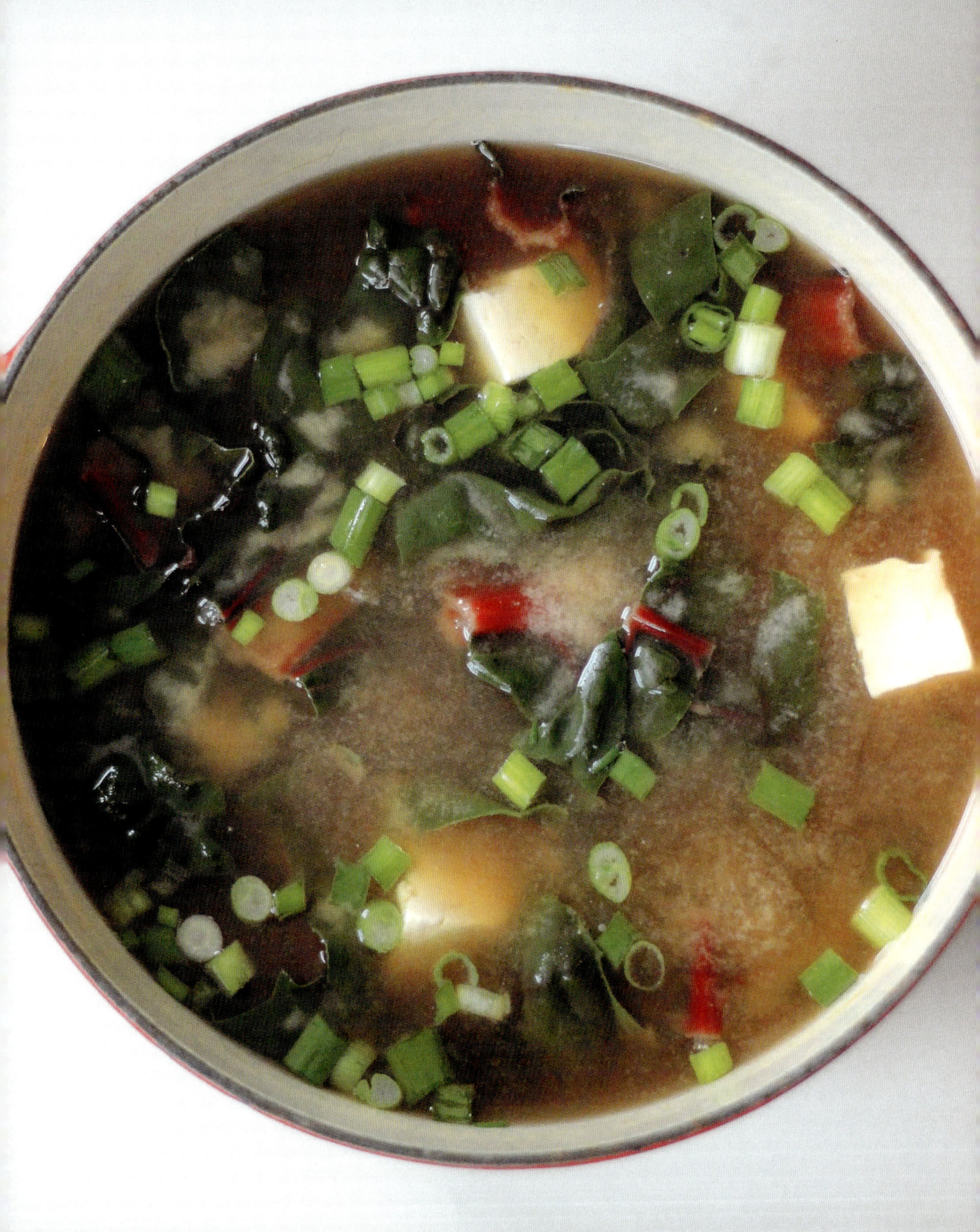

KAPITEL 3:

WIE DIE PORTFOLIO-DIÄT FUNKTIONIERT

WIRKUNGS-MECHANISMEN

JEDE DER VIER LEBENSMITTELKOMPONENTEN (Pflanzensterine, Ballaststoffe, Nüsse und Soja), die von Beginn an Komponenten der Portfolio-Diät waren, sind wegen ihrer Eigenschaft, entweder das Low-Density-Lipoprotein-Cholesterin (LDL) zu senken oder das High-Density-Lipoprotein-Cholesterin (HDL) zu erhöhen, ausgewählt worden. Damit sind diese Lebensmittel in der Lage, das Risiko von Herz-Kreislauf-Erkrankungen zu reduzieren. Während die individuelle Wirkung der einzelnen Komponenten bereits in früheren Studien untersucht wurde, war die Portfolio-Diät die erste, die diese Lebensmittel in einer einzigen Diät kombinierte. So konnte die kollektive Wirkung auf den Cholesterinspiegel untersucht werden. Dieser Gedanke ergab sich aus den unterschiedlichen Wirkbereichen der Nahrungsbestandteile, die das Risiko einer Herz-Kreislauf-Erkrankung senken. Wenn sich neue Erkenntnisse in neuen Studien ergeben, werden der Portfolio-Diät diese neuen Nahrungsmittel hinzugefügt. In der neuesten Version der Portfolio-Diät, die als *„erweitertes Portfolio"* bekannt ist, wurden Samen unter der Kategorie Nüsse hinzugefügt, um eine Alternative für Nussallergiker zu bieten. Die Kategorie „Soja" wurde ebenfalls erweitert um Hülsenfrüchte unter der neuen Überschrift „pflanzliche Proteine".

Im folgenden Kapitel wird die Evidenzbasis untersucht, die zur Aufnahme dieser Lebensmittel in das Ernährungsportfolio geführt hat. Der primäre Schwerpunkt liegt auf den Mechanismen, durch die jeder Lebensmittelbestandteil entweder zur Senkung des LDL (Low-Density-Lipoprotein) oder zur Erhöhung des HDL (High-Density-Lipoprotein) beiträgt. In diesem Kapitel werden auch andere gesundheitliche Vorteile im Zusammenhang mit diesen Nahrungsmitteln kurz umrissen und einige Mythen und Missverständnisse im Zusammenhang mit diesen Lebensmitteln erörtert. Im Folgenden wird eine kurze Zusammenfassung der Nahrungsmittelkategorien gegeben. Eine ausführlichere Erklärung von Begriffen und Mechanismen findet sich innerhalb des Kapitels.

KERNPUNKTE

PFLANZENSTERINE

Die Aufnahme von Pflanzensterinen wird befürwortet, da diese die Cholesterinabsorption im Darm reduzieren. Dies führt zu einer Senkung des LDL. Es wurden viele verschiedene Wirkungsmechanismen vorgeschlagen, um die Fähigkeit von Pflanzensterinen zur Senkung von LDL zu erklären. Der wichtigste Wirkmechanismus ist die Konkurrenz um die Aufnahme in die Mizellen, d.h. der Prozess, durch den Cholesterin in die Zellen des Darms gelangt und schließlich von der Leber in Lipoproteine sehr niedriger Dichte (Very-Low-Density-Lipoprotein – VLDL) und LDL zerlegt wird. Durch die Verdrängung des Cholesterins in den Mizellen verhindern die Pflanzensterine die Bildung von LDL und VLDL.

BALLASTSTOFFE

Die Portfolio-Diät enthält viele verschiedene Ballaststofftypen, auf die die Reduktion von LDL zurückzuführen ist. Die drei Hauptmechanismen, durch die Ballaststoffe LDL reduzieren, sind folgende:

→ Ballaststoffe bilden im Darm ein viskoses oder dickflüssiges und klebriges Gel. Es wurde festgestellt, dass dieses Gel die Absorption von Nährstoffen, wie Glukose, verzögert. Eine langsamere Freisetzung von Glukose bedeutet, dass nicht so viel Insulin benötigt wird, um Glukose in die Zellen zu transportieren, wo sie gespeichert oder zur Energiegewinnung verwendet werden kann. Es wird angenommen, dass die Freisetzung von Insulin die Produktion von Cholesterin anregt, weshalb eine Verringerung des Insulinspiegels die Cholesterinsynthese verringern kann.

→ Das viskose Gel, das durch Ballaststoffe gebildet wird, kann auch Gallensalze einschließen und ihre Wiederaufnahme im terminalen Ileum (Teil des Dünndarms) verhindern. Die Leber muss dann das vorhandene LDL verwenden, um Gallensäuren herzustellen und den Gallensäurepool wieder aufzufüllen, wodurch LDL reduziert wird.

→ Ballaststoffe stören auch die Produktion von Mizellen und verhindern, dass Cholesterin in die Zelle absorbiert wird.

→ Ballaststoffe erhöhen die Produktion von kurzkettigen Fettsäuren durch

Fermentation im Dickdarm. Bestimmte kurzkettige Fettsäuren wurden mit einem verringerten Risiko für Herz-Kreislauf-Erkrankungen in Verbindung gebracht [1].

Weitere Vorteile des Verzehrs von Ballaststoffen, einschließlich Flohsamen, sind: Kontrolle des Glukosespiegels, Vorbeugung von Darmkrebs, Reizdarmsyndrom, Hämorrhoiden, Verstopfung oder Durchfall sowie als Anwendungen zur Gewichtsabnahme.

NÜSSE

Nüsse und Samen enthalten einfach ungesättigte Fettsäuren (MUFA), Pflanzensterine, pflanzliche Proteine, Ballaststoffe und Phytochemikalien, die alle zu cholesterinsenkenden Eigenschaften beitragen können. Die Empfehlung von Nüssen wie Mandeln, Haselnüssen und Walnüssen innerhalb der Portfolio-Diät wurde mit einem Anstieg des Apo-Proteins A1 (Apo A1) und HDL sowie einer Abnahme von C-reaktivem Protein und LDL begründet, also Veränderungen, die nachweislich das Risiko einer Herz-Kreislauf-Erkrankung senken. Dieses Kapitel konzentriert sich in erster Linie auf die Mechanismen der MUFA und der phytochemischen Pflanzensterine. Der Wirkmechanismus von pflanzlichen Proteinen und Ballaststoffen bei der LDL-Senkung und HDL-Erhöhung wird in anderen Abschnitten dieses Kapitels diskutiert. Die vorgeschlagenen Mechanismen sind wie folgt:

- → Es wird davon ausgegangen, dass durch die Aufnahme von Kohlenhydraten durch MUFA in der Nahrung das Level von HDL erhöht wird. Das HDL wird aufgrund von MUFA nicht mehr so leicht abgebaut und bleibt länger im Kreislauf.
- → Es wird auch angenommen, dass MUFA entzündungshemmend wirkt, indem es die Produktion von entzündungsfördernden Verbindungen (C-reaktives Protein) reduziert und die Produktion von entzündungshemmenden Verbindungen (Apo A1) erhöht.

Zu den weiteren Vorteilen von Nüssen gehören eine verbesserte Blutzuckereinstellung bei Personen mit Typ-2-Diabetes, bessere Glukosespiegel, niedrigere Triglycerid-Werte im Blut und eine Gewichtsabnahme, wenn die entsprechende Menge an Kohlenhydraten in der Nahrung durch Nüsse ersetzt wurde. Falls Nüsse aufgrund von Allergien nicht verzehrt werden können, können Samen als Ersatz verwendet werden.

PFLANZLICHE PROTEINE

Hülsenfrüchte, Sojamilch und sojabasierte Fleischanaloga sind proteinreich und fettarm. Im Zusammenhang mit der Portfolio-Diät haben sie nachweislich zur Senkung des LDL-Gehalts beigetragen.

- → Die in Soja gefundenen bioaktiven Peptide sind möglicherweise teilweise für die beobachteten LDL-Reduzierungen durch Einwirken auf die LDL-Rezeptoren und Verbesserung der Gallensäure-Regulation verantwortlich.
- → Hülsenfrüchte enthalten Ballaststoffe, die den Cholesterinspiegel senken können, indem sie die Ausscheidung von Gallensäure/Salzen erhöhen, die Glukoseresorption verlangsamen, den Insulinspiegel senken und die Produktion von kurzkettigen Fettsäuren steigern.
- → Hülsenfrüchte enthalten auch Polyphenole, von denen einige das Risiko für Herz-Kreislauf-Erkrankungen senken können, indem sie vor der LDL-Oxidation schützen.
- → Die Rolle, die sowohl Soja als auch Hülsenfrüchte als Ersatz für andere, weniger herzgesunde Nahrungsmittelquellen spielen, kann im Hinblick auf die LDL-Reduktion ebenso wichtig sein.

Zu den zusätzlichen Vorteilen von Soja und Hülsenfrüchten gehören: verbesserte glykämische Kontrolle und Gewichtsabnahme. Soja allein kann den Blutdruck senken.

PFLANZENSTERINE

Hintergrund

Pflanzensterine sind in allen Arten von Pflanzenölen enthalten. Sie wurden in Form von sterin-angereicherter Margarine in die Portfolio-Diät aufgenommen, um eine präzise Dosierung in konzentrierter Form und eine hohe Aufnahme zu ermöglichen. Die häufigste kommerzielle Quelle für Pflanzensterine ist angereicherte Margarine, wobei die Pflanzensterine aus Soja- oder Kiefernöl (auch als Tallöl bekannt) stammen. Die wichtigste Pflanzensterin-Verbindung sowohl in Soja- als auch in Tallöl ist β-Sitosterin. Sojaöl hat jedoch ein vielfältigeres Sterinprofil mit signifikanten Mengen an Campesterin und Stigmasterin. Die in den Portfolio-Diätstudien verwendete angereicherte Margarine (Flora ProActive Upfield, London, Großbritannien, die jetzt in Nordamerika unter dem Namen Becel verkauft wird) wurde mit Pflanzensterinen aus Sojabohnen angereichert. Als im Rahmen des Portfolios täglich 2 g Pflanzensterine verzehrt wurden, konnte eine Verringerung des LDL-Gehalts beobachtet werden.

Pflanzensterine kommen in sämtlichen Pflanzenölen vor.

Wirkmechanismus

Pflanzensterine reduzieren die Aufnahme von Cholesterin im Darm, wodurch das Serumcholesterin und damit das Risiko für Herz-Kreislauf-Erkrankungen gesenkt wird. Um besser zu verstehen, wie Pflanzensterine die Cholesterinabsorption blockieren können, ist es wichtig, den Prozess zu verstehen, durch den Cholesterin absorbiert wird (Abb. 3.1).

Cholesterinabsorption

Es gibt zwei Arten von Cholesterin: das Cholesterin aus der Nahrung und das Cholesterin, welches unser Körper selbst herstellt. Wenn wir Nahrungsmittel verzehren, die Cholesterin enthalten, wird Galle freigesetzt, um Cholesterin in eine Form zu überführen, die im Dünndarm absorbiert werden kann. Dieses spezifische Format heißt Mizelle. Interessanterweise enthält die Galle, die die Leber produziert, noch mehr Cholesterin. Dabei handelt es sich um endogenes Cholesterin, das der Körper selbst herstellt. Dieses körpereigene Cholesterin wird zusammen mit dem Cholesterin aus der Nahrung in die Mizellen eingebaut und vom Dünndarm zur Wiederverwendung absorbiert.

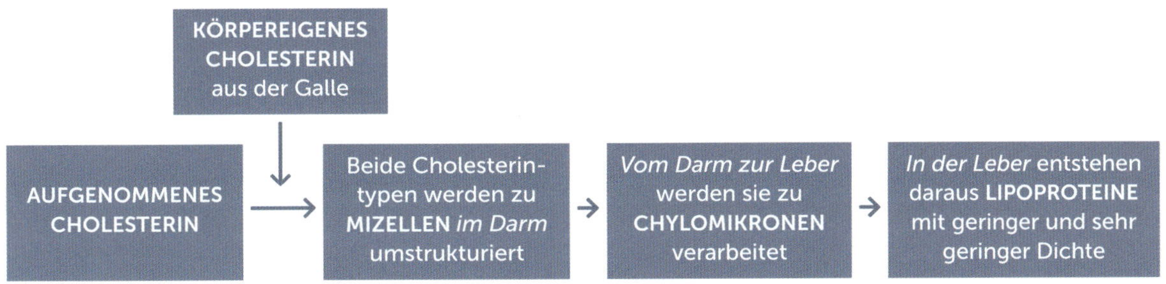

Abbildung 3.1 Schema der Cholesterinabsorption

Nach der Resorption werden sowohl das aufgenommene als auch das körpereigene Cholesterin in sogenannte Chylomikronen verpackt. Die Chylomikronen werden nach Delipidierung oder Triglyceridentfernung über das Kreislaufsystem zur Leber zurückgeschickt, wo sie zur Bildung von VLDL und LDL beitragen. Es ist zu beachten, dass die meisten Personen mit Ausnahme eines kleinen Prozentsatzes der Bevölkerung, keine große Menge an Cholesterin aus der Nahrung aufnehmen. Der größte Teil des Cholesterins, das als Mizellen verpackt ist, ist endogen. Daher besteht die wirksamste Methode zur Senkung des Cholesterinspiegels darin, die Reabsorption des körpereigenen Cholesterins zu blockieren, was im Folgenden erörtert wird.

Die Rolle von Pflanzensterinen bei der Hemmung der Cholesterinabsorption

Es gibt mehrere Theorien über die Wirkung von Pflanzensterinen in Bezug auf die Cholesterinabsorption. Der Hauptgedanke der Theorien ist die Konkurrenz der beiden, sehr ähnlichen Strukturen von Pflanzensterinen und Cholesterin, die im Körper wirken. Im Allgemeinen kann man Pflanzensterine als die pflanzliche Version des Cholesterins betrachten. Aufgrund ihrer Ähnlichkeit mit Cholesterin sind Pflanzensterine in der Lage, die Cholesterinaufnahme zu blockieren und so vor Herz-Kreislauf-Erkrankungen zu schützen.

> Pflanzensterine blockieren die Cholesterinabsorption im Darm.

Die älteste Theorie geht von der Konkurrenz der Pflanzensterine und des Cholesterins um den Einbau in gemischte Mizellen aus. Aufgenommenes und körpereigenes Cholesterin müssen erst Teil der gemischten Mizellen werden, bevor sie absorbiert werden können. Es wurde die Hypothese aufgestellt, dass Sterine und Cholesterin um die Aufnahme in die Mizellen konkurrieren [2–5]. Wenn Cholesterin durch die Pflanzensterine in den Mizellen ersetzt wird, kann es nicht in die Zellen aufgenommen und in die Chylomikronen eingebaut werden.

Es wurde weiter vorgeschlagen, dass Cholesterin und Pflanzensterine eher um den Einschluss in die Chylomikronen als um die Mizellen konkurrieren [5, 6]. Dieser kleine Unterschied bedeutet einfach, dass die Konkurrenz zu einem späteren Zeitpunkt stattfindet, aber der Endpunkt der reduzierten LDL-Produktion gleichbleibt.

Weitere Vorteile

Während die Auswirkungen von Pflanzensterinen auf den Cholesterinspiegel gut untersucht sind, wurde bisher nur wenig untersucht, ob ihr Verzehr einen zusätzlichen Nutzen für die menschliche Gesundheit bringt. Pflanzensterine können entzündungshemmende [7] und antioxidative [8] Eigenschaften besitzen. Es sind jedoch weitere Forschungen erforderlich, um festzustellen, ob sich diese Eigenschaften in einem sinnvollen gesundheitlichen Nutzen niederschlagen. Darüber hinaus kam eine Untersuchung der Europäischen Atherosklerose-Gesellschaft zu dem Schluss, dass 2 g Pflanzensterine, die täglich eingenommen werden, den LDL-Wert signifikant senken und für die Behandlung bestimmter Risikopersonen in Betracht gezogen werden können [9].

Es gibt gesundheitliche Annahmen über die Rolle von Pflanzensterinen bei der Senkung des Cholesterinspiegels.

Gesundheitsbezogene Annahmen von Pflanzensterinen

Es gibt mehrere gesundheitsbezogene Angaben zu Pflanzensterinen. Diese sind spezifische Vorteile, die auf den Verzehr bestimmter Lebensmittel zurückgeführt werden können. Gesundheitliche Vorteile dürfen auf Lebensmittelverpackungen beworben werden. Jede gesundheitsbezogene Angabe ist gesetzlich geregelt und basiert in den meisten Rechtsordnungen auf einer umfassenden Überprüfung der wissenschaftlichen Erkenntnisse.

Der Zusatz von Pflanzensterinen zu einer bestimmten Reihe von Lebensmitteln wurde von der „*US Food and Drug Administration*" seit 2000, von „*Health Canada's Food Directorate*" seit 2010 und von der „*Europäischen*

Behörde für Lebensmittelsicherheit" seit 2014 nach einer vollständigen Sicherheitsbewertung genehmigt. *„Health Canada"* genehmigte auch einen solchen werbetauglichen gesundheitlichen Vorteil zur Cholesterinsenkung für Pflanzensterine. Gleichzeitig wurde die Gesamtheit der Beweise, die die LDL-senkende Wirkung von Pflanzensterinen belegen, überprüft. Dies führte zur Bewilligung eines *„Health Claims"* für mit Pflanzensterinen angereicherte Produkte (Margarine, Mayonnaise, Joghurt, Salatdressing und Obst- und Gemüsegetränke), die neben anderen Anforderungen an herzgesunde Inhaltsstoffe mindestens 0,65 g/Portion Pflanzensterine enthielten.

BALLASTSTOFFE

Hintergrund

Einfach ausgedrückt sind Ballaststoffe alle Kohlenhydrate in Pflanzen, die im Dünndarm unverdaulich sind. Einige von ihnen können im Dickdarm fermentiert und abgebaut werden. Es gibt zwei Haupttypen von Ballaststoffen: lösliche und unlösliche (Abb. 3.2). Lösliche Ballaststoffe lösen sich leicht in Wasser, während unlösliche Ballaststoffe sich in wässrigem Medium

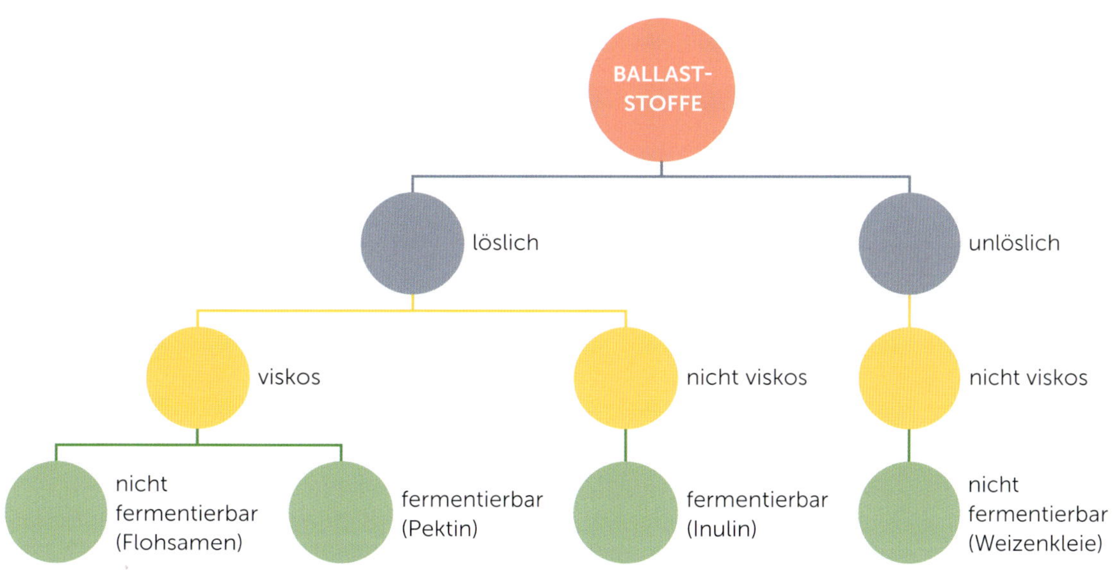

Abbildung 3.2 Diätische Ballaststoffe

nicht auflösen. Stellen Sie sich vor, was passiert, wenn Sie dem Hafer, einem Nahrungsmittel voller löslicher Ballaststoffe, heißes Wasser hinzufügen. Der dicke klebrige Brei, der dabei entsteht ist auf die löslichen Ballaststoffe zurückzuführen, die der Hafer enthält. Stellen Sie sich nun vor, was passiert, wenn Sie Wasser über Weizenkleie gießen. Sie nimmt überhaupt nicht viel Wasser auf. Dieses Ergebnis ist darauf zurückzuführen, dass die Weizenkleie hauptsächlich aus unlöslichen Ballaststoffen besteht. Da unlösliche Ballaststoffe sich nicht in Wasser auflösen, geben sie dem Stuhl Volumen und beugen Verstopfung vor. Lösliche Ballaststoffe machen den Stuhl durch Wasseraufnahme weicher und können sowohl bei der Behandlung von Durchfall als auch von Verstopfung vorteilhaft sein. Lösliche Ballaststoffe können dick- und dünnflüssig sein (Abb. 3.2 auf S. 69).

Viskose Ballaststoffe verlangsamen die Kohlenhydrataufnahme.

Viskose Ballaststoffe wirken im Darmtrakt als Verdickungsmittel und bilden ein Gel, das den Mageninhalt auf dem Weg zum Dünndarm verlangsamt und die Rate der Kohlenhydratresorption verringert. Einige viskose Ballaststoffe können wie Hafer und Gerste im Dickdarm teilweise oder vollständig fermentiert werden, was für unsere Mikroorganismen von Vorteil sein kann. Im Gegensatz dazu können andere, wie Flohsamen, nur minimal oder gar nicht verdaut werden. In die Portfolio-Diät wurden beide Arten von viskosen Ballaststoffen in die Ernährung aufgenommen. Bei den Hauptquellen hierbei handelt es sich um Flohsamenschalen, Okra, Auberginen, Hafer, Gerste, Kakis und einige Hülsenfrüchte. Wurden 20 g viskoser Ballaststoffe pro Tag aus diesen Quellen innerhalb der Portfolio-Diät verzehrt, so wurde eine signifikante Senkung des LDL-Wertes beobachtet.

Wirkmechanismus

Die Klassifizierung von Ballaststoffen auf der Grundlage ihrer Viskosität (viskos und nicht viskos) und nicht ihrer Löslichkeit (löslich und unlöslich) kann eine nützliche Unterscheidung sein. Der Grund dafür ist, dass die Viskosität die Fähigkeit bestimmter löslicher Ballaststoffe, den Blutzucker- und Cholesterinspiegel zu senken, erklärt [10].

Die Fähigkeit viskoser Ballaststoffe, den Blutzucker- und Cholesterinspiegel zu senken, kann zum Teil auf die Art und Weise zurückgeführt werden, wie sich diese Art von Ballaststoffen im Darmtrakt verhält. Sie bildet ein Gel, das die Aufnahme von Nährstoffen wie Glukose verzögert (Abb. 3.3). Die

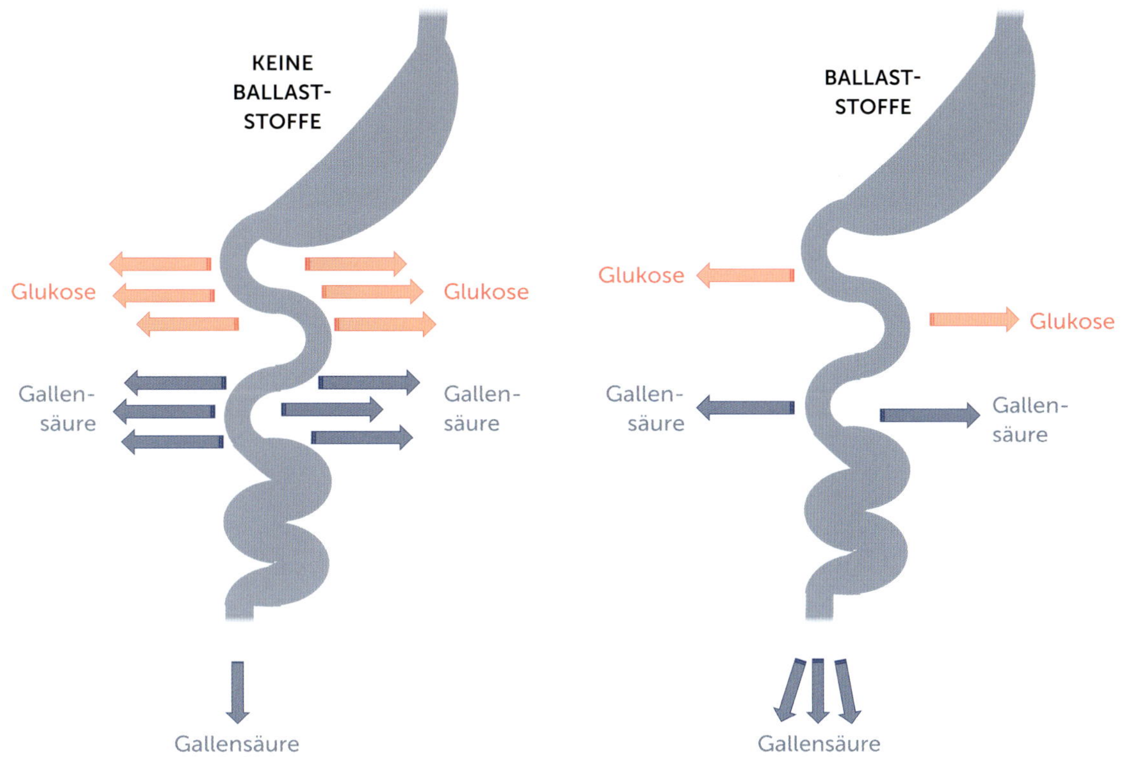

Abbildung 3.3 Darstellung, wie Ballaststoffe die Glucoseaufnahme verlangsamen können

langsamere Freisetzung von Glukose in den Blutkreislauf führt zu einer geringeren Insulinreaktion [10, 11], was die Cholesterinproduktion nachweislich potenziell reduziert [12]. Viskose Ballaststoffe verlangsamen die Absorption, indem sie die Dicke der sich nicht durchmischenden Wasserschicht zwischen Absorptionszelle (Enterozyt) und Innenraum des Dünndarms (Darmlumen) erhöhen. Sie bildet eine Barriere, die die Nährstoffe erst überwinden müssen, um absorbiert zu werden. In dieser Wasserschicht befinden sich die Zotten des Darms (lange und nudelförmige Strukturen, die Nährstoffe aufnehmen). Ihre Form maximiert die Oberfläche, die zur Aufnahme der in den Dünndarm gelangenden Nährstoffe zur Verfügung steht. Nach der Absorption passieren die Nährstoffe die Enterozyten. In diesen Zellen werden die Nährstoffe verpackt und in den Blutstrom oder

Eine langsamere Kohlenhydratresorption reduziert die Insulinreaktion.

die Lymphozyten abgegeben. Ist die Wasserschicht zwischen Darmlumen und Enterozyten dicker und widerstandsfähiger gegen Nährstoffe, werden diese nicht so schnell aufgenommen und in den Blutkreislauf abgegeben.

Zusätzlich zur Verdickung der Wasserschicht innerhalb des Dünndarms bilden viskose Ballaststoffe auch ein klebriges Gel im Lumen. Dieses kann Nährstoffe einfangen und ihre Aufnahme verzögern [13]. Weiter kann das klebrige Gel Gallensäuren, die aus Cholesterin bestehen, einfangen [14, 15]. Gallensäuren werden in der Regel vom Körper resorbiert und wiederverwendet. Wenn sie im Stuhl gefangen und anschließend vom Körper ausgeschieden werden, muss neues Cholesterin aus dem Kreislauf gezogen und zur Herstellung weiterer Gallensäuren verwendet werden [16–18]. Auf diese Weise wird das im Kreislauf zirkulierende Cholesterin reduziert.

Viskose Ballaststoffe reduzieren den Gallensäurespiegel.

Das Vorhandensein von viskosen Ballaststoffen im Dünndarm kann die Mizellenbildung einschränken. Durch die Mizellenbildung können Fett und Cholesterin in die Zellen gelangen, die die Darmwand auskleiden. Es wird davon ausgegangen, dass viskose Ballaststoffe die Absorption von Fetten und Cholesterin verhindern, indem sie diesen Prozess einschränken [19–21]. Zusätzlich werden viskose Ballaststoffe durch Darmbakterien fermentiert, die kurzkettige Fettsäuren produzieren [22]. Spezifische kurzkettige Fettsäuren können die körpereigene Cholesterinproduktion stören [1].

Weitere Vorteile

Es hat sich gezeigt, dass lösliche Ballaststoffe die Magenentleerung verzögern [23]. Dies führt zu einem längeren Sättigungsgefühl. Aufgrund dieser verlängerten Sättigungsphase können lösliche Ballaststoffe ein nützliches Mittel zur Gewichtsabnahme sein [13]. Kurzkettige Fettsäuren, die mit löslichen Ballaststoffen assoziiert werden, haben auch Vorteile für die Darmschleimhaut und positive Effekte bei der Prävention von Dickdarmkrebs gezeigt [24]. Flohsamenschalen haben sich als hilfreich für Personen erwiesen, die an Reizdarmsyndrom, Hämorrhoiden oder Verstopfung leiden, da diese ein sehr sanftes Stuhlerweichungsmittel sind [25]. Umgekehrt haben sich Flohsamenschalen auch bei der Behandlung von Durchfall als hilfreich erwiesen. Sie wurden auch bei der Behandlung von Extremfällen wie z. B. Durchfall, der durch eine Chemotherapie induziert wurde, eingesetzt [26]. Wie bereits erwähnt, können viskose Ballaststoffe die Freisetzung von Glukose aus dem Dünndarm verlangsamen [10, 11], was Auswirkungen auf Diabetes-Patienten hat. Sie können dazu beitragen, dass sie sich länger satt fühlen.

Gesundheitsbezogene Aussagen über lösliche Ballaststoffe

Es gibt mehrere gesundheitsbezogene Angaben über lösliche Ballaststoffe, die von den Regierungen Kanadas und den USA zugelassen wurden, um die gesundheitlichen Vorteile für die Verbraucher zu bewerben.

Flohsamenschalen

In den Vereinigten Staaten genehmigt die FDA die Bewerbung von Flohsamenschalen zur Verringerung des Risikos einer koronaren Herzkrankheit (KHK) [27]. Die kanadische Gesundheitsbehörde Health Canada erklärt, dass Produkte, die 3,5 g oder mehr an Flohsamenschalen enthalten, zum Abführen oder die Regelmäßigkeit des Stuhlgangs eingesetzt werden können [28].

Hafer und Gerste

In den Vereinigten Staaten dürfen gesundheitsbezogene Angaben in Bezug auf die Verminderung des KHK-Risikos für lösliche Ballaststoffe aus Hafer getätigt werden [27]. Beta-Glucan aus Gerste ist in Kanada für eine gesundheitsbezogene Werbung zugelassen, die besagt, dass es den Cholesterinspiegel im Blut senkt [28]. Der gleiche Ballaststoff (Beta-Glucan) aus Hafer ist in Kanada weiter für gesundheitsbezogene Angaben zugelassen, die besagen, dass er den Glukosespiegel nach der Mahlzeit senkt [28].

NÜSSE UND SAMEN

Hintergrund

Was eine Nuss ausmacht, ist je nach verwendeter Definition sehr unterschiedlich. Die kulinarische Definition ist die umfassendste und beinhaltet alle geschälten öligen Kerne, die gegessen werden können. Dadurch können Hülsenfrüchte wie die Erdnuss, die tatsächlich unterirdisch wächst, in diese Kategorie miteinbezogen werden. Nüsse sind sehr nährstoffreich, oft reich an MUFA, Pflanzensterin-reichem Öl, pflanzlichen Proteinen, Ballaststoffen und Phytochemikalien (biologisch aktive Verbindungen in Pflanzen, die oft gesundheitsfördernde Wirkungen haben) (Abb. 3.4). Trotz dieser sehr nährstoffreichen Voraussetzungen wurde nur eine kleine Auswahl von Nüssen auf Gesundheitsvorteile in Bezug auf Herz-Kreislauf-Erkrankungen getestet. Zu diesen Nüssen gehören Erdnüsse, Mandeln, Haselnüsse und Walnüsse [29, 30]. Bei einem Konsum von 45 g Nüssen pro Tag im Rahmen der Portfolio-Diät kann ein Anstieg des HDL-Wertes festgestellt werden. Darüber hinaus senken Nüsse im Allgemeinen das LDL im Blutserum [31–33]. Wenn Allergien den Verzehr von Nüssen verhindern, können Nüsse durch Samen ersetzt werden. Diese haben ebenfalls einen hohen Gehalt an MUFA, Pflanzensterin-reichem Öl, pflanzlichen Proteinen, Ballaststoffen sowie Phytochemikalien und haben vermutlich ähnliche Wirkungen auf den Körper [34].

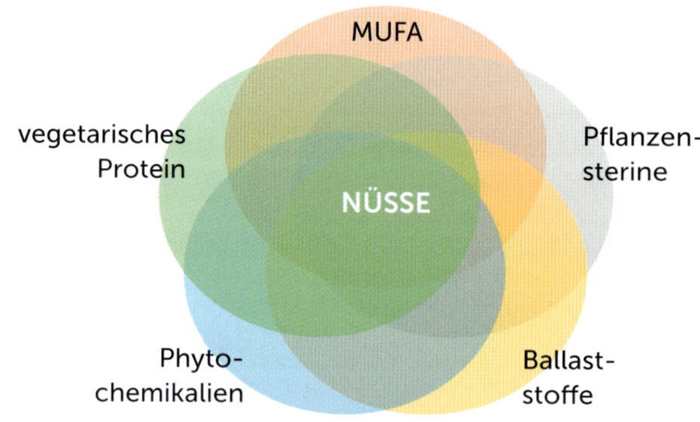

Abbildung 3.4 Beschreibung der aktiven Komponenten in Nüssen

Wirkmechanismus

Es gibt viele Komponenten in Nüssen, die zusammen den Risikofaktoren von Herz-Kreislauf-Erkrankungen entgegenwirken. Zu einem großen Teil kann dieser Effekt auf MUFA zurückgeführt werden (Infobox 3.1).

Infobox 3.1

EINFACH UNGESÄTTIGTE FETTSÄUREN

MUFA sind im Wesentlichen Fettmoleküle, die eine Doppelbindung zwischen zwei Kohlenstoffatomen enthalten. Diese Struktur verleiht dem Molekül andere Eigenschaften als andere Fette und somit interagieren diese Fettsäuren anders mit dem Körper. MUFA sind in einer Vielzahl von Lebensmitteln enthalten, darunter Nüsse, aber auch Öle. Typischerweise sind dies Öle, die bei Raumtemperatur flüssig und bei kühlen Temperaturen fest sind. Beispiele sind Olivenöl und andere pflanzliche Fette.

Einfach ungesättigte Fettsäuren

Lipoprotein hoher Dichte (HDL)

Die MUFA in Nüssen könnte für den Anstieg von HDL verantwortlich sein, der nach der Aufnahme dieser Nüsse in die Portfolio-Diät festgestellt wurde. Ein möglicher Mechanismus, durch den Nüsse das HDL erhöhen können, besteht darin, dass sie anstelle von Kohlenhydraten verzehrt werden (Abb. 3.5 auf S. 76). Die Reduktion der Kohlenhydrataufnahme wirkt sich auf die Erhöhung von HDL aus, indem zunächst die Leber geringere Mengen VLDL produzieren muss, um die aus der Kohlenhydratspaltung entstehenden Triglyceride zu verstoffwechseln [35]. Wenn VLDL von der Leber synthetisiert wird, verwendet diese Cholesterinester. Die Reduzierung der VLDL-Synthese bedeutet in der Konsequenz, dass eine erhöhte Verfügbarkeit von Cholesterinester für den Einbau in HDL-Moleküle [36, 37] besteht. Enthalten HDL-Moleküle eine größere Menge an Cholesterinester, werden sie weniger schnell durch das Enzym Lecithin-Cholesterin-Acyltransferase (kurz LCAT; Enzym zur Bildung von Cholesterinester aus Cholesterin und Lecithin) abgebaut. Das bedeutet, dass das HDL-Molekül länger im Kreislauf verbleiben kann [38–40]. Somit wird die HDL-Konzentration effektiv erhöht. Je länger HDL im Blutkreislauf zirkuliert, desto

Nüsse verringern die VLDL-Produktion und erhöhen HDL.

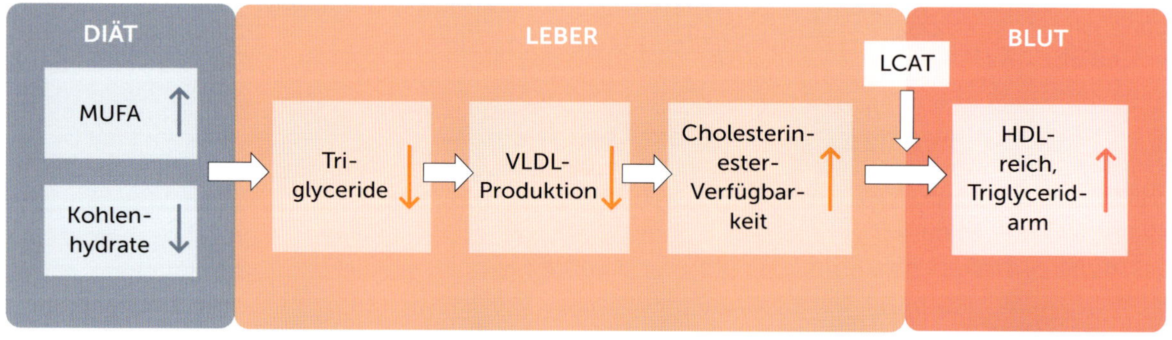

Abbildung 3.5 Vorgeschlagener Weg zur Erhöhung von HDL: MUFA, Kohlenhydrate, VLDL, LCAT, HDL

länger kann es LDL aufnehmen, zur Leber transportieren und desto länger kann LDL aus dem Körper ausgeschieden werden.

Apolipoprotein A1 und C-reaktives Protein

MUFA können entzündungstreibende Biomarker, die mit einem erhöhten Risiko für Herz-Kreislauf-Erkrankungen assoziiert sind, vermindern. Ein Beispiel ist das C-reaktive Protein (Abb. 3.6). Sie können auch die Produktion von entzündungshemmenden Biomarkern wie Apo A1 erhöhen, die mit einem verringerten Risiko für Herz-Kreislauf-Erkrankungen assoziiert sind (Abb. 3.6). Der Mechanismus des Prozesses wird wie folgt vorgeschlagen:

Nüsse wirken entzündungshemmend.

1. Verminderung der Produktion von Proteinen, die die Entzündung im Fettgewebe stimulieren. Dies reduziert in der Konsequenz die Produktion von C-reaktivem Protein durch die Leber. Darüber hinaus sind MUFA selbst weniger anfällig für Oxidation und setzen daher mit geringerer Wahrscheinlichkeit Radikale frei. Diese könnten Zellen schädigen und Entzündungen hervorrufen [41], wie dies bei mehrfach ungesättigten Fettsäuren der Fall ist.
2. Die durch das niedrige Entzündungsniveau geschaffene Umgebung fördert die vermehrte Produktion von entzündungshemmenden Proteinen wie dem Apolipoprotein A1.

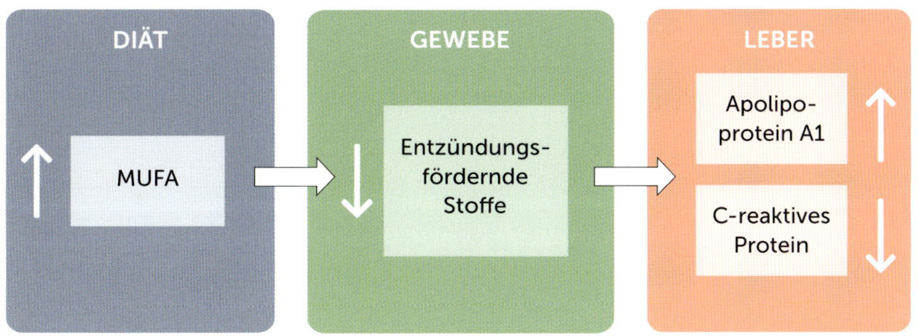

Abbildung 3.6 Vorgeschlagener Weg der einfach ungesättigten Fettsäure (MUFA) zur Senkung des C-reaktiven Proteins und zur Erhöhung des Apolipoproteins A1

Phytochemische Stoffe

Phytochemikalien aus Nüssen können zur Prävention von Herz-Kreislauf-Erkrankungen beitragen, da sie antioxidativ wirken, Zellschäden verhindern, freie Radikale abfangen und die Fähigkeit der Arterien zur Regulierung des Blutflusses erhöhen [42, 43] (Infobox 3.2). Bei Nüssen, insbesondere Mandeln, kommen diese phytochemischen Verbindungen vorwiegend in der weichen Außenhaut vor. Wenn diese vor dem Verzehr entfernt wird, gehen fast 50 % der Antioxidantien verloren [44, 45].

Bei Nüssen, insbesondere Mandeln, befinden sich die sekundären Pflanzenstoffe vorwiegend in der weichen Außenhaut.

Infobox 3.2

PHYTOCHEMIKALIEN

Phytochemikalien haben ihren Namen von dem griechischen Wort „phyton", was Pflanze bedeutet. Wie der Name vermuten lässt, kommen diese Verbindungen in Pflanzen vor. Sie gelten als nicht nahrhaft oder nicht essentiell, d.h. wir brauchen sie nicht, um zu überleben. Phytochemikalien werden von Pflanzen genutzt, um sich vor Krankheitserregern und Raubtieren zu schützen und ihre Konkurrenzfähigkeit zu erhöhen. Ihrem Verzehr werden viele gesundheitliche Vorteile zugeschrieben, sie sind also nicht nur für Pflanzen von Nutzen.

Weitere Vorteile

Es wurde auch festgestellt, dass der Zusatz von Nüssen zur Ernährung die glykämische Kontrolle bei Personen mit Typ-2-Diabetes erhöht [46]. Es hat sich gezeigt, dass Nüsse einen besseren Blutzuckerspiegel fördern, was für Menschen mit Diabetes oder zu Diabetes neigenden Personen von Vorteil ist. Darüber hinaus wurde festgestellt, dass sie Folgendes senken:

Nüsse können die glykämische Kontrolle verbessern und den Bauchumfang reduzieren.

→ Den Triglyceridspiegel, was für die Verringerung des KHK-Risikos von Vorteil ist [47].

→ Den Taillenumfang: Wenn ein kalorienäquivalenter Snack auf Kohlenhydratbasis durch Mandeln ersetzt wurde, verringerten Personen, die Mandeln konsumierten, ihren Taillenumfang signifikant im Vergleich zu Personen, die dieselbe Menge an Kalorien in Kohlenhydraten konsumierten [48].

Gesundheitsbezogene Annahmen von MUFA

Zwar gibt es keine spezifischen gesundheitsbezogenen Angaben für MUFA, aber die Mehrheit der Leitungsgremien und Aufsichtsbehörden ist sich einig, dass eine Ernährung, die gesättigte oder Transfettsäuren durch ungesättigte Fettsäuren ersetzt, den Cholesterinspiegel und das Risiko von Herz-Kreislauf-Erkrankungen senkt. Diese These wurde von der amerikanischen *Food and Drug Administration* [49], der kanadischen *Food Inspection Agency* [50] und der *Europäischen Union* [51] anerkannt. Interessanterweise war in einer kürzlich durchgeführten Analyse von 2 Kohortenstudien eine höhere Aufnahme von MUFA aus pflanzlichen Quellen im Vergleich zur Aufnahme von MUFA aus tierischen Produkten mit einer niedrigeren Gesamtmortalität verbunden [52].

PFLANZLICHE PROTEINE

Hintergrund

Pflanzliche Proteine wie Sojabohnen, Kichererbsen, Linsen und andere Hülsenfrüchte werden als hochwertige Proteinquellen anerkannt. Diese Art von Proteinquelle hat gleichzeitig einen niedrigen Gehalt an gesättigten Fettsäuren und einen hohen Gehalt an PUFA, MUFA und Ballaststoffen [53] (Abb. 3.7). In den ursprünglichen Portfolio-Diätstudien waren Sojabohnen die Hauptquelle für pflanzliches Protein und wurden in Form von Sojamilch, Soja-Fleischanaloga und traditionelleren Formen wie Tofu und Tempeh aufgenommen. Diese Sojaprodukte wurden als Ersatz für Kuhmilch und fleischbasierte Proteinquellen verwendet.

Sojaprotein wurde in den ursprünglichen Portfolio-Ernährungsstudien verwendet, da zuvor sein LDL-senkendes Potential festgestellt wurde [54, 55]. Im Rahmen der Portfolio-Diät wurden bei der Aufnahme von 45 g Sojaprotein pro Tag Reduzierungen des LDL-Wertes beobachtet. In der neuesten Version der Portfolio-Diät, dem „erweiterten Portfolio", sind auch Hülsenfrüchte wie Kichererbsen, Linsen, Bohnen und Erbsen als alternative Proteinquellen enthalten. Dies ist eine direkte Folge der zunehmenden Studien, die darauf hindeuten, dass diese ebenfalls in der Lage sind, LDL zu senken [56].

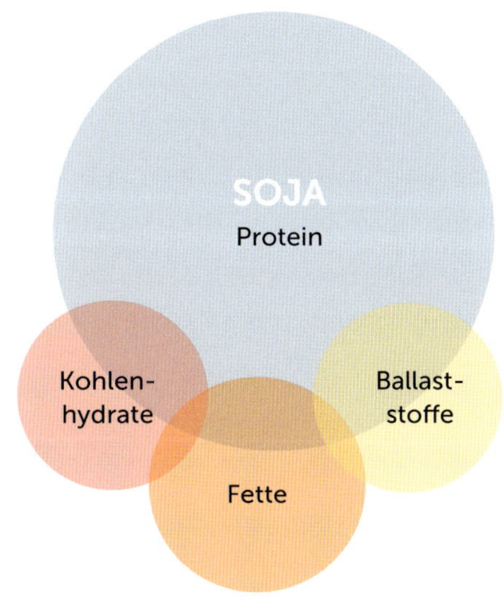

Abbildung 3.7 Relative Makronährstoffzusammensetzung der Sojabohne

Wirkmechanismus

Soja

Ein Großteil der Forschung über die LDL-senkenden Eigenschaften von Soja hat sich auf die bioaktiven Peptide konzentriert, die auch als Proteinbausteine von Soja bekannt sind. Es wurde die These aufgestellt, dass diese die bioaktiven Peptide LDL durch Überlagerung der LDL-Rezeptoren sowie auch die Gallensäureausschüttung reduzieren [57, 58]. Die LDL-Reduktion durch diese inneren Mechanismen hat ein ähnliches Potential wie andere Portfolio-Komponenten, wobei die LDL-Reduktion von 4–6 % reicht [59–61]. Hülsenfrüchte enthalten viele Verbindungen, die zur LDL-Senkung beitragen können, darunter viskose Fasern und Polyphenole [62, 63]. Die in Hülsenfrüchten enthaltenen viskosen Ballaststoffe können LDL durch eine Reihe von Mechanismen senken. Zusätzlich

Bioaktive Peptide in Soja tragen zur Reduktion von LDL bei.

kommt es zu einer Erhöhung des Cholesterinverlusts durch die Ausscheidung von Gallensäure/Salz, die Verlangsamung der Glukoseaufnahme und folglich die Senkung des Insulinspiegels sowie die Steigerung der Produktion von nützlichen kurzkettigen Fettsäuren durch Gärung im Dickdarm [1, 22, 64, 65] (für weitere Einzelheiten siehe Abschnitt Ballaststoffe auf S. 69).

Zu den in Hülsenfrüchten häufig vorkommenden Polyphenolen gehören außerdem Carotinoide, Phenolsäuren und Tocopherole [64, 66]. Diese Substanzen helfen, Herz-Kreislauf-Erkrankungen zu verhindern, indem sie LDL vor der Oxidation durch freie Radikale schützen [64, 66].

Ein weiterer bedeutender Vorteil von Soja zusammen mit anderen Hülsenfrüchten könnte darin liegen, was sie in der Ernährung ersetzen. Mit anderen Worten: Soja und andere Hülsenfrüchte können die Rolle von weniger gesunden Nahrungsmitteln übernehmen. Aufgrund ihres hohen Proteingehalts sind Soja und andere Hülsenfrüchte ein hervorragender Ersatz für rotes und verarbeitetes Fleisch. Soja und andere Hülsenfrüchte sind, wie bereits erwähnt, ebenfalls fettarm und cholesterinfrei [67]. Die traditionellen Lebensmittel auf tierischer Basis haben im Vergleich zu Soja und anderen Hülsenfrüchten einen höheren Gehalt an gesättigten Fettsäuren und enthalten Cholesterin (Abb. 3.8). Im Fall von Soja haben die Forscher untersucht, wieviel LDL allein aufgrund des Soja-Ersatzes reduziert werden könnte [68, 69]. Mithilfe einiger statistischer Gleichungen wurde der Verdrängungswert von Soja berechnet. Es wurde festgestellt, dass der Ersatz von tierischen Pro-

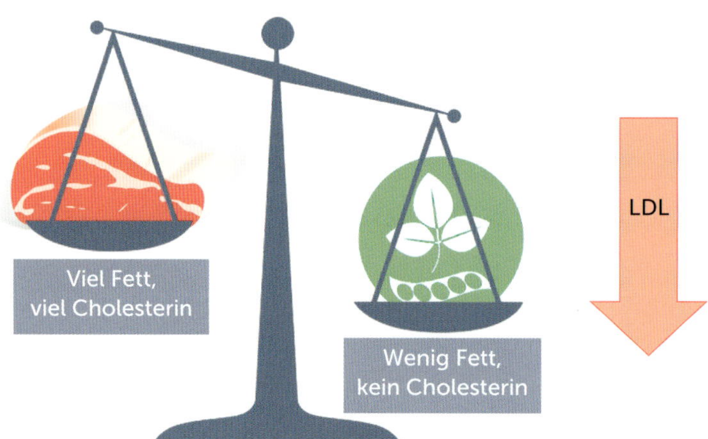

Abbildung 3.8 Der diätetische Ersatz von Fleisch durch Sojaprodukte

dukten durch Soja zu einer 3,6–6 %igen Senkung des LDL-Wertes führte. Wenn der innere Wert von Soja (die 4–6 %ige LDL-Reduktion) mit den obigen Daten kombiniert wurde, so ergab sich eine potenzielle Reduktion von 7,9–10,3 % LDL. Diese Reduzierungen sind wichtig. Es ist selten, dass Lebensmittel den Cholesterinspiegel um mehr als 4 % senken, wenn sie der Diät hinzugefügt werden.

Weitere Vorteile

Zusätzlich zur LDL-Reduktion wurden das ballaststoffreiche Soja und Hülsenfrüchten mit einer Gewichtsabnahme in Verbindung gebracht [70, 71]. Darüber hinaus wurden Verbesserungen der Blutzuckerkontrolle, der Plasma-Lipidprofile und der Blutdrucksenkung durch Zugabe von Soja-Polysacchariden (einem in Soja enthaltenen Kohlenhydrat) zur Nahrung beobachtet, die teigige Fasereigenschaften aufweisen. [72]. Der Verzehr von Hülsenfrüchten hat auch gezeigt, dass sich die Marker für eine längerfristige glykämische Kontrolle verbessern [73]. Es wurde im Zusammenhang mit Soja auch über ein verringertes Risiko für Krebserkrankungen der Fortpflanzungsorgane und eine Linderung von Wechseljahresbeschwerden wie Hitzewallungen berichtet [75–79]. Sojabohnen enthalten auch bedeutende Mengen an Phytochemikalien. Diese Phytochemikalien wie Isoflavin, Pflanzensterine und Lecithine sollen auch eine herzschonende Wirkung haben [74] und werden gerade genauer untersucht.

Die Rolle von Soja bei der Verringerung des KHK-Risikos darf als gesundheitsbezogene Angabe beworben werden.

Gesundheitsbezogene Aussagen über Soja

Zusammengenommen haben diese Studien die kanadische Regierung dazu veranlasst, eine gesundheitsbezogene Angabe für Soja herauszugeben. Diese besagt, dass der Verzehr von 25 g/Tag das Risiko von KHK reduzieren kann [80] (Infobox 3.3 auf S. 82). Sojaprodukte dürfen also gesundheitsrechtlich in Kanada beworben werden.

Infobox 3.3

SOJA UND GESUNDHEITSBEDENKEN

Östrogen

Eines der Hauptprobleme im Zusammenhang mit dem Sojakonsum ist der Glaube, dass Soja schädliche Auswirkungen durch erhöhte Östrogenaktivität fördert. Dieser Glaube beruht auf der Angst vor einer Gruppe von Verbindungen, die Phytoöstrogene genannt werden und die der Struktur des Östrogens sehr ähnlich sind. Obwohl diese Moleküle dem Östrogen sehr ähnlich sind, verhalten sie sich im Körper sehr unterschiedlich. Die gesundheitlichen Bedenken haben sich somit als unbegründet erwiesen. Im Gegensatz zu Östrogen scheinen die in Soja gefundenen Phytoöstrogene tatsächlich das Risiko von Krebserkrankungen der Fortpflanzungsorgane wie Brust-, Gebärmutter- und Prostatakrebs zu senken [75–78].

Soja in der Vergangenheit

Sojaprodukte wie Tofu werden seit Jahrtausenden konsumiert, insbesondere in Ost- und Südostasien [81]. Gruppen wie die buddhistischen Mönche haben die Verbreitung von Tofu aufgrund seiner Nützlichkeit als Proteinlieferant in einer pflanzlichen Nahrung aufrechterhalten [81]. Aber auch viele andere, nicht-vegetarische Gruppen verzehrten Tofu. Der erste schriftliche Bericht über seinen Verzehr wurde 1183 n. Chr. von einem shintoistischen Priester verfasst. Tofu war in ganz China bekannt und wurde von 618–907 n. Chr. allgemein als „kleiner Hammel" bezeichnet [81]. Tofu verbreitete sich auch nach Japan, wo es zu einer weithin geschätzten Kunstform wurde. So wie die Franzosen, die für ihre Brotherstellung berüchtigt sind, ein Baguette von Laden zu Laden kritisieren, wird auch Tofu in Japan der gleichen Prüfung unterzogen. Andere Regionen, wie zum Beispiel Indonesien, übernahmen ebenfalls Sojaprotein, favorisierten aber eine Variante namens Tempeh, ein fermentiertes Sojabohnen-Lebensmittel [81]. Die uralte und langanhaltende Verwendung von Sojaprodukten wie Tofu und Tempeh ist ein Beweis für ihre nicht schädlichen gesundheitlichen Auswirkungen.

„Modernes Soja"

Ein weiteres Anliegen sind die modernen Methoden der Sojaproduktion und -verarbeitung, die sich von der traditionellen Praxis unterscheiden. Eine dieser Bedenken bezieht sich auf das Ausmaß der gentechnischen Veränderung von Soja. In Nordamerika gehören Sojabohnen zu den am weitesten verbreiteten gentechnisch veränderten Pflanzen. Allerdings werden diese Sojabohnen hauptsächlich als Tierfutter verwendet [82]. Es gibt zwar keine Hinweise darauf, dass gentechnisch verändertes Soja schlecht für die Gesundheit von Menschen oder Tieren ist, doch wenn es sich um ein persönliches Anliegen handelt, ist der Kauf von Bioprodukten immer eine Option. Eine weitere moderne Veränderung von Sojaprodukten tritt auf der Ebene der Verarbeitung auf. Eine Chemikalie namens „Hexan" wird manchmal verwendet, um Öl aus Lebensmitteln wie Sojabohnen zu extrahieren. Bei Soja erfolgt diese Extraktion zur Herstellung von Fleischanaloga sowie Proteinpulvern und wird auf dem Etikett als „Sojaproteinisolat", „texturiertes Sojaprotein" oder „Sojaproteinkonzentrat" aufgeführt. Während Hexan von der Food and Drug Administration (FDA) für die Verwendung in Lebensmitteln zugelassen ist, gelten nach Angaben des Center for Disease Control (CDC) hohe Hexan-Konzentrationen als neurotoxisch und werden von der EPA als Luftschadstoff eingestuft. Der Extraktionsprozess erhöht daher möglicherweise die Umweltbelastung dieser Produkte [83–85]. Obwohl die meisten Hinweise darauf hindeuten, dass Hexan nach der Verarbeitung überwiegend entfernt wird, kann versucht werden, auf Bioprodukte umzusteigen, wo die Verwendung von Hexan verboten ist. Dadurch kann eine potenzielle Aufnahme von Hexan vermieden werden. Alternativ kann der Verzehr von mehr Produkten mit ganzen Sojabohnen wie Tofu, Tempeh, Sojajoghurt usw. erwogen werden.

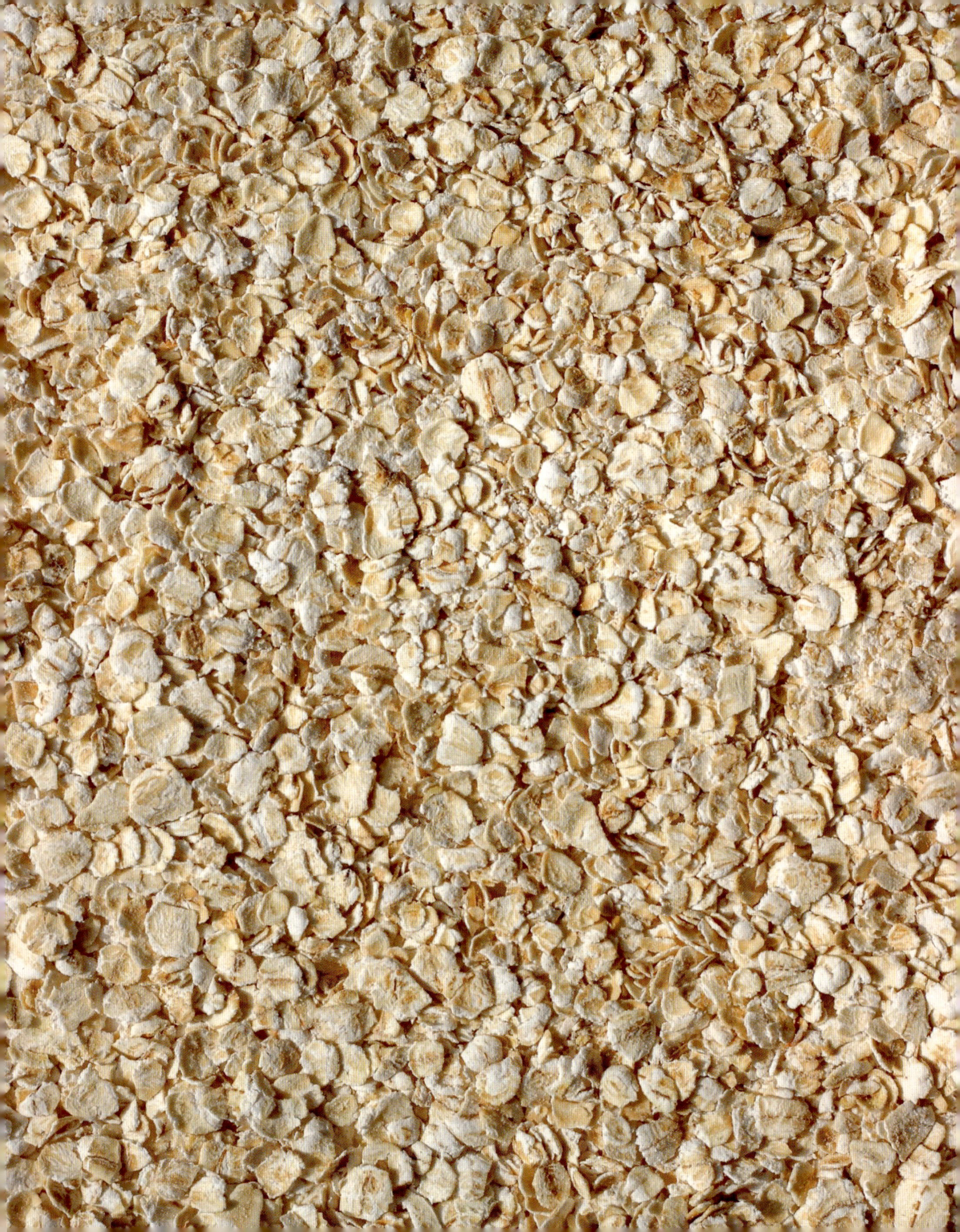

KAPITEL 4:

TIPPS UND TRICKS ZUM FÜLLEN DER VORRATSKAMMER

DER BEGINN EINER NEUEN DIÄT kann eine Herausforderung sein. Obwohl wir unser Bestes versucht haben, die in den Diätrezepten des Portfolios verwendeten Lebensmittel auf Artikel zu beschränken, die in den meisten Lebensmittelgeschäften leicht erhältlich sind, kann es sein, dass einige Komponenten (wie Flohsamenschalen) einen Gang zum Bioladen erfordern. Wie bereits erwähnt wird empfohlen, die Portfolio-Diät im Rahmen einer pflanzenbasierten Ernährung einzuhalten. Dies kann die Aufnahme mehrerer, bisher ungewohnter Nahrungsmittel in Ihr diätetisches Repertoire bedeuten. Das nötige Know-how zur Zubereitung dieser Lebensmittel kann eine zusätzliche Herausforderung darstellen.

Obwohl einige Milch-, Fleisch- und Ei-Ersatzstoffe dem, was sie imitieren, sehr nahekommen, werden sie in den meisten Fällen nicht als exakte Kopien dienen. Beim Durchlesen dieses Kapitels werden Sie feststellen, dass diese Ersatzstoffe oft nach den Lebensmitteln benannt sind, die sie ersetzen sollen. Zum Beispiel Soja-„Milch". Dieses Benennungssystem soll Menschen, die bekannte Rezepte auf pflanzlicher Basis ausprobieren wollen, die Arbeit erleichtern. Diese Produkte sollen zwar eine ähnliche Nische füllen wie ihre tierischen Pendants, sie sind aber auch darüber hinaus ein eigenständiges Produkt mit interessanten Geschmackskombinationen und Texturen. Jeder Mensch hat andere Vorlieben und es kann einige Experimente erfordern, um diejenigen zu finden, die Ihnen am besten schmecken.

Um diesen Prozess zu beschleunigen, haben wir ein Kapitel mit verschiedenen Tipps und Tricks zusammengestellt, die Ihnen helfen sollen, mit der Portfolio-Diät zu beginnen und sie einzuhalten. In diesem Kapitel finden Sie einen Überblick über die am häufigsten verzehrten (und möglicherweise unbekannten) Lebensmittel, die den Hauptteil des Diät-Portfolios ausmachen. Weiter finden Sie Informationen darüber, wo Sie diese Lebensmittel kaufen können und wie Sie sie am besten zubereiten.

Wie immer sollten Sie vor Beginn eines neuen Diätplans Ihren Arzt konsultieren, vor allem, wenn Sie sich dadurch erhoffen, eine Medikation zu reduzieren oder abzusetzen. Es kann auch hilfreich sein, sich an einen Ernährungsberater zu wenden, der alle Ihre ernährungsbezogenen Fragen beantworten kann.

DER ANFANG

Wenn Sie anfangen, Portfolio-Lebensmittel in Ihre Ernährung aufzunehmen, kann es von Vorteil sein, die Mengen, die Sie essen, langsam zu erhöhen. Dies gilt vor allem für Ballaststoffe, die Blähungen verursachen können, falls sie in ungewöhnlich hohem Maße zu sich genommen werden. Um diese Nebenwirkungen zu vermeiden, beginnen Sie mit ¼ der empfohlenen Menge und warten Sie ab, wie Ihr Körper reagiert. Die Anpassung kann einige Zeit in Anspruch nehmen, also probieren Sie die Mengen in Ruhe aus. Ihr Körper wird sich mit der Zeit anpassen. Eine Änderung der Essgewohnheiten kann schwierig sein, scheuen Sie sich also nicht, langsam anzufangen und die Rezepte in diesem Buch an Ihr Wohlbefinden anzupassen. In Tabelle 4.1 auf S. 89 finden Sie eine Liste der gebräuchlichsten Zutaten, die in der Portfolio-Diät verwendet werden und wo sie gewöhnlich in einem Lebensmittelgeschäft oder Reformhaus zu finden sind. Am Ende dieses Kapitels finden Sie auch einen dreitägigen Essensleitfaden (Tabelle 4.3 auf S. 104), der Ihnen den Einstieg in die Planung Ihrer Mahlzeiten erleichtern und Ihnen zu Beginn Ihrer Reise mit der Portfolio-Diät einige Anregungen geben soll.

Die Portfolio-Diät besteht aus vier Schlüsselkomponenten: Nüsse und Samen, Ballaststoffe, pflanzliche Proteine und Pflanzensterine. Bei den meisten Lebensmitteln variiert die tägliche Menge je nach der Gesamtzahl der Kalorien, die Sie zu sich nehmen. Die Ausnahme von dieser Regel sind Beeren (zu finden unter Ballaststoffen). Es wird empfohlen, 450 g Beeren unabhängig von der Kalorienaufnahme täglich zu verzehren. Die meisten Erwachsenen benötigen zwischen 1.800 und 2.000 kcal pro Tag. Sie können die Internetseite *https://www.kalorienbedarf.de/rechner/* besuchen, um genau zu sehen, wie viele Kalorien Sie je nach Alter, Geschlecht und Aktivitätsniveau täglich zu sich nehmen. Um das eigene Gewicht zu reduzieren, sollte der aktuelle Kalorienverbrauch um ca. 500 kcal reduziert werden. Tabelle 4.2 auf S. 90 zeigt die empfohlene tägliche Aufnahme von Portfolio-

Lebensmitteln pro 1.000 kcal. Um herauszufinden, wieviel Sie persönlich zu sich nehmen sollten, dividieren Sie Ihren empfohlenen Kalorienbedarf durch 1.000 und multiplizieren Sie ihn mit der Portion pro Tag. Wenn Sie beispielsweise eine empfohlene Kalorienzufuhr von 1.900 kcal haben, sollten Sie 38 g Nüsse pro Tag verzehren.

Tabelle 4.1 Einkaufsliste

	LEBENSMITTEL	GESCHÄFT
Öle mit hohem MUFA-Anteil	Olivenöl	Supermarkt (Abteilung für Backzubehör)
	Rapsöl	Supermarkt (Abteilung für Backzubehör)
	Sonnenblumenöl	Supermarkt (Abteilung für Backzubehör)
Nüsse und Samen	Nüsse (z. B. Mandeln, Walnüsse, Pekannüsse, Haselnüsse)	Supermarkt, Bioladen (Abteilung für Backzubehör, Snacks, Abteilung für gesunde Lebensmittel)
	Samen (z. B. Sonnenblumenkerne, Sesam, Kürbiskerne, Hanfsamen)	Supermarkt, Bioladen (Abteilung für Backzubehör, Snacks, Abteilung für gesunde Lebensmittel)
Pflanzliche Proteinquellen	Hülsenfrüchte	Supermarkt, Bioladen (Getrocknete Waren, Dosen, Tiefkühlwaren)
	Milchwarenalternativen auf Sojabasis	Supermarkt (Abteilung für gesunde Lebensmittel, Milchwaren)
	Soja-Mayonnaise	Supermarkt (Abteilung für gesunde Lebensmittel, Milchwaren)
	Soja-Fleischanaloga (z. B. texturiertes Pflanzenprotein, Tofu, Tempeh)	Supermarkt (Abteilung für gesunde Lebensmittel, Kühlwaren)
Phytosterine	Mit Sterinen angereicherte Säfte (z. B. Orangensaft)	Supermarkt (Getränke)
	Mit Sterinen angereicherte Margarine (z. B. Becel Proaktiv®)	Supermarkt (Kühlregal/Butter)
	Sterinhaltige Nahrungsergänzungsmittel	Supermarkt (Abteilung für gesunde Lebensmittel, Nahrungsergänzungsmittel)
Ballaststoffe	Gerste	Supermarkt, Bioladen (Getreide/Mehl)
	Beeren (z. B. Himbeeren, Erdbeeren, Blaubeeren, Brombeeren)	Supermarkt (Obst/Gemüse, Tiefkühlwaren)
	Aubergine	Supermarkt (Obst/Gemüse)
	Hafer und Haferflocken	Supermarkt, Bioladen (Müsli, Getreide/Mehl)
	Okra	Supermarkt (Obst/Gemüse, Tiefkühlwaren)
	Flohsamenschalen	Supermarkt, Bioladen (Getreide/Mehl) Apotheke (Metamucil®)

Tabelle 4.2 Empfohlener Tagesbedarf an Portfolio-Lebensmitteln

PORTFOLIO-LEBENSMITTEL	TAGESBEDARF	QUELLENBEISPIELE	MENGEN UND GRÖSSENANGABEN
Nüsse und Samen	20 g pro 1.000 kcal	→ Mandeln → Walnüsse → Pekannüsse → Haselnüsse → Kürbiskerne → Sonnenblumenkerne	Eine kleine Handvoll, 9–10 Nüsse entsprechen ca. 10 g
Pflanzliche Proteine	20 g pro 100 kcal	→ Sojamilch → Edamame → Soja-Fleischanaloga → Tofu → Tempeh → Sojajoghurt	→ 240 g Sojamilch = 8 g → 100 g Edamame = 11 g → 260 g Soja-„Fleisch" = 6 g → 395 g Tofu = 33 g → 7 Streifen Tempeh = 15 g → 175 g Sojajoghurt = 7 g
Pflanzensterine	1 g pro 1.000 kcal (minimal 2 g und maximal 3 g pro Tag)	→ Nahrungsergänzungsmittel → sterinangereicherte Margarine → sterinangereicherter Saft	2 Teelöffel Becel ProAktiv® = 1 g ½ Avocado = 0.8 g
Ballaststoffe	10 g pro 1.000 kcal	→ Haferkleie → Gerste → Flohsamenschalen → Aubergine → Okra	→ 64 g Haferkleie = 3 g → 50 g Gerste geschält = 8,5 g → 1 EL Flohsamenschalen = 3 g → 100 g Aubergine roh = 1,4 g → 100 g Okra roh = 4,9 g
	+ 450 g Beeren pro Tag	→ Erdbeeren → Brombeeren → Himbeeren → Heidelbeeren	100 g ganze Erdbeeren/ Brombeeren 150 g Himbeeren 200 g Heidelbeeren

DIE WICHTIGSTEN PORTFOLIO-LEBENSMITTEL: FAKTENCHECK

NÜSSE UND SAMEN

Nüsse sind nahrhaft, schmackhaft und eignen sich hervorragend zum Kochen oder zum alleinigen Verzehr. Sie sind eine Quelle für

→ Vitamin E
→ Magnesium
→ Ballaststoffe
→ Eiweiß
→ einfach und mehrfach ungesättigte Fettsäuren

Aufgrund ihres hohen Proteingehalts haben Nüsse den zusätzlichen Vorteil, dass Sie sich zwischen den Mahlzeiten satt fühlen und sie haben sich nützlich bei der Reduzierung von Bauchfett gezeigt. Nüsse wie Mandeln sind vorteilhaft für die Herzgesundheit und senken nachweislich den Cholesterinspiegel um 1 % pro 10 g (ungefähr 10 Mandeln).

Nüsse können zum Kochen verwendet werden und roh, geröstet, gemahlen, blanchiert oder als Nussbutter verzehrt werden. Suchen Sie nach Nussbutter und anderen Nussprodukten, die nur Nüsse und keine zugesetzten Öle enthalten (z. B. trocken geröstete Mandeln oder Mandelbuttersorten, die nur „Mandeln" unter „Zutaten" auflisten), da das zusätzliche Öl unnötige Kalorien enthält und möglicherweise nicht von gleicher Qualität ist. Wenn Nüsse nicht verzehrt werden können, ersetzen Sie stattdessen Samen.

Nüsse senken nachweislich den Cholesterinspiegel um 1 % pro 10 g pro Tag (ungefähr 10 Mandeln am Tag).

BALLASTSTOFFE

Auberginen

Auberginen haben einen hohen Anteil an viskosen Ballaststoffen. Außerdem enthalten sie viele verschiedene Vitamine und Mineralstoffe wie z. B:

→ Vitamin C
→ Vitamin B6
→ Kalium
→ Magnesium

Die zwei am häufigsten erhältlichen Arten von Auberginen sind: große schwarze Auberginen, die hauptsächlich in der italienischen Küche verwendet werden, und lange, schlanke, hellviolette Auberginen, die in der japanischen Küche häufig verwendet und oft als „japanische Auberginen" bezeichnet werden. Japanische Auberginen sind meistens weniger bitter. Um die Bitterkeit italienischer Auberginen zu verringern, sollten Sie sie gründlich kochen. Werden sie sehr weich gekocht, karamellisiert der in ihnen enthaltene Zucker und sie schmecken deutlich süßer.

Gut gegart schmeckt Aubergine weniger bitter.

Beeren

Beeren sind eine Quelle für viskose Ballaststoffe. Erdbeeren wurden zur Portfolio-Diät hinzugefügt, um den Gehalt an Antioxidantien und die Schmackhaftigkeit der Diät zu erhöhen. Es steht Ihnen frei, mit anderen Waldbeerenarten wie Himbeeren, Heidelbeeren und Brombeeren zu experimentieren. Diese Beeren sind gute Quellen für:

→ Vitamin C
→ Ballaststoffe
→ Kalium
→ Folsäure

Okra

Okra ist auch eine ausgezeichnete Quelle für viskose Ballaststoffe und reich an Nährstoffen wie:

→ Vitamin A
→ Vitamin C

- → Calcium
- → Magnesium
- → Kalium
- → Eisen

Während der Saison findet man Okra frisch in der Obst- und Gemüseabteilung und das ganze Jahr über in der Tiefkühlabteilung. Wenn Sie Okra in Ihrem örtlichen Supermarkt nicht finden können, versuchen Sie es in asiatischen Lebensmittelgeschäften. Okra produziert beim Kochen aufgrund des hohen Gehalts an viskosen Ballaststoffen eine schleimige Substanz. Diese Textur empfinden manche Menschen als unangenehm, kann aber mit verschiedenen Kochmethoden minimiert werden. Wenn Sie Okra kochen, geben Sie einen Teelöffel Essig in das Wasser und kochen Sie die Okra im Ganzen. Das Frittieren der Okra trägt auch dazu bei, die schleimige Textur auf ein Minimum zu reduzieren. Sowohl beim Frittieren als auch beim Kochen darf die Okra nicht zu lange garen. Genau wie Nudeln wird Okra am besten „al dente" oder leicht fest serviert.

Hafer

Hafer ist eine ausgezeichnete Quelle für den zähflüssigen Ballaststoff Beta-Glucan. Dieser hat eine cholesterinsenkende Wirkung. Haferkleie besteht aus der äußeren Umhüllung des Korns, in dem sich das Beta-Glucan befindet, wodurch sie eine konzentrierte Quelle darstellt. Zur Herstellung von Haferflocken oder Schnellkochhaferflocken wird die Kleie teilweise oder vollständig entfernt. Haferflocken enthalten immer noch Beta-Glucan, allerdings im Vergleich zur bei ihnen abgetragenen Kleie nur noch sehr wenig, was sie zu einer viel ärmeren Quelle macht. Im Vergleich zu Haferflocken enthält Haferkleie etwas mehr Protein und ist nährstoffreicher. Es kann eine etwas festere Konsistenz haben als Haferflocken und kann je nach Wunsch mehr Einweich-/Kochzeit erfordern. Haferkleie hat einen hohen Gehalt an:

- → Kalium
- → Phosphor
- → Folsäure
- → Selen
- → Omega-6-Fettsäuren

Gerste

Gerste ist reich an Antioxidantien, fettarm und hat einen der niedrigsten glykämischen Indizes aller Getreidearten. Sie enthält auch Beta-Glucan, den gleichen viskosen Ballaststoff wie Hafer. Einfach ausgedrückt: Gerste ist ein wenig bekanntes Superfood. Sie ist reich an Nährstoffen wie zum Beispiel:

- → Zink
- → Mangan
- → Selen
- → Calcium
- → Kalium
- → Magnesium
- → Folsäure
- → Vitamin B6
- → Eisen

Gerste kann Reis oder andere Körnerarten ersetzen. Sie ist üblicherweise in drei Formen erhältlich: geschälte Gerste, Topfgerste und Perlgerste.

- → Geschälte Gerste hat eine reiche und zähe Textur und enthält von allen drei Formen die meisten Ballaststoffe. Sie braucht jedoch am längsten zum Kochen und wird daher am besten verwendet, wenn mehr Zeit für die Zubereitung der Mahlzeit zur Verfügung steht.
- → Topfgerste wird am häufigsten in Suppen verwendet, um dem Gericht mehr Gewicht und Dicke zu verleihen.
- → Perlgerste ist die am häufigsten verwendete Gerstensorte und eignet sich gut als Reisersatz.

Gerste kann leicht in großen Chargen hergestellt und für die spätere Verwendung eingefroren werden.

Perlgraupen sind ein hervorragender Reisersatz.

Flohsamenschalen

Flohsamenschalen werden aus den Samen einer in Indien heimischen Pflanze namens *Plantago ovata* hergestellt. Sie sind eine extrem konzentrierte Quelle für viskose Ballaststoffe. Sie können allein oder als Zusatz in damit angereicherten Lebensmitteln gekauft werden. So sind Flohsamenschalen zum Beispiel einer der wichtigsten Inhaltsstoffe in Metamucil®, was zur Behandlung von Verstopfung eingesetzt wird. Flohsamen können in Pulver- und Schalenform produziert werden. Wenn Sie Flohsamen in Pulverform verwenden, nehmen Sie die Hälfte der Mengenangaben dieses Buches. Aufgrund seines hohen viskosen Ballaststoffanteils verdicken Flohsamenschalen jede Mischung, der sie zugesetzt werden. Als solches sind sie ein hervorragender Ei-Ersatz in Backprodukten. In kleinen Mengen zu Brotmischungen hinzugefügt, helfen sie das Brot zu säuern.

Falls Sie gemahlene Flohsamenschalen verwenden, nehmen Sie die Hälfte der in den Rezepten dieses Buches angegebenen Menge.

PFLANZLICHE PROTEINE

Hülsenfrüchte

Hülsenfrüchte wie Kichererbsen, Linsen, Kidneybohnen und Pintobohnen sind allesamt Quellen für Proteine und Ballaststoffe mit niedrigem glykämischen Index. Das bedeutet, dass sie für Personen geeignet sind, die an Diabetes leiden oder ein Diabetesrisiko haben. Sie haben einen hohen Gehalt an einer Vielzahl von Nährstoffen:

- → Eisen
- → Folsäure
- → Mangan
- → Kalium
- → Vitamin B6

Hülsenfrüchte sind eine gute Quelle für pflanzliches Eiweiß und außerdem sehr preiswert. Sie können Hülsenfrüchte getrocknet oder in Dosen kaufen. Beide Optionen sind gleichermaßen gute Quellen für Hülsenfrüchte, obwohl die getrocknete Variante möglicherweise etwas zusätzliche Planung erfordert. Zum Beispiel müssen getrocknete Kichererbsen und Kidneybohnen über Nacht eingeweicht werden. Getrocknete Linsen, schwarze Augenbohnen und Spalterbsen hingegen müssen nicht eingeweicht werden und benötigen je nach Rezept etwa 20 Minuten bis 1 Stunde für die Zubereitung. Wenn Sie Hülsenfrüchte in

Vermeiden Sie Blähungen, indem Sie Dosenbohnen vor Gebrauch spülen.

einer Dose kaufen, spülen Sie sie unbedingt gründlich ab, da die Flüssigkeit, in der sie sich befinden, Blähungen verursachen kann und einen hohen Salzgehalt aufweist.

Sojabohnen

Sojabohnen haben den höchsten Eiweißgehalt aller Gemüsearten. Sie haben einen niedrigen Gehalt an gesättigten Fettsäuren und einen hohen Gehalt an:

- → Eisen
- → Calcium
- → Magnesium
- → Kalium
- → Phosphor
- → Folsäure
- → einfach ungesättigte und mehrfach ungesättigte Fettsäuren

Sojabohnen kann man in Dosen, getrocknet oder gefroren finden. Denken Sie daran, Sojabohnen in Dosen vor Gebrauch abzuspülen, um Blähungen nach dem Verzehr zu vermeiden. Getrocknete Sojabohnen müssen über Nacht eingeweicht werden, können aber nach dem Kochen eingefroren und zu einem späteren Zeitpunkt gegessen werden. Um Zeit zu sparen, sollten Sie versuchen, in großen Chargen zu kochen. Frische Sojabohnen werden oft eingefroren und als „Edamame" verkauft. Zum Kochen müssen sie nur ein paar Minuten lang gekocht oder in der Mikrowelle erhitzt werden. Sie lassen sich leicht in Suppen oder Salaten für ein wenig zusätzliches Protein verwenden. Edamame eignet sich auch hervorragend als Snack und kann mit einer Prise Salz oder Gewürzen pur gegessen werden.

Schauen Sie nach Sojaprodukten mit 6 – 8 g Protein pro Portion.

Sojamilch

Sojamilch ist in vielen verschiedenen Geschmacksrichtungen erhältlich. Seien Sie sich bewusst, dass aromatisierte Sojamilch zusätzlichen Zucker und Kalorien enthält. Prüfen Sie vor dem Kauf den Proteingehalt Ihrer Sojamilch. Bevorzugen Sie Sojamilch, die 6 – 8 g Protein pro Portion enthält.

Sojajoghurt

Sojajoghurt wird aus Sojamilch hergestellt und enthält in der Regel aktive Bakterienkulturen, die denen in „normalem" Joghurt ähneln. Er kann in Naturkostläden oder in der Gesundheitsabteilung größerer Lebensmittelgeschäfte gekauft werden. Prüfen Sie den Proteingehalt und suchen Sie nach Marken mit 7 g oder mehr pro Portion.

Soja-Fleischanaloga

Viele Fleischalternativen auf Sojabasis sind in den Kühlabteilungen von Reformhäusern oder in der Reformabteilung von Lebensmittelgeschäften erhältlich. Diese Ersatzstoffe reichen von „Hühnchen"-Angeboten bis hin zu „Rindfleisch", Soja-Burger, Soja-Würstchen und Soja-Geschnetzeltem. Wählen Sie Sojaprodukte mit 6–8 g Protein pro Portion.

Sojamayonnaise

Sojamayonnaise ist eine hervorragende Alternative zu „normaler" Mayonnaise. Sie wird entweder aus Seidentofu oder Sojamilch anstelle von Eigelb hergestellt. Da sie keine Eier enthält und vollständig auf pflanzlicher Basis hergestellt wird, enthält sie kein Cholesterin. Sojamayonnaise finden Sie in Reformhäusern oder in der Reformkostabteilung größerer Lebensmittelgeschäfte.

Texturiertes pflanzliches Protein

Texturiertes pflanzliches Protein (TVP) enthält kleine Soja-Nuggets, die aus Sojamehl hergestellt werden. Sie können in Lebensmitteln wie Suppen, Aufläufen oder Eintöpfen verwendet werden. TVP ist eine gängige Zutat in Soja-Burgern, vegetarischen Chicken Nuggets und anderem Fleischanaloga. Sie sind in Reformhäusern oder in der Reformkostabteilung von Lebensmittelgeschäften zu finden.

Tofu

Tofu wird aus Sojabohnen hergestellt und ist in vielen verschiedenen Formen und Geschmacksrichtungen erhältlich. Extra fester Tofu enthält das meiste Sojaprotein, die aktive Komponente, die nachweislich den Cholesterinspiegel senkt. Extra fester und fester Tofu passen gut zu Gerichten wie Suppen oder Pfannengerichten. Seidiger und weicher Tofu ist am besten geeignet, wenn eine cremige Konsistenz erwünscht ist. So kann Seidentofu gut für Smoothies oder Desserts eingesetzt werden. Mittelfester Tofu kann in Gerichten verwendet werden, die eine eierähnliche Textur erfordern, wie z. B. Tofu-Rührei.

PFLANZENSTERINE

Pflanzensterine sind natürlich vorkommende Verbindungen, die in bestimmten Getreidesorten, Obst und Gemüse vorkommen. Sie werden Lebensmitteln wie Margarine und Saft zugesetzt, da sie die kardiovaskuläre Gesundheit verbessern können. Eine häufig anzutreffende, mit Pflanzensterinen angereicherte Margarine ist Becel ProActiv®. Wenn Sie keine Pflanzensterin-Margarine finden, kann sie durch Nahrungsergänzungsmittel oder mit Pflanzensterinen angereicherte Säfte ersetzt werden. Vegan Becel™ kann zum Backen verwendet werden, Raps- und Sonnenblumenöl mit hohem Ölsäuregehalt zum Kochen und Olivenöl für z. B. Salate. Diese Öle sind alle reich an einfach ungesättigten Fettsäuren und enthalten einige Pflanzensterine. Diese Ersatzstoffe enthalten jedoch eine geringere Menge an Pflanzensterinen als angereicherte Lebensmittel. Daher wird es schwieriger sein, Ihr Tagesziel für die Aufnahme von Pflanzensterinen zu erreichen. Wenn möglich sollten Sie versuchen, angereicherte Lebensmittel wie Margarine, Säfte oder Nahrungsergänzungsmittel zu sich zu nehmen.

TIPPS, DIE PORTFOLIO-DIÄT EINZUHALTEN

Abbildung 4.1 weist auf einige allgemeine Regeln hin, die Ihnen helfen sollen, bei der Portfolio-Diät auf Kurs zu bleiben. Wie oben erwähnt, kann es eine Herausforderung sein, eine neue Diät zu beginnen, und eine Diät mit unbekannten Nahrungsmitteln noch mehr. Die Tipps in Abbildung 4.1 sollen Ihnen ein Gefühl dafür vermitteln, wie Sie Ihre Mahlzeiten über den Tag verteilt planen können, damit Sie Ihr Ziel für jede Portfolio-Nahrungsmittelgruppe erreichen können. Sie beziehen sich sowohl auf alltägliche Aktivitäten als auch auf Ideen, wie Sie vorausschauend planen können. In diesem Sinne befindet sich am Ende des Kapitels ein dreitägiger Essensleitfaden

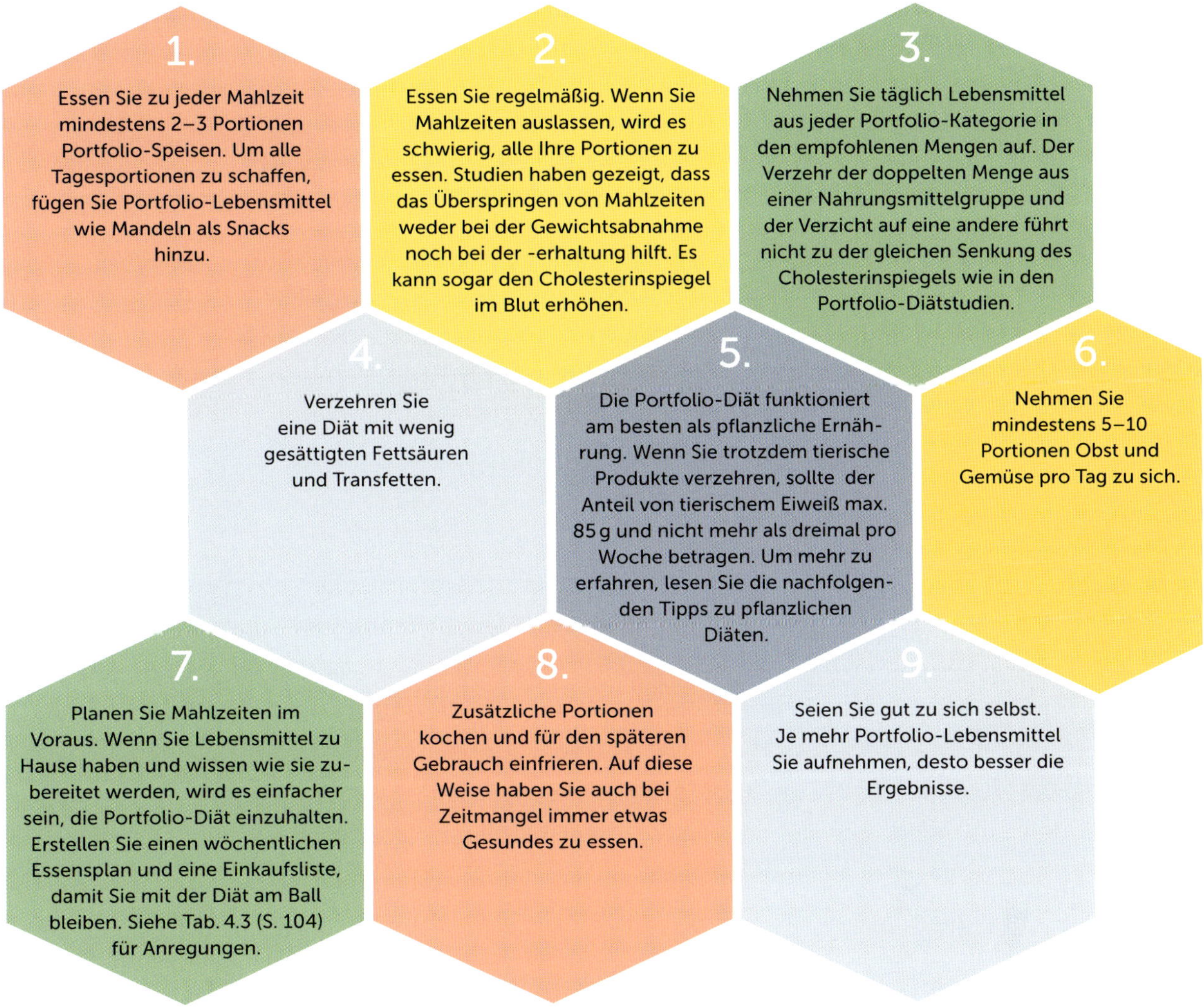

1.

Essen Sie zu jeder Mahlzeit mindestens 2–3 Portionen Portfolio-Speisen. Um alle Tagesportionen zu schaffen, fügen Sie Portfolio-Lebensmittel wie Mandeln als Snacks hinzu.

2.

Essen Sie regelmäßig. Wenn Sie Mahlzeiten auslassen, wird es schwierig, alle Ihre Portionen zu essen. Studien haben gezeigt, dass das Überspringen von Mahlzeiten weder bei der Gewichtsabnahme noch bei der -erhaltung hilft. Es kann sogar den Cholesterinspiegel im Blut erhöhen.

3.

Nehmen Sie täglich Lebensmittel aus jeder Portfolio-Kategorie in den empfohlenen Mengen auf. Der Verzehr der doppelten Menge aus einer Nahrungsmittelgruppe und der Verzicht auf eine andere führt nicht zu der gleichen Senkung des Cholesterinspiegels wie in den Portfolio-Diätstudien.

4.

Verzehren Sie eine Diät mit wenig gesättigten Fettsäuren und Transfetten.

5.

Die Portfolio-Diät funktioniert am besten als pflanzliche Ernährung. Wenn Sie trotzdem tierische Produkte verzehren, sollte der Anteil von tierischem Eiweiß max. 85 g und nicht mehr als dreimal pro Woche betragen. Um mehr zu erfahren, lesen Sie die nachfolgenden Tipps zu pflanzlichen Diäten.

6.

Nehmen Sie mindestens 5–10 Portionen Obst und Gemüse pro Tag zu sich.

7.

Planen Sie Mahlzeiten im Voraus. Wenn Sie Lebensmittel zu Hause haben und wissen wie sie zubereitet werden, wird es einfacher sein, die Portfolio-Diät einzuhalten. Erstellen Sie einen wöchentlichen Essensplan und eine Einkaufsliste, damit Sie mit der Diät am Ball bleiben. Siehe Tab. 4.3 (S. 104) für Anregungen.

8.

Zusätzliche Portionen kochen und für den späteren Gebrauch einfrieren. Auf diese Weise haben Sie auch bei Zeitmangel immer etwas Gesundes zu essen.

9.

Seien Sie gut zu sich selbst. Je mehr Portfolio-Lebensmittel Sie aufnehmen, desto besser die Ergebnisse.

Abbildung 4.1 Tipps zur Einhaltung der Portfolio-Diät

(Tabelle 4.3 auf S. 104). Der Leitfaden soll Ihnen ein Gefühl dafür vermitteln, wie Sie Ihre Mahlzeiten und Snacks strukturieren können. Er kann auch hilfreich sein, wenn Sie mit der Ernährung beginnen. Denken Sie daran: Auch wenn es anfangs kompliziert sein mag, Sie werden die Mahlzeiten in kürzester Zeit planen können.

TIPPS, EINE PFLANZENBASIERTE DIÄT EINZUHALTEN

Eine Ernährung auf pflanzlicher Basis ist eine Ernährung, die keine tierischen Produkte enthält. Zu den tierischen Produkten gehören Eier, Fisch, Fleisch wie Huhn, Rind und Schwein sowie Milchprodukte wie Käse, Milch und Butter. Bei der Einführung einer pflanzlichen Ernährung gibt es zwei Hauptanliegen, die Einzelpersonen oft haben. Die erste betrifft die Frage, wie die zuvor erwähnten tierischen Produkte ersetzt werden können. Die zweite betrifft die Frage, wie ein Mangel vermieden werden kann, insbesondere bei Eiweiß, Vitamin B12 und Eisen. Wie oben diskutiert, können Milch- und Fleischprodukte leicht durch Alternativen auf Sojabasis ersetzt werden. Eier können ebenfalls ersetzt werden.

Tipp: Essensreste vom Abendessen machen am nächsten Tag ein schnelles und einfaches Mittagessen.

Eier – Es gibt viele im Handel erhältliche Ei-Ersatzstoffe, die in den meisten Lebensmittelgeschäften als Pulver im Backregal oder gekühlt in der Eierabteilung zu finden sind. Zum Backen finden Sie im Laden gekaufte Sorten in den Gesundheitsabteilungen vieler Lebensmittelgeschäfte, aber Sie können auch leicht Ihre eigenen herstellen. Ei-Ersatzpräparate haben den zusätzlichen Vorteil, dass sie die Cholesterinaufnahme minimieren.

Ersatz für 1 Ei =

- → 1 Esslöffel Flohsamen, Chia oder Flachs gemischt mit 3 Esslöffeln Wasser.
- → 60–80 g pürierte Banane, Apfelmus oder Seidentofu; experimentieren Sie mit verschiedenen Mengen und finden Sie die für Sie geeignete heraus.
- → Besonders bei Kuchen führt das Mischen von 1 Teelöffel Apfelessig mit 2 Teelöffeln Backpulver zu einer luftig-leichten Textur, wie man sie normalerweise in Eiern findet.

Eiweiß – Eiweißmangel ist in den entwickelten Ländern sehr selten und eine abwechslungsreiche Ernährung wird für die meisten Menschen ausreichen, um das benötigte Eiweiß zu erhalten. Die Phrase „Eine vollständige Proteinquelle" wird im Gespräch über pflanzliche Lebensmittel oft umhergeworfen. Proteine bestehen aus Bausteinen, die Aminosäuren genannt werden. Einige dieser Aminosäuren können im menschlichen Körper hergestellt werden, während andere aus der Nahrung gewonnen werden müssen. Der Mensch hat neun essentielle Aminosäuren, die aus der Nahrung gewonnen werden müssen. Fleisch und andere tierische Produkte enthalten alle neun essentiellen Aminosäuren, was sie zu einer so genannten „vollständigen Proteinquelle" macht. Vollständige Proteinquellen sind jedoch auch in einigen pflanzlichen Lebensmitteln wie Sojabohnen oder Quinoa vorhanden. Es ist auch wichtig zu beachten, dass es nicht notwendig ist, dass ein einzelnes Lebensmittel eine vollständige Proteinquelle enthält. Lebensmittel können kombiniert werden, um vollständige Proteinquellen zu schaffen. Zum Beispiel haben Hülsenfrüchte und Getreide komplementäre Aminosäuren. Wenn sie in einer einzigen Mahlzeit kombiniert oder am selben Tag gegessen werden, liefern sie alle 9 essentiellen Aminosäuren und bilden eine vollständige Proteinquelle.

Zu pflanzlichen Lebensmitteln mit hohem Proteingehalt gehören:

- → Tofu (8 g je 100 g)
- → Tempeh (19 g je 100 g)
- → Linsen (9 g je 100 g)
- → Erdnüsse (26 g je 100 g)
- → Brokkoli roh (3,5 g je 100 g; gegart etwas weniger)

Eisen – Eisen ist ein wichtiger Nährstoff und spielt die entscheidende Rolle beim Transport von Sauerstoff von der Lunge zu anderen Gewebeteilen des Körpers. Im Gegensatz zu Nahrungsmitteln tierischer Herkunft enthalten pflanzliche Nahrungsmittel von Natur aus kein so genanntes Häm-Eisen. Häm-Eisen aus Hämoglobin im Tierblut wird vom Körper viel besser aufgenommen als nicht-hämisches Eisen, das in pflanzlichen Lebensmitteln vorkommt. Dieser Unterschied in der Absorption bedeutet, dass Sie mehr Nicht-Häm-Eisen als Häm-Eisen zu sich nehmen müssen, um den gleichen Eisengehalt in Ihrem Blutkreislauf zu erreichen. Aus diesem Grund machen sich Menschen oft Sorgen, ob sie mit einer pflanzlichen Ernährung genügend Eisen aufnehmen können. Die hohe Absorptionsrate von Häm-Eisen ist jedoch konträr betrachtet möglicherweise nicht so gut, da Eisen pro-oxidative Wirkungen hat und zu Gewebeschäden, Entzündungen sowie einem erhöhten Risiko für Herz-Kreislauf-Erkrankungen führen kann [1]. Eine abwechslungsreiche Ernährung wird für die meisten Menschen ausreichen, um die benötigte Eisenzufuhr zu erhalten.

Zu den pflanzlichen Nahrungsmitteln mit hohem Eisengehalt gehören:

→ Dunkelgrüne Salate wie Spinat und Grünkohl
→ Hülsenfrüchte, Sojabohnen und Linsen
→ Nüsse/Samen, Mandel- und Kürbiskerne

Vitamin B12 – Wenn Sie eine pflanzliche Ernährung befolgen, wäre es sinnvoll, wenn Ihr Arzt Ihre B12-Werte jährlich prüft. Von Mikroben produzierte B12-Nahrungsergänzungsmittel sind leicht erhältlich und können bei Bedarf zur Erhöhung des B12-Spiegels verwendet werden.

Während die pflanzliche Ernährung in letzter Zeit im Westen immer mehr Aufmerksamkeit erregt, ist dieses Essverhalten keineswegs ein neues Konzept. Die pflanzliche Ernährung wird traditionell seit über 500 Jahren von Gruppen wie Buddhisten und Jains konsumiert. Die pflanzliche Ernährung hat zahlreiche Vorteile für die Gesundheit, darunter die Verringerung chronischer Krankheiten wie Diabetes, Krebs und Herzkrankheiten, die in Kapitel 6 (S. 219) weiter erörtert werden. Auf den ersten Blick kann eine Ernährung auf pflanzlicher Basis einschränkend und kompliziert erscheinen. Durch Versuche und Experimente kann die pflanzliche Ernährung jedoch mit Kombinationen von Obst, Gemüse, Samen, Nüssen, Sojaprodukten, Getreide, Vollkorngetreide und Hülsenfrüchten einen neuen Geschmackshorizont bieten.

1
Verzehren Sie 5 oder mehr Portionen Obst und Gemüse pro Tag. Eine Portion besteht aus einer halben Tasse Obst oder Gemüse oder einer kleinen bis mittelgroßen Frucht. Bei dunklem Blattgrün entspricht eine Portion einer vollen Tasse. Im Allgemeinen gilt: Je dunkler die Farbe einer Frucht oder Gemüsesorte ist, desto mehr Vitamine und Mineralien enthält sie.
2
Vielfalt ist der Schlüssel. Nehmen Sie zu jeder Mahlzeit Portionen aus mindestens drei verschiedenen Nahrungsmittelgruppen zu sich. Zu den Lebensmittelgruppen gehören Brot und Getreide, proteinreiche Lebensmittel wie Soja, Nüsse und Hülsenfrüchte, Obst und Gemüse sowie Milchalternativen.
3
Nehmen Sie zu jeder Mahlzeit eine Portion Eiweiß zu sich. Der Verzehr von Eiweiß aus einer Vielzahl verschiedener Quellen über den Tag verteilt stellt sicher, dass Sie genügend Eiweiß und essentielle Aminosäuren zu sich nehmen. Gute Proteinquellen sind Sojaprodukte, Nüsse, Samen, Vollkorngetreide und Hülsenfrüchte.
4
Zur Erhaltung starker Knochen gehören 6–8 Portionen calciumreicher Nahrungsmittel pro Tag. Eine Portion entspricht 100–150 mg Calcium. 120 ml angereicherte Sojamilch, 113 g angereicherter Tofu, 100 g grünes Blattgemüse, 120 g Hülsenfrüchte und 4–6 Esslöffel Mandeln machen jeweils eine Portion Calcium aus. Durch 10 bis 15 min. direkte Sonneneinstrahlung oder eine Ergänzung durch angereicherte Lebensmittel wie Sojamilch sichern Sie Ihre tägliche Dosis Vitamin D.
5
Versuchen Sie es mit pflanzlichen Quellen für Omega-3-Fettsäuren. Fisch ist nicht die einzige Nahrungsquelle für Omega-3-Fettsäuren. Die drei Arten von Omega-3-Fettsäuren – Alpha-Linolsäure (AHA), Docosahexaensäure (DHA) und Eicosapentaensäure (EPA) – sind alle in pflanzlichen Quellen zu finden. Lachsöl ist eines der reichhaltigsten Quellen von AHA, und Algenöl enthält DHA und EPA.
6
Pflanzenfette in Maßen konsumieren. Sogar Pflanzenfette erfordern Mäßigung. Obwohl sie eine gesündere Wahl sind als die gesättigten Fette in tierischen Lebensmitteln, macht zu viel von einer guten Sache sie nicht besser. Aufgrund der Energiedichte dieser Nahrungsmittel ist Mäßigung der Schlüssel zur Verhinderung von Gewichtszunahme. Gute Quellen für pflanzliche Fette sind Nüsse, Samen, Avocados, pflanzliche Öle (aus z. B. Flachs, Olivenöl, Raps, Sonnenblumen usw.), Sojakäse und Margarine.
7
Vermeiden Sie es zu frittieren. Versuchen Sie, Ihre Mahlzeiten durch Dämpfen, Dünsten oder Kochen zuzubereiten. Frittieren fügt Ihrem Essen viele Transfette hinzu, die nicht herzfreundlich sind. Fügen Sie gekochten Lebensmitteln herzgesunde pflanzliche Fette und Öle hinzu, wie z. B. Olivenöl auf gedünstetes Gemüse.
8
Bleiben Sie so viel wie möglich bei unraffinierten, ballaststoffreichen Vollkornprodukten und vermeiden Sie gesüßte sowie verarbeitete Lebensmittel. Versuchen Sie, Brote mit mehr als 2 g Ballaststoffen pro Portion zu finden. Lebensmittel wie Gerste, Bulgur, Vollkornnudeln, Couscous, Buchweizen und Vollkorn-Frühstückscerealien wie Haferflocken und Müsli sind ebenfalls gute ballaststoffreiche Optionen, um Ihr tägliches Ziel von mindestens 25–30 g Ballaststoffen zu erreichen.
9
Verzehren Sie Vitamin B12 aus angereicherten Lebensmitteln. Dazu gehören Lebensmittel wie Sojamilch und viele Fleischanaloga. Vitamin B12 kann auch in Form einer Nahrungsergänzung eingenommen werden.

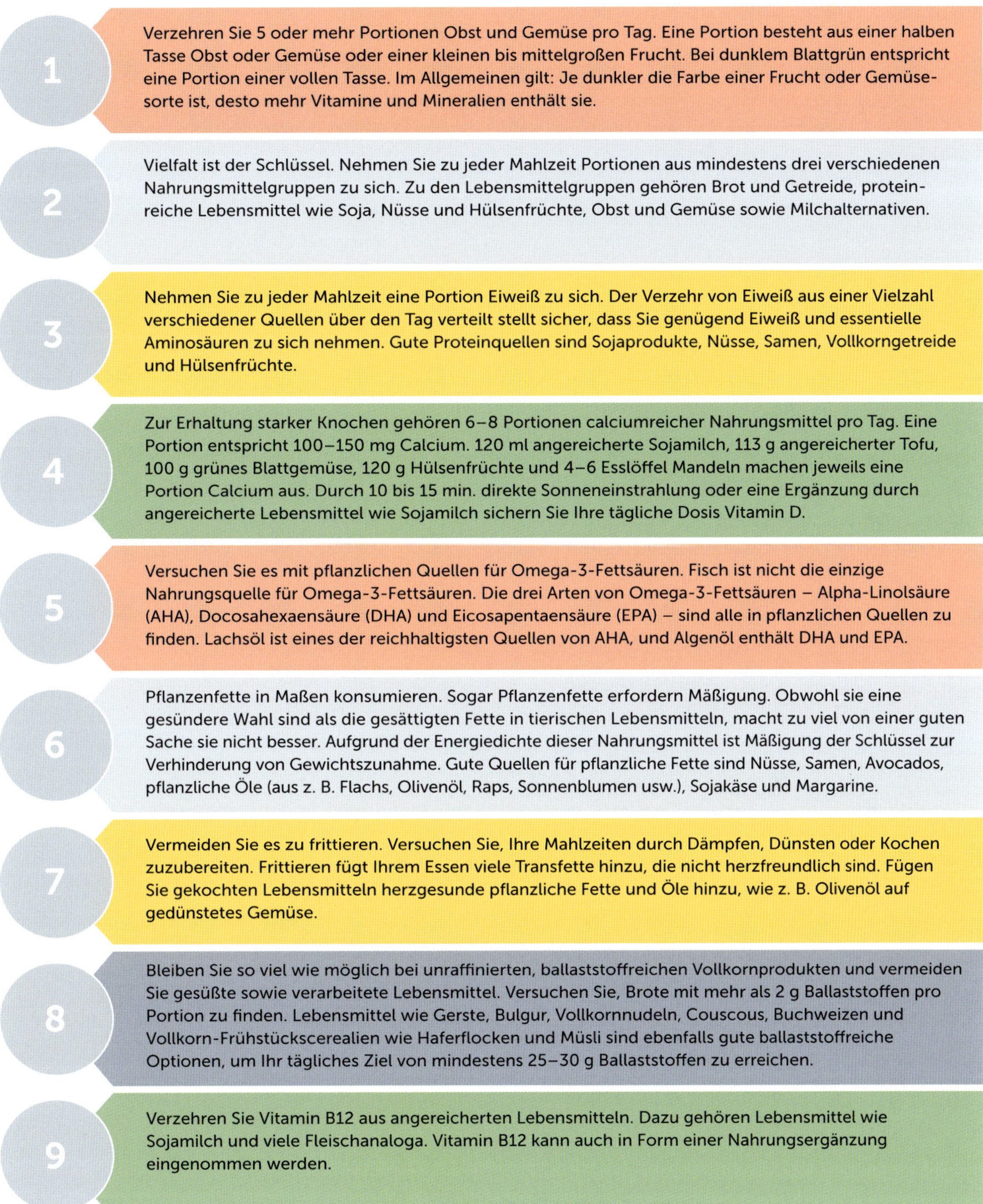

Abbildung 4.2 Tipps für den Verzehr einer pflanzlichen Ernährung

Tabelle 4.3 Drei-Tage-Diätplan: Liefert 2.000 kcal, 40 g Soja-Protein, 20 g Ballaststoffe, 20 g Nüsse und 2 g Pflanzensterine

	TAG 1	ZEITSPARENDE VARIANTEN
Frühstück	Overnight Müsli ½ Glas Orangensaft mit einem Teelöffel Flohsamenschalen *Optional: Tee oder Kaffee mit Sojamilch*	Haferkleie ½ Glas Orangensaft mit einem Teelöffel Flohsamenschalen *Optional: Tee oder Kaffee mit Sojamilch*
Snack	3 Tassen Erdbeeren	
Mittagessen	„Eier"-Salat mit Rucola 2 Scheiben Hafer-Flohsamen-Brot	
Snack	1 Tasse Sojamilch ½ Tasse Karotten	
Abendbrot	Tofu-Pfanne ½ Tasse gekochte Gerste mit ½ Teelöffel Pflanzensterin-Margarine	
Snack/ Nachtisch	Apfelkuchen mit Nussmischung 1 Tasse Sojamilch	½ Tasse Nussmischung 1 Tasse Sojamilch

	TAG 2	ZEITSPARENDE VARIANTEN	
Frühstück	Erdnussbutter-Smoothie *Optional: Tee oder Kaffee mit Sojamilch*	2 Scheiben Hafer-Flohsamen-Brot oder Vollkorntoast mit 1 ½ Teelöffeln Erdnussbutter und 1 Teelöffel Pflanzensterin-Margarine *Optional: Tee oder Kaffee mit Sojamilch*	Übriges Overnight-Müsli von Tag 1 und eine Tasse Sojamilch *Optional: Tee oder Kaffee mit Sojamilch*
Snack	1 Hafer-Muffin ½ Teelöffel Pflanzensterin-Margarine ½ Tasse Sojamilch	Eine Handvoll Nüsse Haferkleie	
Mittagessen	3 Tassen Erdbeeren Miso-Suppe mit 1 Tasse Konjak-Nudeln	1 Tasse Edamame 1 Tasse Konjak-Nudeln 1 Teelöffel Sojasoße	Übrige Tofu-Pfanne

Snack	¾ Tasse Edamame	
Abendbrot	Ratatouille mit ½ Tasse Gerste und ½ Teelöffel Pflanzensterin-Margarine	Aubergine aus dem Schnellkochtopf mit Zucchini serviert mit Zitrone und Olivenöl ½ Tasse Gerste mit ½ Teelöffel Pflanzensterin-Margarine
Snack/ Nachtisch	1 Tasse Sojamilch ½ Tasse Erdbeeren Mandelcookies	1 Tasse Sojamilch Eine kleine Handvoll Nüsse

	TAG 3	ZEITSPARENDE VARIANTEN	
Frühstück	Haferpfannkuchen 1 Tasse Erdbeeren 2 Teelöffel Pflanzensterin-Margarine ½ Glas Orangensaft mit ½ Teelöffel Flohsamenschalen *Optional: Tee oder Kaffee mit Sojamilch*	Erdbeer-Smoothie 2 Scheiben Hafer-Flohsamen-Brot 2 Teelöffel Phytosterin-Margarine *Optional: Tee oder Kaffee mit Sojamilch*	Übrige Hafer-Muffins von Tag 2 2 Teelöffel Pflanzensterin-Margarine ½ Glas Orangensaft mit ½ Teelöffel Flohsamenschalen *Optional: Tee oder Kaffee mit Sojamilch*
Snack	1 Glas Sojamilch		
Mittagessen	Brokkoli-Mandel-Suppe 1 Scheibe Hafer-Flohsamen-Brot 1 Teelöffel Pflanzensterin-Margarine Tabbouleh	½ Tasse Nussmischung Hummus auf Hafer-Flohsamen-Brot 1 Glas Sojamilch	
Snack	Baba Ganoush mit Rohkost zum Stippen 1 Tasse Blaubeeren	1 Glas Orangensaft mit 1 Teelöffel Flohsamenschalen 1 Birne	
Abendbrot	Okra Dahl mit ½ Tasse Gerste		
Snack/ Nachtisch	Flan mit Beeren 1 Glas Sojamilch mit 2 Teelöffeln Flohsamenschalen	1 ½ Tassen Sojamilch mit 2 Teelöffeln Flohsamenschalen und Ingwer-Fuyu-Kaki	

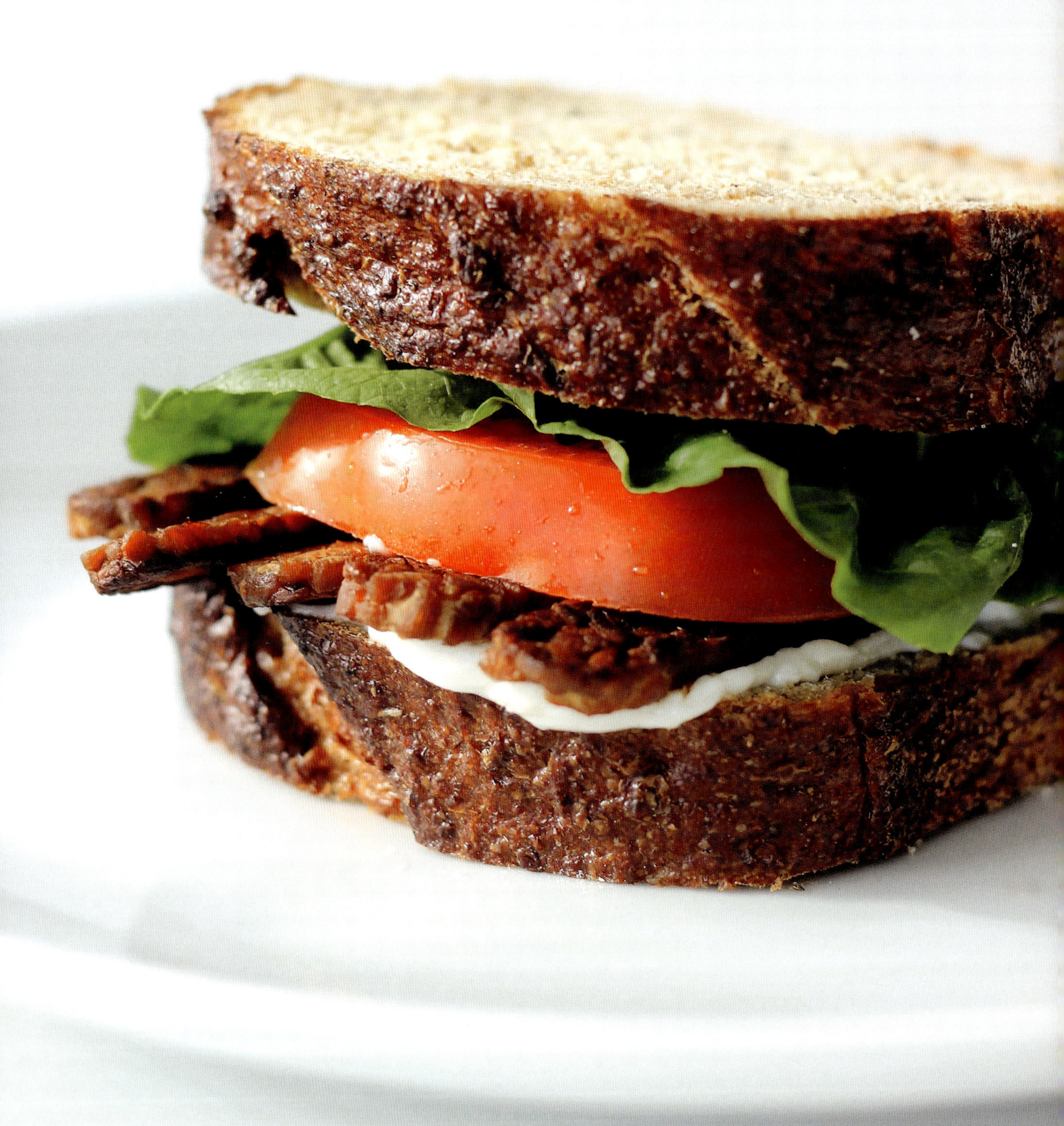

KAPITEL 5:

REZEPTE

DAS FOLGENDE KAPITEL besteht aus den für dieses Buch entwickelten und in den ersten Studien verwendeten Portfolio-Diätrezepten. Die ursprünglichen Portfolio-Diätrezepte wurden von Caroline Brydson und ihrem Team entwickelt. Diese Rezepte, die in den ursprünglichen Studien verwendet wurden, wurden an Patienten ausgegeben, um die Aufnahme von Portfolio-Lebensmitteln in die Diät zu erleichtern und trugen auf diese Weise zu den beobachteten Ergebnissen bei. Zur Unterscheidung der Originalrezepte der Portfolio-Diät werden sie auf jeder Seite gekennzeichnet. Einige der Originalrezepte wurden an die aktuellen Empfehlungen und den Stil dieses Buches angepasst, in den meisten Fällen blieben sie jedoch unverändert. Wie eingangs unter „Tipps und Tricks" erwähnt, sollten Sie versuchen, diätetische Portfolio-Lebensmittel, insbesondere solche mit hohem Gehalt an Ballaststoffen, langsam in die Ernährung aufzunehmen. Wenn Sie diese Lebensmittel allmählich in Ihre Ernährung einführen, gibt das Ihrem Körper die Chance sich anzupassen und etwaige Beschwerden, die Sie durch die Umstellung erfahren, zu verringern. Dies könnte z. B. bedeuten,

Versuchen Sie, diätetische Portfolio-Lebensmittel, insbesondere solche mit hohem Gehalt an Ballaststoffen, langsam in die Ernährung aufzunehmen.

mit dem Ziel anzufangen, ein Viertel der empfohlenen Menge an Ballaststoffen zu sich zu nehmen. Nahrungsmittel wie Flohsamenschalen können in diesen Rezepten leicht reduziert werden, um dies zu erreichen. Scheuen Sie sich nicht mit den Mengen zu experimentieren und denken Sie daran, dass selbst kleine Mengen von Bestandteilen des Ernährungsportfolios positive Gesundheitseffekte erzielen können. Wenn Sie diese Rezepte in Ihre Ernährung aufnehmen, wird Ihnen der Übergang zur Portfolio-Diät hoffentlich leichtfallen und Ihnen als Inspiration für Ihre eigene Ernährung dienen können.

FRÜHSTÜCK

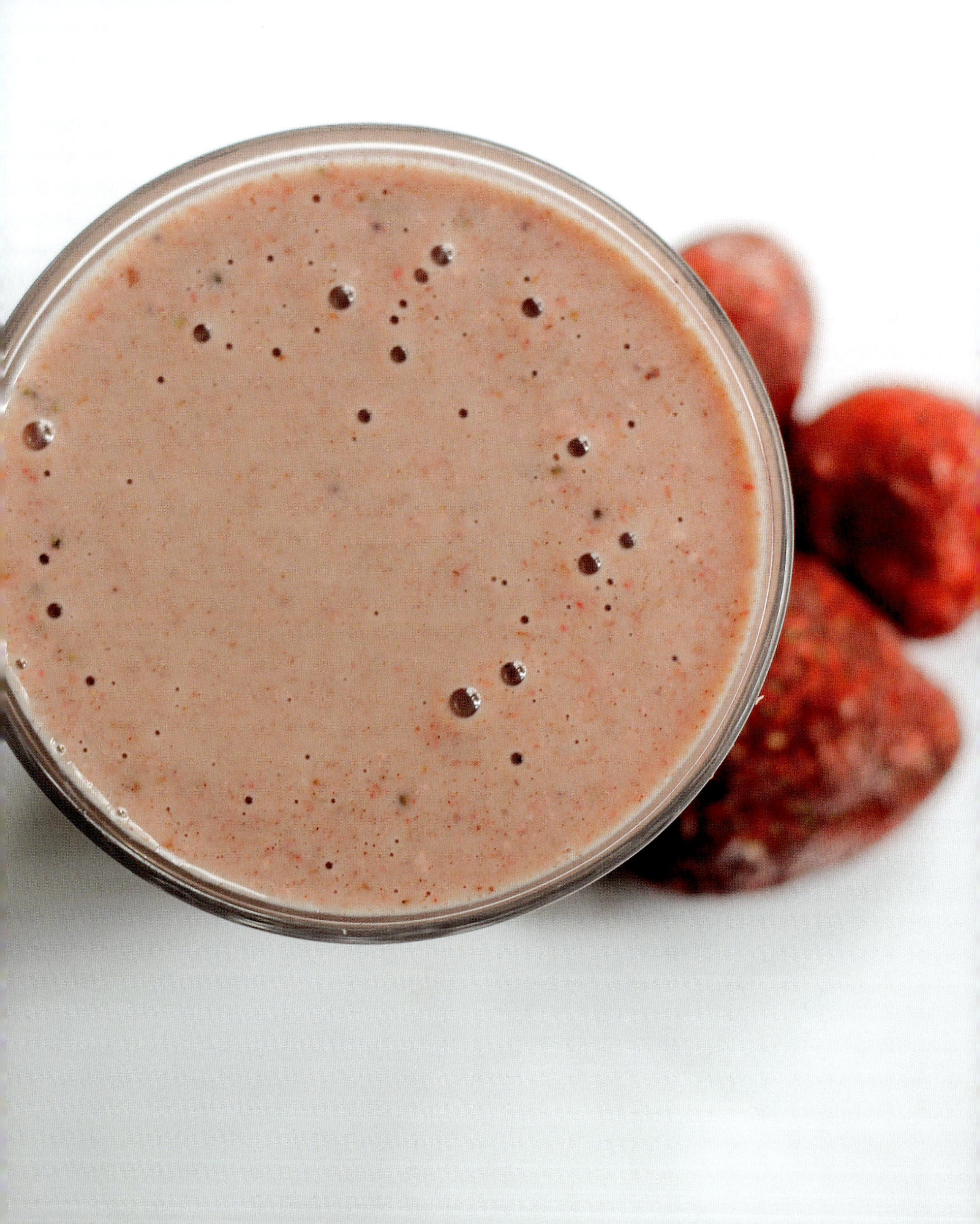

SMOOTHIES

TIPP Versuchen Sie, Ihrem Lieblings-Smoothie Flohsamen, Haferkleie, Sojamilch und/oder Erdnussbutter hinzuzufügen.

ERDBEER-KEKS-SMOOTHIE

(ORIGINAL: STRAWBERRY SHORTCAKE SMOOTHIE)

Portionen: 2 | Zeit: 5 min.

ZUTATEN

300 g gefrorene Erdbeeren
25 g Haferkleie
2 große Datteln (Medjool bevorzugt)
2 Teelöffel Vanille-Extrakt
2 Esslöffel Flohsamenschalen
425 ml Sojamilch

ZUBEREITUNG

In einem großen Mixer Erdbeeren, Haferkleie, Datteln, Vanille und Flohsamen mischen, bis eine glatte Mischung entsteht. Dann langsam Sojamilch hinzufügen, bis die gewünschte Konsistenz erreicht ist.

NÄHRWERTE

pro Portion: 300 kcal

Proteine	9,7 g	**Fette**	4,3 g
Kohlenhydrate	56,7 g	• davon gesättigt	0,5 g
Ballaststoffe	13,0 g	• davon einfach ungesättigt	1,2 g
• davon viskose Ballaststoffe	6,5 g	• davon mehrfach ungesättigt	2,3 g

GRÜNER MANGO-SMOOTHIE

Portionen: 2 | Zeit: 5 min.

ZUTATEN

375 g gefrorene Mango
½ Avocado
40 g frischer Spinat (etwa 2 Handvoll Spinat)
2 große Datteln (Medjool bevorzugt)
2 Esslöffel Flohsamenschalen
375 ml Sojamilch

ZUBEREITUNG

In einem großen Mixer Mango, Avocado, Spinat, Datteln und Flohsamen mischen und langsam Sojamilch hinzugeben, bis die gewünschte Konsistenz erreicht ist.

NÄHRWERTE

pro Portion: 375 kcal

Proteine	7,0 g	**Fette**	10,6 g
Kohlenhydrate	69,0 g	• davon gesättigt	1,5 g
Ballaststoffe	15,9 g	• davon einfach ungesättigt	5,7 g
• davon viskose Ballaststoffe	6,0 g	• davon mehrfach ungesättigt	2,8 g

ERDNUSSBUTTER-SMOOTHIE

Portionen: 2 | Zeit: 5 min.

ZUTATEN

35 g Erdnussbutter oder ungesüßte Nussbutter
1 Banane (gefroren oder frisch)
½ Teelöffel Zimt
2 Esslöffel Flohsamen
360 ml Sojamilch

ZUBEREITUNG

Erdnussbutter, Banane, Zimt und Flohsamen in einem großen Mixer mischen, bis eine glatte Mischung entsteht. Dann langsam Sojamilch hinzufügen, bis die gewünschte Konsistenz erreicht ist.

NÄHRWERTE

pro Portion: 262 kcal und 20 g Nüsse

Proteine	10,2 g	**Fette**	14,6 g
Kohlenhydrate	24,0 g	• davon gesättigt	1,9 g
Ballaststoffe	6,0 g	• davon einfach ungesättigt	0,8 g
• davon viskose Ballaststoffe	2,5 g	• davon mehrfach ungesättigt	1,6 g

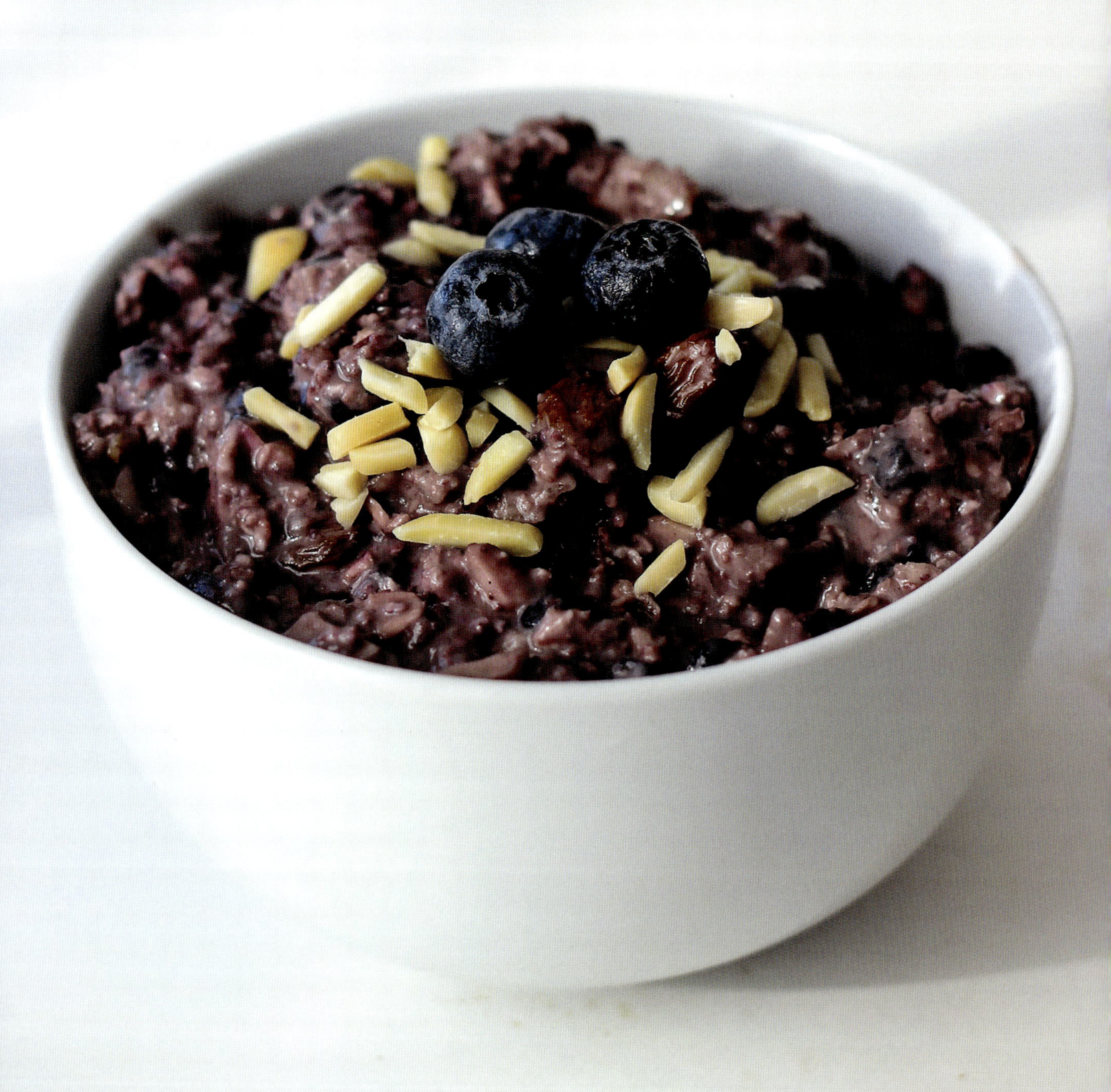

OVERNIGHT-MÜSLI

Portionen: 5 | Zeit: 10 min., über Nacht ruhen lassen

TIPP Die Reste bis zu 3 Tage im Kühlschrank aufbewahren. Einfach in einer Schüssel mit etwas Sojamilch auffrischen und genießen.

ZUTATEN

80 g Apfel, gerieben
155 g Heidelbeeren (gefroren)
35 g Mandelsplitter
55 g Rosinen
45 g Haferkleie
50 g Haferflocken
1 Esslöffel brauner Zucker
2 Esslöffel Flohsamenschalen
850 ml Sojamilch

ZUBEREITUNG

1. Mischen Sie Apfel, Heidelbeeren, Mandeln, Rosinen, Haferkleie, Haferflocken, braunen Zucker, Flohsamenschalen und Sojamilch in einer großen Schüssel.
2. Die Schüssel zugedeckt in den Kühlschrank stellen und sie über Nacht ruhen lassen.
3. Zusätzliche Sojamilch hinzufügen, bis die gewünschte Konsistenz erreicht ist.

NÄHRWERTE

pro Portion: 315 kcal und 6 g Nüsse

Proteine	12,5 g	**Fette**	8,0 g
Kohlenhydrate	51,3 g	• davon gesättigt	0,9 g
Ballaststoffe	10,0 g	• davon einfach ungesättigt	3,6 g
• davon viskose Ballaststoffe	3,5 g	• davon mehrfach ungesättigt	3,1 g

HAFERKLEIE-BREI

Portionen: 1 | Zeit: 5 min.

TIPP Probieren Sie in den heißen Sommermonaten kalte Sojamilch für ein erfrischendes und schnelles Frühstück.

ZUTATEN

375 ml Sojamilch
35 g Haferkleie
2 Teelöffel Flohsamenschalen

ZUBEREITUNG

1. Sojamilch in einem kleinen Topf unter regelmäßigem Rühren zum Kochen bringen.
2. Haferkleie und Flohsamen untermischen und dann vom Herd nehmen.

NÄHRWERTE

pro Portion: 306 kcal

Proteine	22,5 g	**Fette**	10,8 g
Kohlenhydrate	56,6 g	• davon gesättigt	1,7 g
Ballaststoffe	15,6 g	• davon einfach ungesättigt	3,1 g
• davon viskose Ballaststoffe	6,7 g	• davon mehrfach ungesättigt	5,6 g

VORSCHLÄGE ZUR GARNIERUNG

Himbeer-Minze
35 g Himbeeren
2–3 Zweige Minze
1 Esslöffel Kakao (oder dunkle Schokoladenstückchen)

Mandeln und brauner Zucker
1 Esslöffel gemahlene Mandeln, geröstet
1 Esslöffel brauner Zucker
1 Esslöffel große Haferflocken (optional für die Textur)

Haselnuss-Ahorn
1 Esslöffel grob gehackte Haselnüsse
1 Esslöffel Ahornsirup

Mandelbutter-Marmelade
1 Esslöffel Mandelbutter
½ Esslöffel Erdbeermarmelade

Zimt-Birne
180 g Birne, gewürfelt
1 Teelöffel Zimt
2 Esslöffel Kürbiskerne

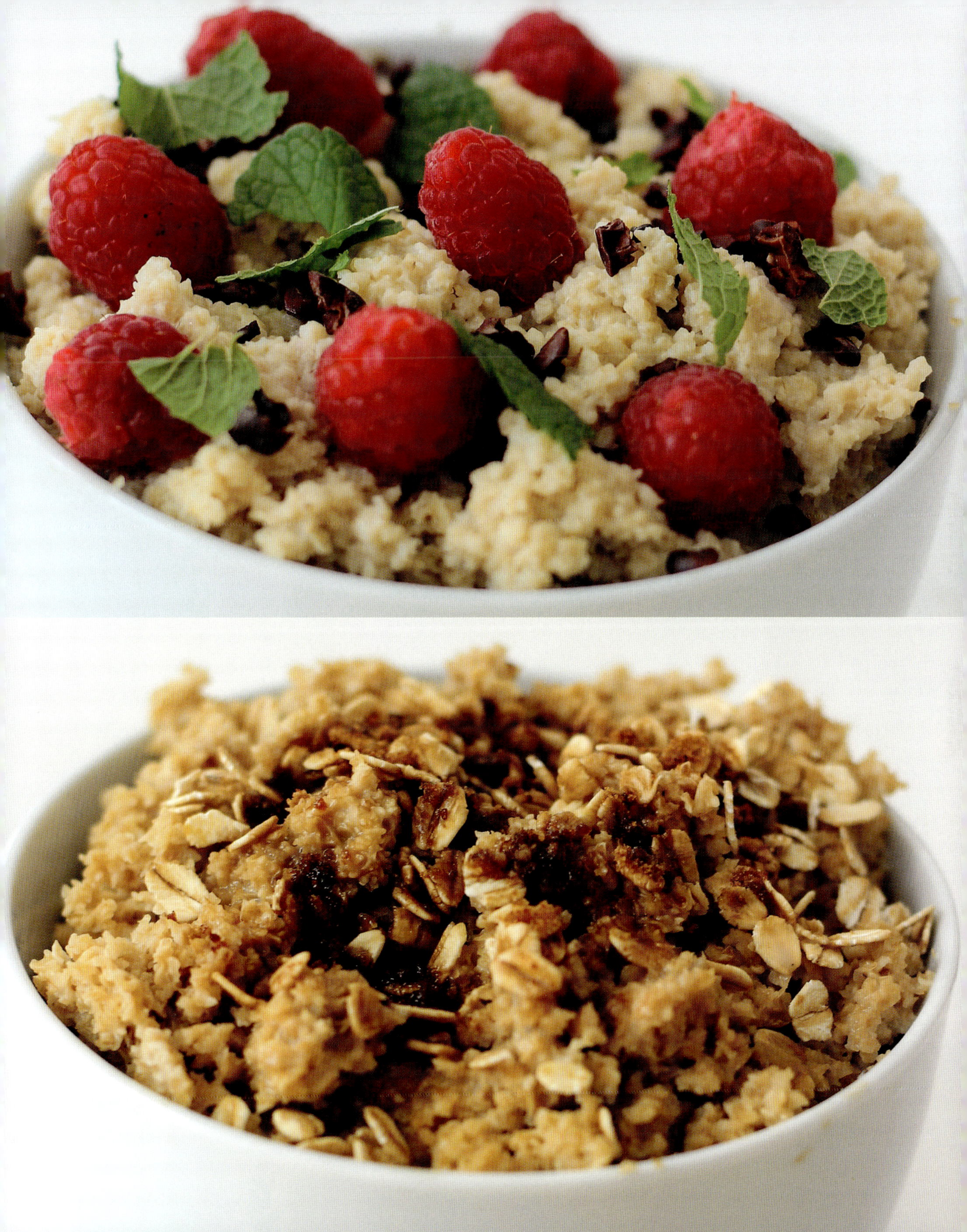

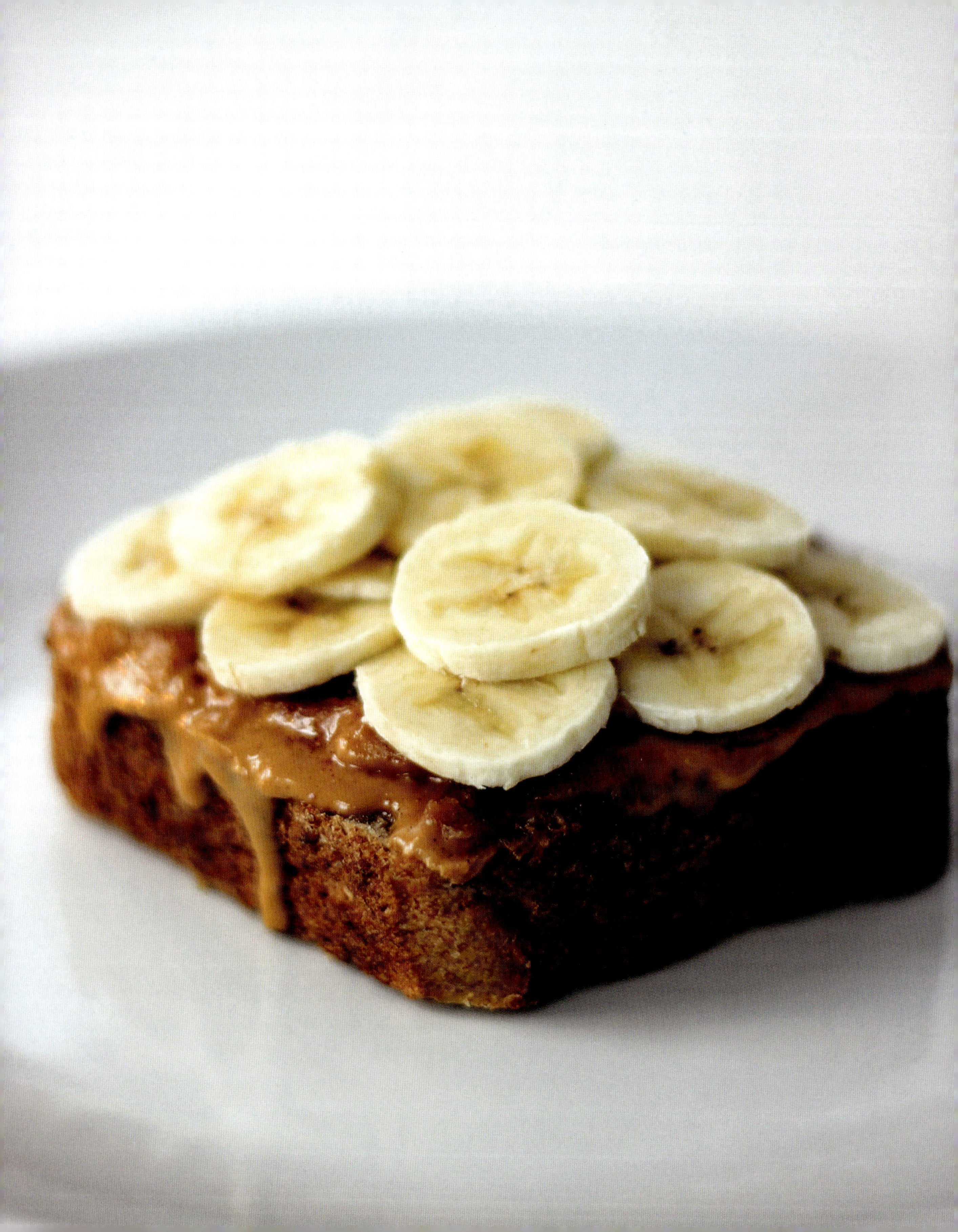

BANANEN-TOAST

Portionen: 1 | Zeit: 5 min.

TIPP Verwenden Sie Haferbrot mit Flohsamenschalen anstelle von Vollkornbrottoast.

ZUTATEN

1 Banane in Scheiben geschnitten
1 Prise Zimt
2 Esslöffel Erdnussbutter
1 Scheibe Toast

NÄHRWERTE

pro Portion: 352 kcal und 25 g Nüsse

Proteine	12,7 g	**Fette**	16,8 g
Kohlenhydrate	46,4 g	• davon gesättigt	2,5 g
Ballaststoffe	7,8 g	• davon einfach ungesättigt	8,2 g
• davon viskose Ballaststoffe	2,1 g	• davon mehrfach ungesättigt	5,1 g

MEDITERRANER „RÜHR"-TOFU

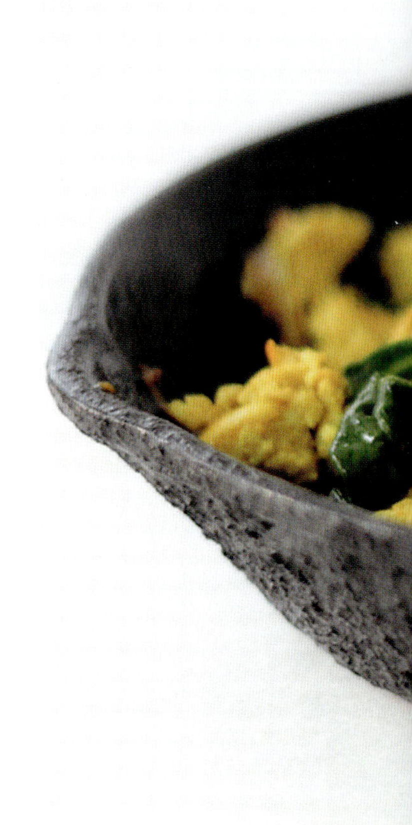

Portionen: 4 | Zeit: 15 min.

TIPP Um die Aufnahme von pflanzlichem Protein zu erhöhen, nehmen Sie festen Tofu. Fügen Sie einfach eine zusätzliche ½ Tasse Wasser oder Gemüsebrühe pro Block festen Tofu hinzu und kochen Sie ihn bis zur gewünschten Konsistenz.

ZUTATEN

100 g dünne Scheiben rote Zwiebel
(etwa eine halbe mittelgroße Zwiebel)
½ Teelöffel Kurkuma
2 Teelöffel Olivenöl
454 g mittelfester Tofu
2 Esslöffel Olivenlake oder Gemüsebrühe
100 g grob gehackte Kalamata-Oliven
140 g Beutel Spinat
Salz und Pfeffer zum Abschmecken

ZUBEREITUNG

1. In einer großen Pfanne Zwiebel in Kurkuma und Öl bei mittlerer Hitze kochen, bis die Zwiebeln glasig sind. Dauer: etwa 5 Minuten.
2. Mit den Händen Tofu in die Pfanne zerbröseln.
3. Fügen Sie Olivenlake hinzu und kochen Sie den Tofu, bis das Wasser größtenteils verdampft ist (ca. 5 Minuten).
4. Zum Schluss Spinat und Oliven untermischen. 2 Minuten, oder bis der Spinat welk ist, kochen lassen.
5. Mit Salz und Pfeffer abschmecken.

VORSCHLAG

Mit Flohsamen-Haferbrot servieren, das mit Pflanzensterin-Margarine getoastet wird.

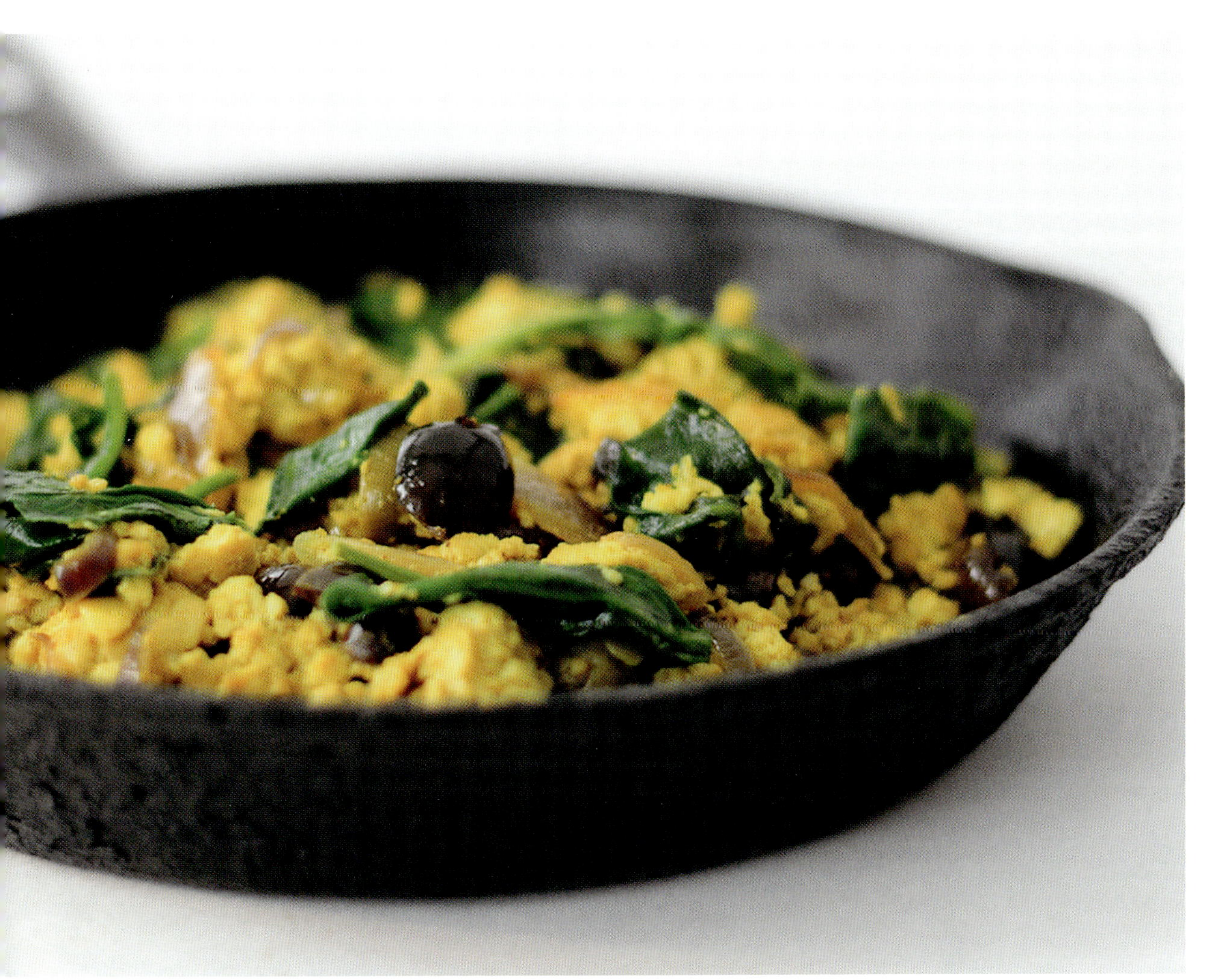

NÄHRWERTE			*pro Portion: 151 kcal*
Proteine	10,5 g	**Fette**	8,9 g
Kohlenhydrate	8,7 g	• davon gesättigt	1,1 g
Ballaststoffe	3,1 g	• davon einfach ungesättigt	4,5
• davon viskose Ballaststoffe	0,2 g	• davon mehrfach ungesättigt	3,2 g

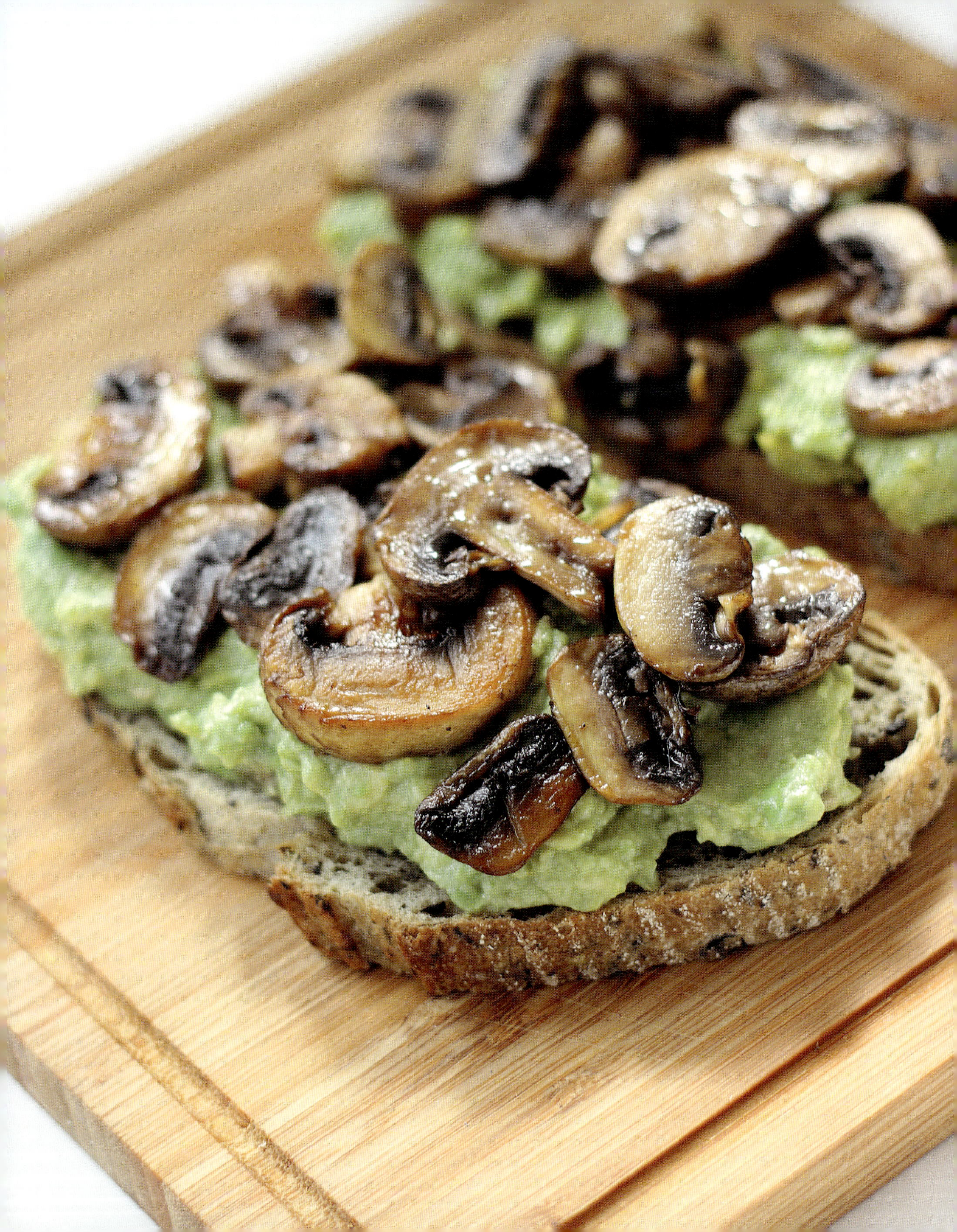

ZITRONEN-EDAMAME-AVOCADO-TOAST

Portionen: 2 | Zeit: 10 min.

TIPP Ideal als Beilage zu allen Gemüsesorten oder Nüssen, die Sie in der Küche haben.

ZUTATEN

45 g Champignons, in Scheiben geschnitten
1 Teelöffel Olivenöl
200 g Avocado
60 g Edamame
½ Teelöffel Zitronenschale
2 Teelöffel Zitronensaft
2 Teelöffel Flohsamenschalen
Salz und Pfeffer zum Abschmecken
2 Scheiben Vollkorntoast

ZUBEREITUNG

1. Champignons in einer mittelgroßen Pfanne in Olivenöl leicht anbraten und beiseitestellen.
2. In einer kleinen Schüssel Avocado und Edamame mit der Zitronenschale und dem Saft pürieren.
3. Flohsamenschalen mit dem Avocadopüree vermischen und mit Salz und Pfeffer abschmecken.
4. Avocadomischung auf Flohsamen-Haferbrot oder Vollkorntoast servieren, mit den gebratenen Champignons belegen.

NÄHRWERTE

pro Portion: 300 kcal

Proteine	9,0 g	**Fette**	19,4 g
Kohlenhydrate	27,8 g	• davon gesättigt	2,7 g
Ballaststoffe	12,9 g	• davon einfach ungesättigt	11,7
• davon viskose Ballaststoffe	3,5 g	• davon mehrfach ungesättigt	2,5 g

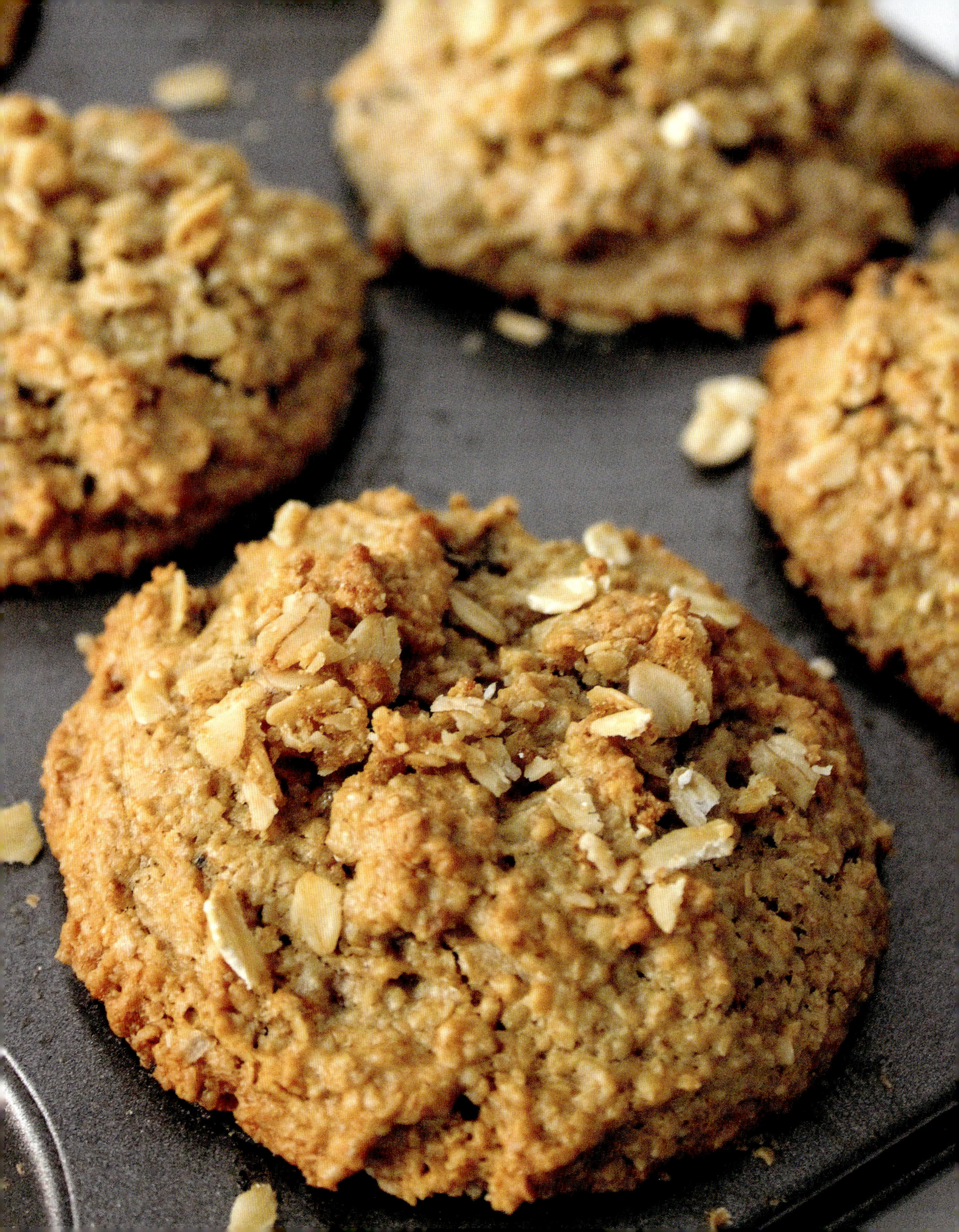

WALNUSS-HAFER-MUFFINS

Portionen: 10 | Zeit: 20–30 min. Trocken

TIPP Mit Vollkornweizenmehl zusätzlich eine ½ Tasse Sojamilch hinzufügen.

TROCKENE ZUTATEN

65 g grob gehackte Walnüsse
185 g Haferkleie
125 g Allzweckmehl
100 g brauner Zucker
2 Teelöffel Backpulver
85 g Rosinen
3 Esslöffel Flohsamenschalen
1 Prise Salz

FEUCHTE ZUTATEN

375 ml ungesüßte Sojamilch
2 Teelöffel Apfelessig
110 g Pflanzensterin-Margarine (geschmolzen)
1 Teelöffel Vanille-Extrakt

VORSCHLAG ZUR GARNIERUNG

2 Esslöffel gehackter Hafer (oder Haferkleie)
1 Esslöffel brauner Zucker

ZUBEREITUNG

1. Den Ofen auf 175 °C vorheizen. Eine Muffinform leicht einfetten.
2. Beginnen Sie zunächst mit den trockenen Zutaten: Rösten Sie die Walnüsse in einer mittelgroßen Pfanne bei mittlerer bis niedriger Hitze und rühren Sie gelegentlich um, bis sie leicht gebräunt sind. Zum Abkühlen beiseitestellen.
3. In einer großen Schüssel Haferkleie, Mehl, braunen Zucker, Backpulver, Rosinen, Flohsamen und Salz mischen. Die abgekühlten Walnüsse hinzufügen.
4. Für die Zubereitung der nassen Zutaten Sojamilch, Essig, Pflanzensterin-Margarine und Vanille in einer kleinen Schüssel mischen, dann zu den trockenen Zutaten geben und langsam mischen, bis sie gut vermischt sind. Die Mischung sollte schöpfbar, aber nicht zu feucht sein. (mehr Sojamilch, Pflanzensterin-Margarine zugeben oder Mehl, bis die gewünschte Konsistenz erreicht ist).
5. Verteilen Sie die Mischung gleichmäßig auf die Becher der Muffinform. Füllen Sie die Formen nur bis zum Rand.
6. Für den Belag den Hafer und den Zucker in einer kleinen Schüssel verrühren und die Muffins damit bestreuen.
7. In den Ofen schieben und 15–20 Minuten backen oder wenn das Holzstäbchen bei der Probe sauber bleibt.

NÄHRWERTE

pro Portion: 300 kcal und 6 g Nüsse

Proteine	5,0 g	**Fette**	14,2 g
Kohlenhydrate	40,3 g	• davon gesättigt	1,8 g
Ballaststoffe	4,0 g	• davon einfach ungesättigt	4,8 g
• davon viskose Ballaststoffe	2,0 g	• davon mehrfach ungesättigt	6,2 g
		Phytosterine	1,1 g

LOCKERE HAFER-PFANNKUCHEN

Portionen: 8 | Zeit: 25 min.

TIPP Prüfen Sie mit einem Holzstäbchen, ob die Mitte durchgebacken ist (die Gabel kommt sauber heraus). Wenn die Pfannkuchen nicht durchgegart sind, decken Sie sie mit einem Deckel ab, um den Vorgang zu beschleunigen.

FEUCHTE ZUTATEN

2 Teelöffel Apfelessig
500 ml Sojamilch
1 Esslöffel Pflanzensterin-Margarine

TROCKENE ZUTATEN

90 g Weizenvollkornmehl
35 g Haferkleie
1 Esslöffel Flohsamenschalen
2 ½ Teelöffel Backpulver
1 Teelöffel brauner Zucker
1–2 Teelöffel Pflanzenöl oder Pflanzensterin-Margarine zum Kochen

TIPP Je länger der Teig liegt, desto mehr Feuchtigkeit wird er absorbieren. Fügen Sie seine ½ Tasse Sojamilch mehr hinzu, damit die Konsistenz gleichbleibt. Der Teig sollte dünn genug sein, um sich leicht gießen zu lassen.

ZUBEREITUNG

1. Für die Zubereitung der feuchten Zutaten Essig mit Sojamilch und Pflanzensterin-Margarine in einer kleinen Schüssel mischen und beiseitestellen.
2. Um die trockenen Zutaten zuzubereiten, verwenden Sie eine größere Schüssel und mischen Sie Mehl, Haferkleie, Flohsamen, Backpulver und Zucker.
3. Fügen Sie die nassen Zutaten zu den trockenen Zutaten hinzu und rühren Sie diese, bis sie sich vermischen. Nicht zu lange rühren.
4. 5 Minuten ruhen lassen oder bis die Mischung eingedickt ist.
5. Die Mischung in großzügigen Tropfen (ca. ¼ Tasse) in eine heiße, leicht geölte Pfanne geben.
6. Kochen, bis sich Blasen bilden, dann umdrehen (ca. 1–2 Minuten auf jeder Seite).

VORSCHLAG ZUR GARNIERUNG

Tiefgefrorene Heidelbeeren erwärmen und mit Flüssigkeit als Sauce zusammen mit frischem Obst und pflanzlicher Schlagsahne hinzufügen.

NÄHRWERTE

pro Portion: 191 kcal

Proteine	6,9 g	**Fette**	7,9 g
Kohlenhydrate	28,1 g	• davon gesättigt	0,8 g
Ballaststoffe	5,5 g	• davon einfach ungesättigt	3,6 g
• davon viskose Ballaststoffe	1,3 g	• davon mehrfach ungesättigt	2,9 g

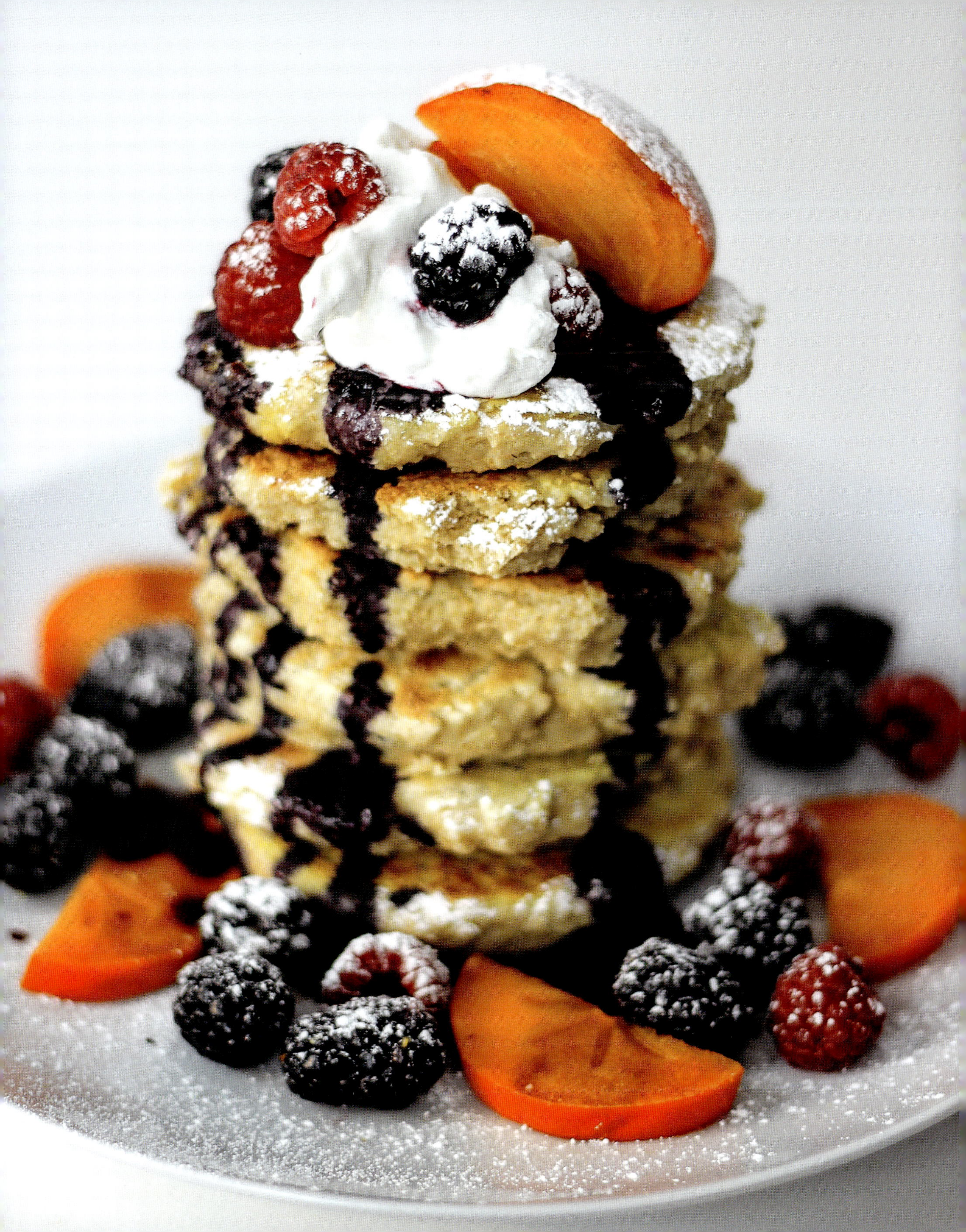

MANDELMUS-MARMELADEN-SANDWICH

— Originalrezept der Portfolio-Diät —

Es ist ein leckeres, schnelles Sandwich – mit getoasteter Mandelbutter, 100 % Fruchtaufstrich und gesundem Haferbrot. Probieren Sie es als Frühstück für unterwegs oder als Snack zu jeder Tageszeit.

ZUTATEN

2 Scheiben Flohsamen-Haferbrot
1 Esslöffel Mandelbutter
1 Esslöffel 100 % Fruchtaufstrich

ZUBEREITUNG

Brotscheibe mit Mandelbutter und Fruchtaufstrich bestreichen. Sandwich zusammenklappen und servieren.

Weitere, gesunde Mandelrezepte finden Sie unter *www.chefkoch.de/rs/s0/mandeldiaet/Rezepte.html*

NÄHRWERTE

pro Portion: 284 kcal

Proteine	9 g	**Fette**	11 g
Kohlenhydrate	38 g	• davon gesättigt	1 g
Ballaststoffe	3 g	• davon einfach ungesättigt	7 g
Cholesterin	0 mg	• davon mehrfach ungesättigt	3 g

APFEL-HAFER-MUFFINS

— Originalrezept der Portfolio-Diät —

Macht die Portfolio-Diät mobil – als Leckerei oder Pausenbrot für unterwegs. Mit Pflanzensterin-Margarine bestrichen enthalten diese Muffins eine großzügige Portion aller vier Pfeiler der Portfolio-Diät.

ZUTATEN

200 g Haferkleie
70 g Sojamehl
20 g Flohsamenschalen
1 Esslöffel Backpulver
25 g gemahlene Mandeln
1 Esslöffel gemahlener Zimt
1 Teelöffel Salz
1 Apfel, gerieben oder ½ Tasse ungesüßtes Apfelmus
½ Tasse brauner Zucker
500 ml Sojagetränk
1 Teelöffel Vanille-Extrakt
15 g gehobelte Mandeln

ZUBEREITUNG

1. Messen Sie Haferkleie, Sojamehl, Flohsamen, Backpulver, gemahlene Mandeln, Zimt und Salz ab und vermischen Sie diese Zutaten.
2. Messen Sie braunen Zucker, Sojagetränk, Vanille und Apfel in einer separaten Schüssel ab.
3. Nasse mit trockenen Zutaten vermischen und gründlich vermengen.
4. Portionieren Sie den Teig in gefettete oder mit Papier ausgekleidete Muffinformen.
5. Mit Mandeln garnieren.
6. Bei 190 °C für 20 bis 25 Minuten oder bis sie goldbraun backen.

TIPP Flohsamen und Sojamehl sind in Reformhäusern und Reformabteilungen im Lebensmitteleinzelhandel erhältlich.

NÄHRWERTE

pro Portion (Muffin 1/12 des Rezeptes): 163 kcal

Proteine	8,1 g	**Fette**	4,2 g
Kohlenhydrate	27,8 g	• davon gesättigt	0,6 g
Ballaststoffe	5,6 g	• davon einfach ungesättigt	2,2 g
• davon viskose Ballaststoffe	2,6 g	• davon mehrfach ungesättigt	1,5 g

BANANEN-PFIRSICH-SMOOTHIE

— Originalrezept der Portfolio-Diät —

Kombinieren Sie Flohsamen und Sojamilch mit jeder Frucht der Saison.

TIPP Flohsamenschalen ist in Naturkostläden und Supermärkten erhältlich.

ZUTATEN

1 Banane
1 Pfirsich (oder andere Frucht)
1 Tasse Sojagetränk
1 Teelöffel Flohsamenschalen
2–3 Datteln für Süße hinzufügen

ZUBEREITUNG

Mixen und genießen.

NÄHRWERTE

pro Portion: 230 kcal

Proteine	11,8 g	**Fette**	5,6 g
Kohlenhydrate	63,9 g	• davon gesättigt	1,0 g
Ballaststoffe	6,7 g	• davon einfach ungesättigt	1,1 g
• davon viskose Ballaststoffe	1,9 g	• davon mehrfach ungesättigt	3,0 g

TANTE NETTIE'S „RÜHR"-TOFU

— Originalrezept der Portfolio-Diät —

Portionen: 4

Dieses Rezept stammt von Tante Nettie von „Vegetarians in Paradise". Einige Zutaten wurden abgeändert, um der Portfolio-Diät gerecht zu werden, aber wir haben den Namen beibehalten.

TIPP Krümeln Sie Tofu mit den Fingern. Siehe *www.vegparadise.com* für weitere Rezepte.

ZUTATEN

½ rote Paprika (gewürfelt)
½ grüne Paprika (gewürfelt)
1 kleine Tomate (gewürfelt)
½ rote Zwiebel (längs in dünne Scheiben geschnitten)
1 kleine rote oder weiße Kartoffel
2 Esslöffel natives Olivenöl extra
350 g extra fester Tofu (zerbröselt)
25 g geröstete, in Scheiben geschnittene Mandeln*
1 Esslöffel Currypulver
Salz und Pfeffer zum Abschmecken

ZUBEREITUNG

1. Erhitzen Sie eine große Pfanne oder einen Wok bei mittlerer Hitze.
2. Öl, Paprika, Zwiebeln und Kartoffeln hinzufügen und 3 bis 4 Minuten anbraten.
3. Tomaten, Currypulver und zerbröselten Tofu hinzugeben. Gut mischen und weitere 3 Minuten köcheln lassen.
4. Mit Mandeln garnieren.

* Um Mandeln zu rösten, legen Sie sie für etwa 10 Minuten in einen auf 180 °C vorgeheizten Ofen.

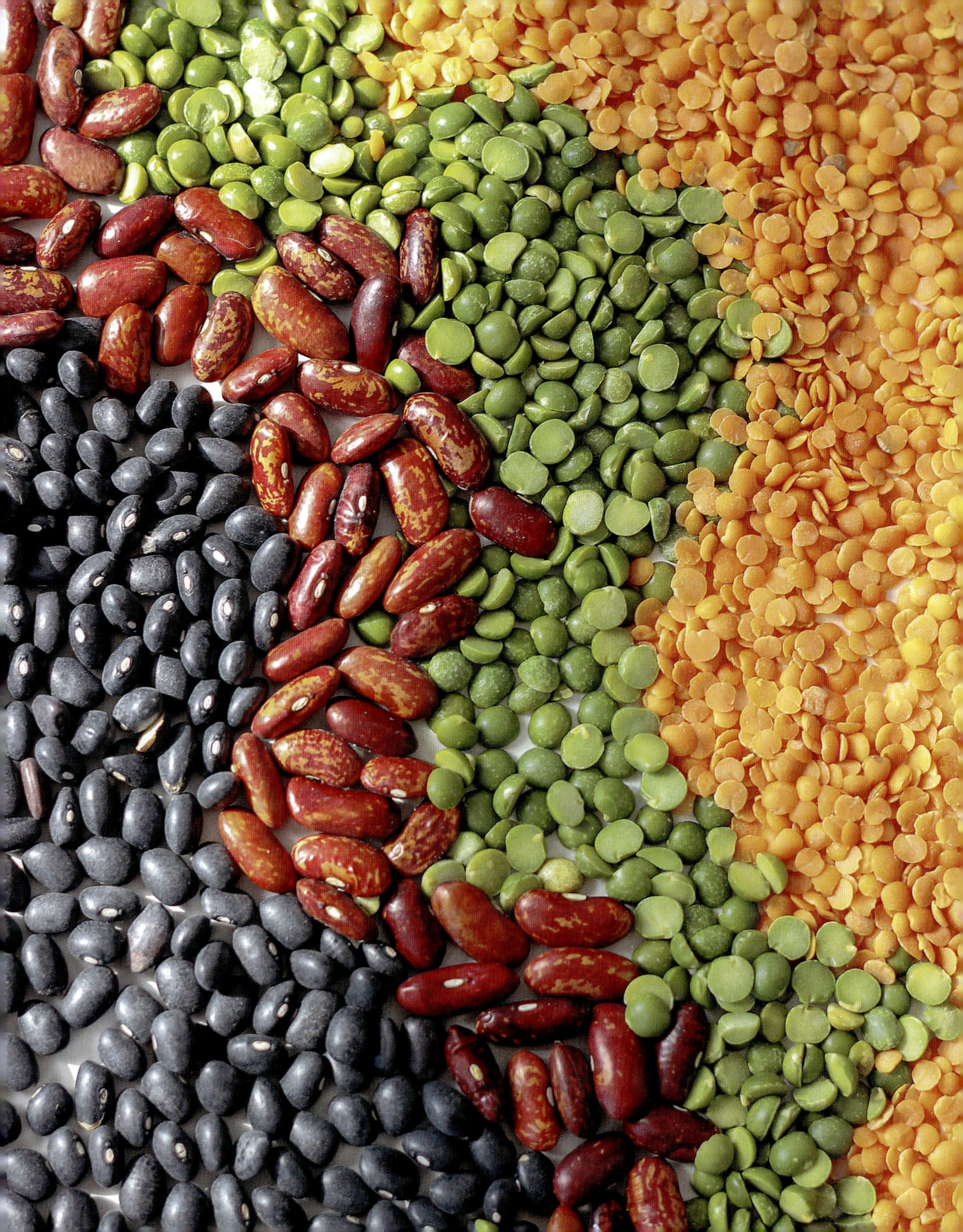

MITTAGESSEN

VEGETARISCHES BLT-SANDWICH

Portionen: 1 | Zeit: 10 min.

TIPP Probieren Sie das Rezept mit zusätzlicher Avocado.

ZUTATEN UND GARNIERUNGEN

60 g Tempeh (etwa 5 Scheiben)
½ Esslöffel vegane Mayonnaise und/oder Hummus (Seite 158)
1 Esslöffel Flohsamenschalen
2 Scheiben geröstetes Vollweizen- oder Flohsamen-Haferbrot (Seite 167)
1–2 Blätter Römersalat
1–2 Scheiben Tomate

TEMPEH-SAUCE

2 Teelöffel Ahornsirup
1 Esslöffel Barbecue-Sauce (Seite 174)

ZUBEREITUNG

1. In einer Bratpfanne bei mittlerer Hitze das Tempeh mit Ahornsirup und Barbecue-Sauce auf beiden Seiten etwa 5 Minuten braten, bis es auf beiden Seiten gebräunt ist.
2. In einer kleinen Schüssel Flohsamenschalen und vegane Mayonnaise mischen.
3. Auf Vollkornbrot vegane Mayonnaise und Flohsamenaufstrich auftragen, Tempeh, Salat und Tomate schichten.

VORSCHLAG

Mariniertes Tempeh kann auch für eine noch schnellere Sandwich-Herstellung verwendet werden. Braten Sie das Tempeh einfach knusprig an (ohne die Tempeh-Sauce zu verwenden) und stellen Sie Ihr Sandwich nach Ihrem Geschmack zusammen.

NÄHRWERTE

pro Portion: 442 kcal

Proteine	21,5 g	**Fette**	15,7 g
Kohlenhydrate	53,0 g	• davon gesättigt	2,3 g
Ballaststoffe	6,9 g	• davon einfach ungesättigt	7,0 g
• davon viskose Ballaststoffe	2,0 g	• davon mehrfach ungesättigt	4,6 g

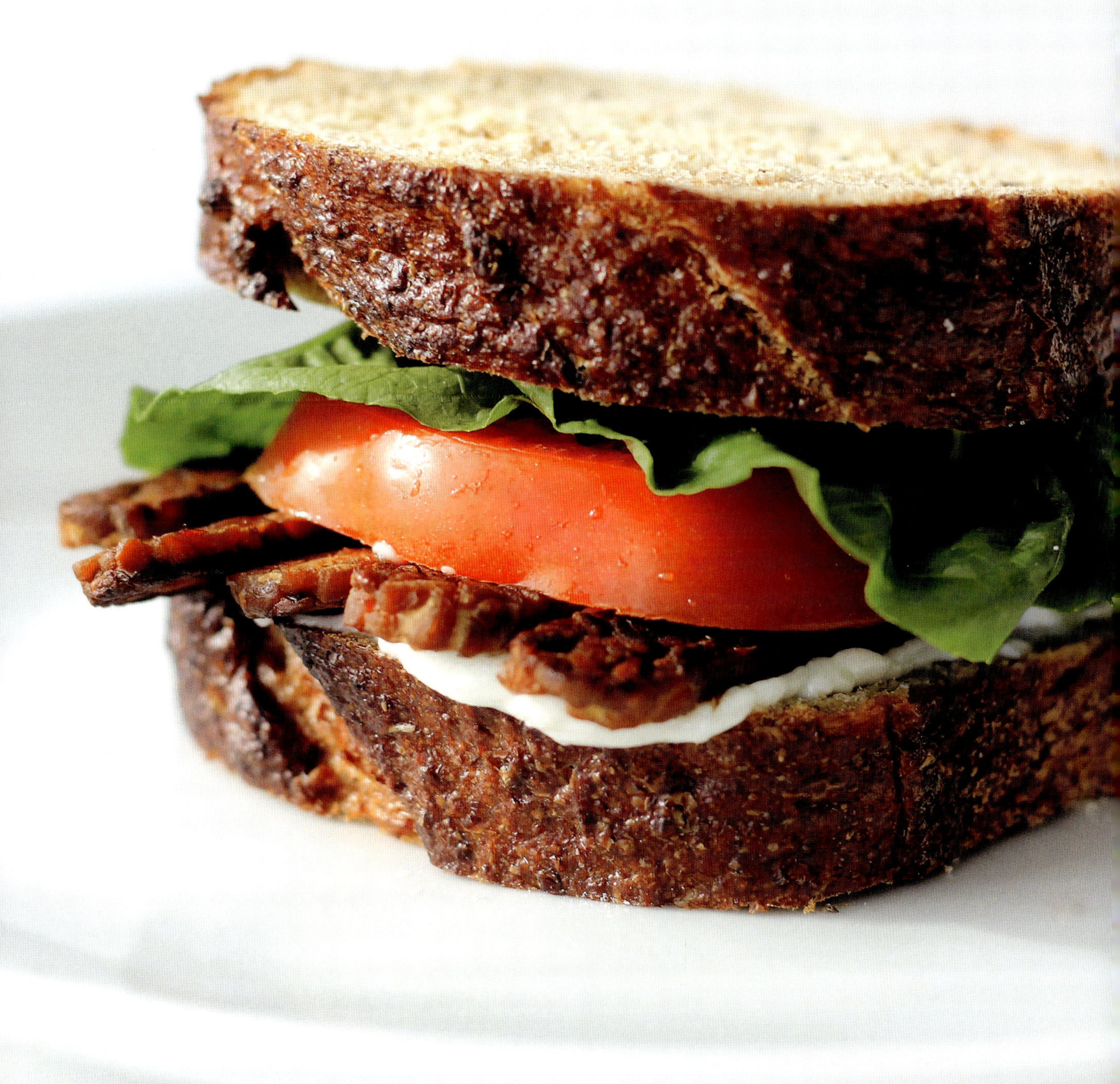

SESAM-TOFU-WRAP

Portionen: 1 | Zeit: 10 min.

ZUTATEN

115 g fester Tofu, gewürfelt in mundgerechte Stücke
2 Teelöffel Oliven- oder Rapsöl
½ Teelöffel Pfeffer
1 Teelöffel Sesamöl
1 Esslöffel vegane Mayonnaise
1 Teelöffel Flohsamenschalen
½ Esslöffel Sojasauce
1 großes Blatt Römersalat
70 g Tomatenwürfel (etwa eine halbe, mittelgroße Tomate)
1 Teelöffel geröstete Sesamkörner

ZUBEREITUNG

1. Ofen auf 175 °C vorheizen.
2. Tofu auf ein mit Backpapier ausgelegtes Backblech legen und mit Öl und Pfeffer bestreichen. Tofu so auslegen, dass die Würfel sich nicht berühren. Backen Sie den Tofu 20 Minuten lang oder bis er leicht braun ist, indem Sie ihn zur zur Hälfte der Garzeit wenden.
3. Mischen Sie in einer kleinen Schüssel Sesamöl, Mayonnaise, Flohsamen und Sojasauce zusammen.
4. Tomatenwürfel sowie Tofu auf das Salatblatt geben und mit der Sauce aus der Schüssel beträufeln, zuletzt mit Sesamkörnern bestreuen.

VORSCHLAG

Versuchen Sie anstelle von Salat eine Vollkornmehlverpackung. Zerkleinern Sie einfach das Salatblatt und legen Sie es in den Wrap mit dem Rest der Zutaten.

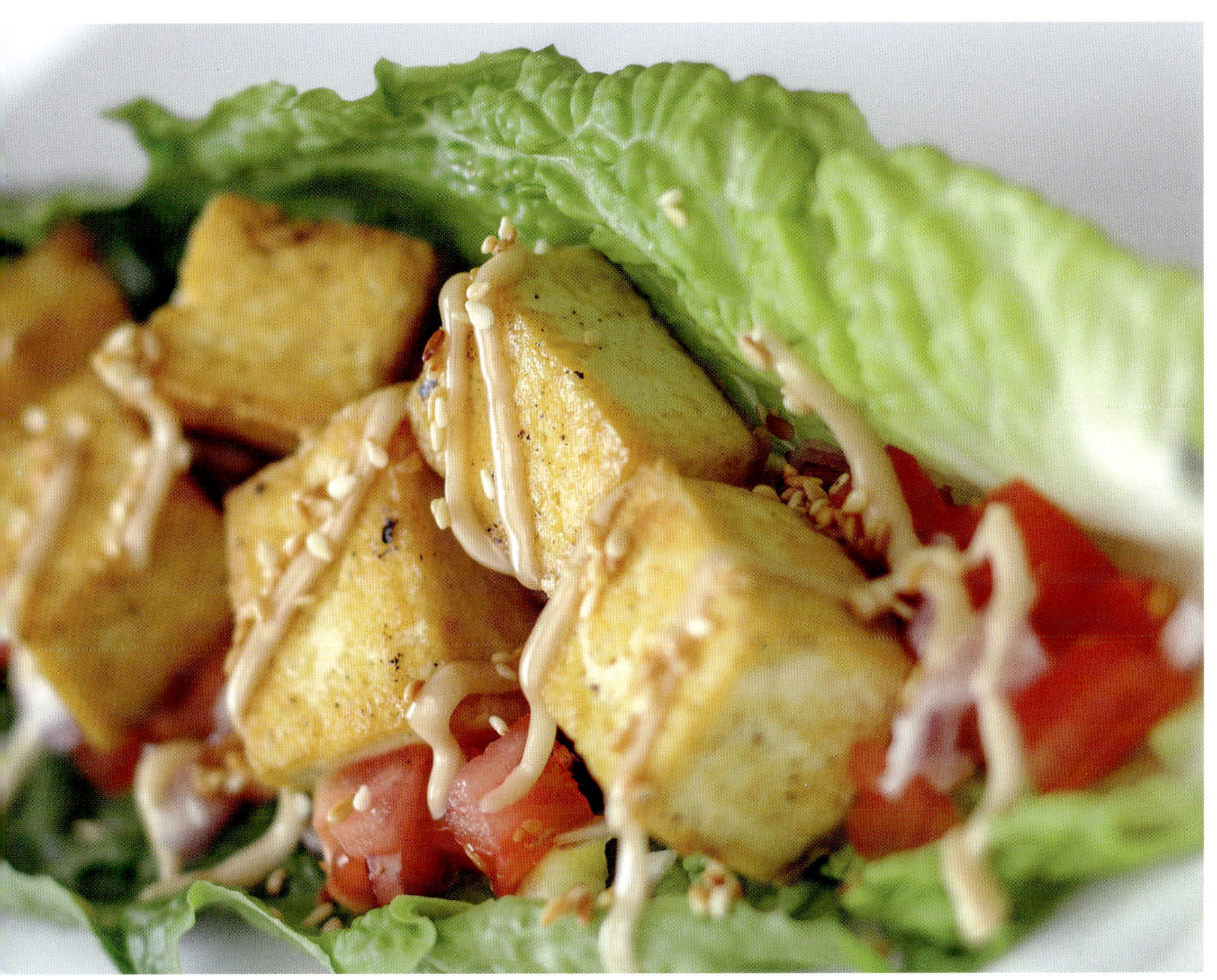

NÄHRWERTE			*pro Portion: 442 kcal*
Proteine	11,2 g	**Fette**	24,3 g
Kohlenhydrate	9,6 g	• davon gesättigt	2,1 g
Ballaststoffe	3,8 g	• davon einfach ungesättigt	11,7 g
• davon viskose Ballaststoffe	1,0 g	• davon mehrfach ungesättigt	8,8 g

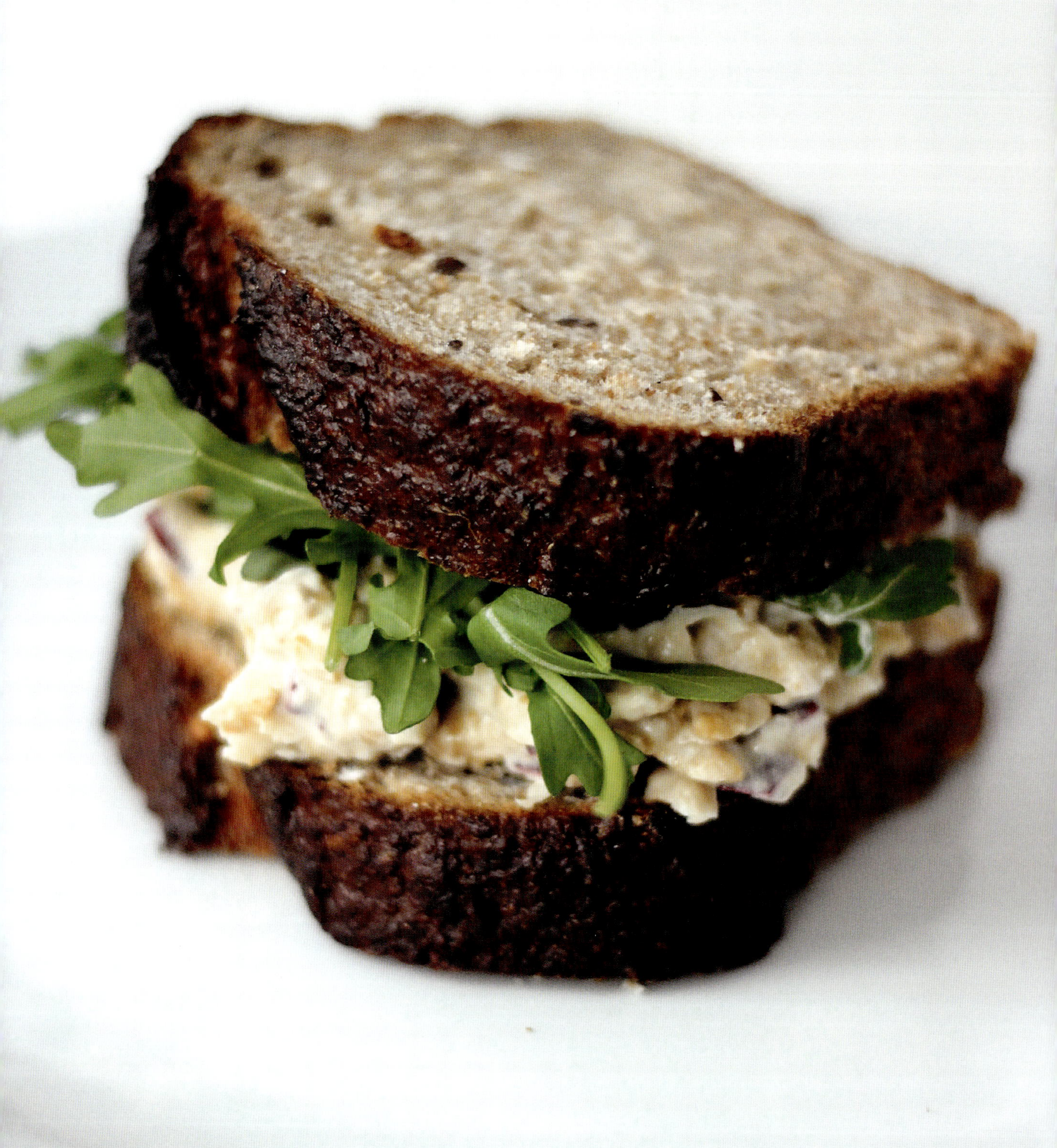

KICHERERBSEN-„EIER"-SALAT

Portionen: 4 | Zeit: 10 min.

TIPP Baba Ganoush kann ein großartiger Ersatz für vegane Mayonnaise sein. Sie haben keine Kichererbsen? Verdoppeln Sie stattdessen einfach den Tofu.

ZUTATEN

100 g Kichererbsen
230 g fester Tofu
60 g vegane Mayonnaise oder Senf
1 Teelöffel Apfelessig
1 Esslöffel Olivenöl
2 Teelöffel Senf
2 Teelöffel Flohsamenschalen
2 Esslöffel Zitronensaft
½ Teelöffel Zitronenschale
40 g fein gewürfelte rote Zwiebel (etwa eine halbe kleine Zwiebel)
Salz und Pfeffer nach Geschmack

ZUBEREITUNG

1. In einer großen Schüssel Kichererbsen mit der Gabel zerdrücken.
2. Tofu zwischen zwei Küchentüchern pressen, um überschüssiges Wasser loszuwerden.
3. Tofu in die Schüssel mit Kichererbsen mit den Händen zerbröseln.
4. Mischen Sie Mayonnaise, Apfelessig, Olivenöl, Senf, Flohsamen, Zitronensaft, Zitronenschale und Zwiebel unter den Tofu.
5. Mit Salz und Pfeffer würzen.

VORSCHLAG

Auf geröstetem Vollweizen- oder Flohsamen-Haferbrot (Seite 167) servieren und mit Rucola belegen.

NÄHRWERTE

pro Portion: 442 kcal

Proteine	8,0 g	**Fette**	16,4 g
Kohlenhydrate	8,0 g	• davon gesättigt	1,4 g
Ballaststoffe	3,0 g	• davon einfach ungesättigt	9,9 g
• davon viskose Ballaststoffe	1,8 g	• davon mehrfach ungesättigt	4,8 g

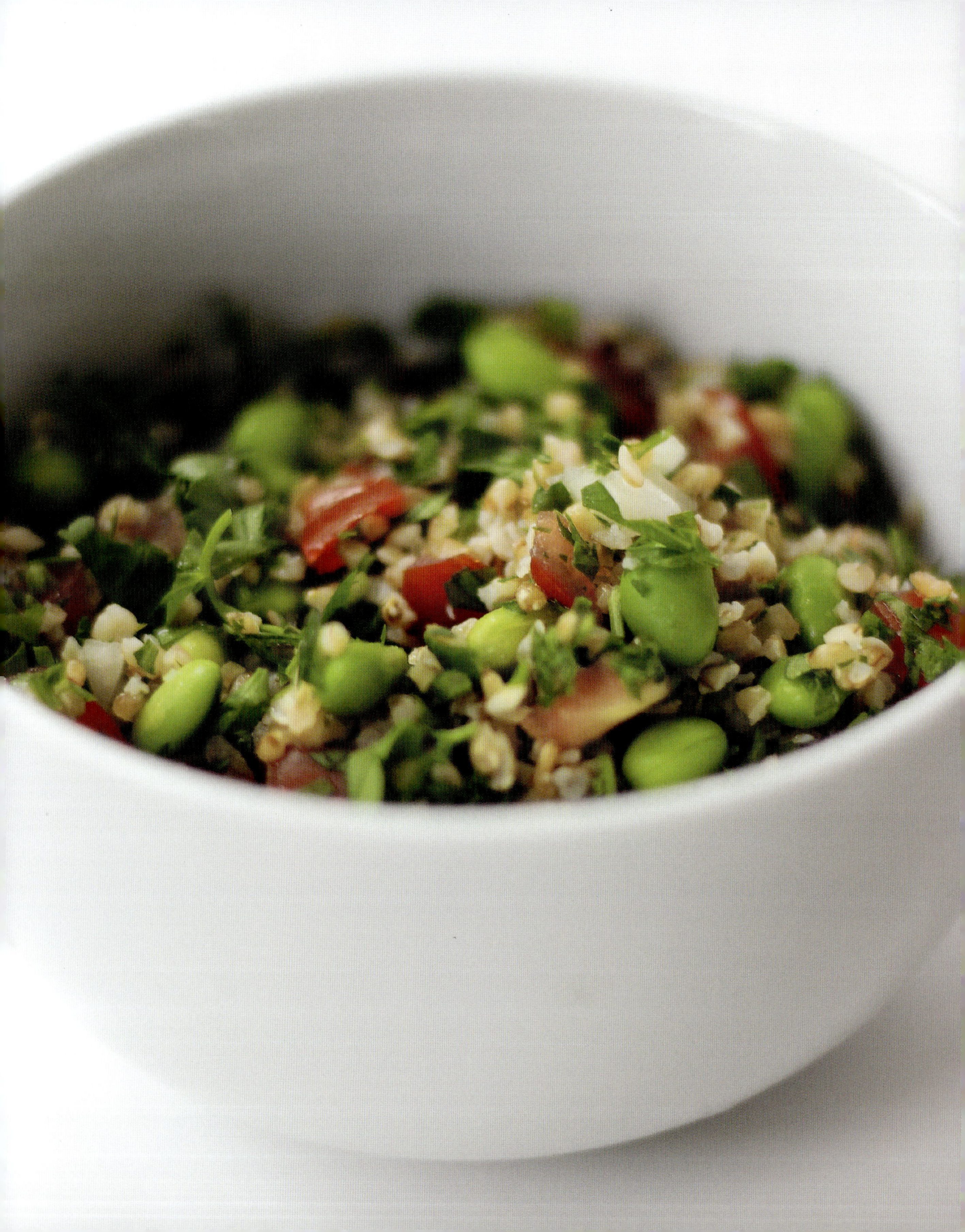

EDAMAME TABBOULEH

Portionen: 4 | Zeit: 30 min.

TIPP Achten Sie darauf, die Petersilie vor dem Hacken gründlich zu trocknen. Dies ermöglicht einen feineren Schnitt.

ZUTATEN

250 ml kochendes Wasser
110 g Bulgur/geknackter Weizen
40 g fein gehackte Petersilie, ohne Stiele
240 g Edamame (unreif geerntete Sojabohnen)
110 g fein gewürfelte Zwiebel
200 g fein gewürfelte Tomate (etwa 1 große Tomate)
75 g fein gewürfelte Gurke
2 Esslöffel Zitronensaft
1 Esslöffel Olivenöl
Salz nach Geschmack

VORSCHLAG

Versuchen Sie Gerste anstelle von Bulgur zu verwenden, um den Gehalt an Ballaststoffen zu erhöhen.

ZUBEREITUNG

1. Kombinieren Sie in einer kleinen Schüssel 1 Tasse kochendes Wasser mit dem Bulgur und lassen Sie diese zugedeckt 20 Minuten, oder bis das gesamte Wasser absorbiert ist, ruhen.
2. Während der Bulgur zieht, Petersilie, Edamame, Zwiebel, Tomate und Gurke zubereiten.
3. Nachdem der Bulgur fertiggekocht ist ihn unter kaltem Wasser abschrecken Zum Schluss den Bulgur fest gegen das Sieb drücken, um überschüssiges Wasser zu entfernen.
4. In einer großen Servierschüssel den Bulgur mit Petersilie, Edamame, Zwiebel, Tomate und Gurke vermengen.
5. Mit Zitronensaft und Olivenöl beträufeln. Mit Salz abschmecken.

TIPP Bedecken Sie das Übriggebliebene und bewahren Sie es bis zu 4 Tage im Kühlschrank für ein schnelles Mittagessen oder einen Snack auf.

NÄHRWERTE

pro Portion: 442 kcal

Proteine	8,6 g	**Fette**	6,0 g
Kohlenhydrate	23,4 g	• davon gesättigt	0,6 g
Ballaststoffe	6,1 g	• davon einfach ungesättigt	2,6 g
• davon viskose Ballaststoffe	0,9 g	• davon mehrfach ungesättigt	0,5 g

BROKKOLI-CREMESUPPE MIT MANDELN

Portionen: 4 | Zeit: 20–25 min.

TIPP Mit Vollweizen- oder Flohsamen-Haferbrot (Seite 167) servieren, das mit Pflanzensterin-Margarine bestrichen wird.

ZUTATEN

75 g gemahlene Mandeln
1 Teelöffel Pflanzensterin-Margarine
150 g fein gewürfelte Zwiebel
(etwa 1 mittelgroße Zwiebel)
500 ml Gemüsebrühe
250 ml Wasser
250 g gehackte Brokkoli-Röschen
(etwa 1 Brokkoli)
170 g gewürfelter mittelfester Tofu
1 Esslöffel Nährhefe
Salz und Pfeffer zum Abschmecken

ACHTUNG

Vorsicht beim Mischen von heißen Flüssigkeiten. Wenn der Mixer nicht für höhere Temperaturen ausgelegt ist, vor dem Mischen abkühlen lassen.

ZUBEREITUNG

1. In einem großen Suppentopf bei mittlerer bis niedriger Hitze die gemahlenen Mandeln unter regelmäßigem Rühren rösten, bis sie leicht gebräunt sind (etwa 2–3 Minuten). Dann in eine kleine Schüssel geben und beiseitestellen.
2. In den Suppentopf Pflanzensterin-Margarine sowie Zwiebeln geben und kochen, bis die Zwiebeln glasig sind.
3. Gemüsebrühe, Wasser, Brokkoli, Tofu und die gerösteten Mandeln in den Suppentopf geben. Bedecken Sie den Topf und lassen Sie ihn köcheln, bis der Brokkoli weich ist (ca. 10 Minuten).
4. Geben Sie die Suppe in einen Mixer und fügen Sie nahrhafte die Nährhefe, Salz und Pfeffer hinzu. Pürieren Sie die Suppe, bis sie sämig ist, und fügen Sie zusätzliches Wasser hinzu, bis die gewünschte Konsistenz erreicht ist.

NÄHRWERTE

pro Portion: 171 kcal und 18 g Nüsse

Proteine	10,4 g	**Fette**	12,3 g
Kohlenhydrate	9,1 g	• davon gesättigt	1,1 g
Ballaststoffe	6,0 g	• davon einfach ungesättigt	6,7 g
• davon viskose Ballaststoffe	0,5 g	• davon mehrfach ungesättigt	3,8 g
		Phytosterine	0,1 g

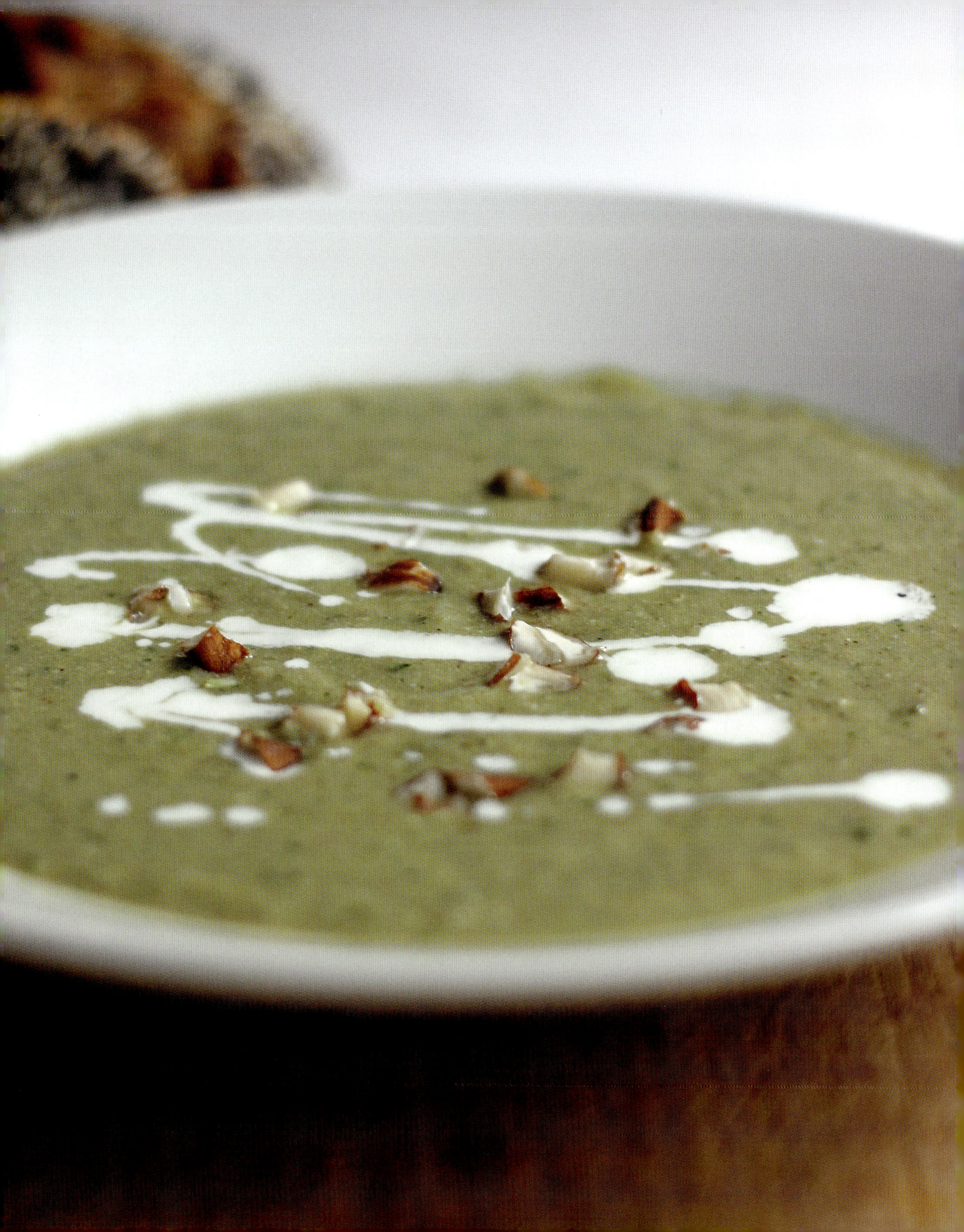

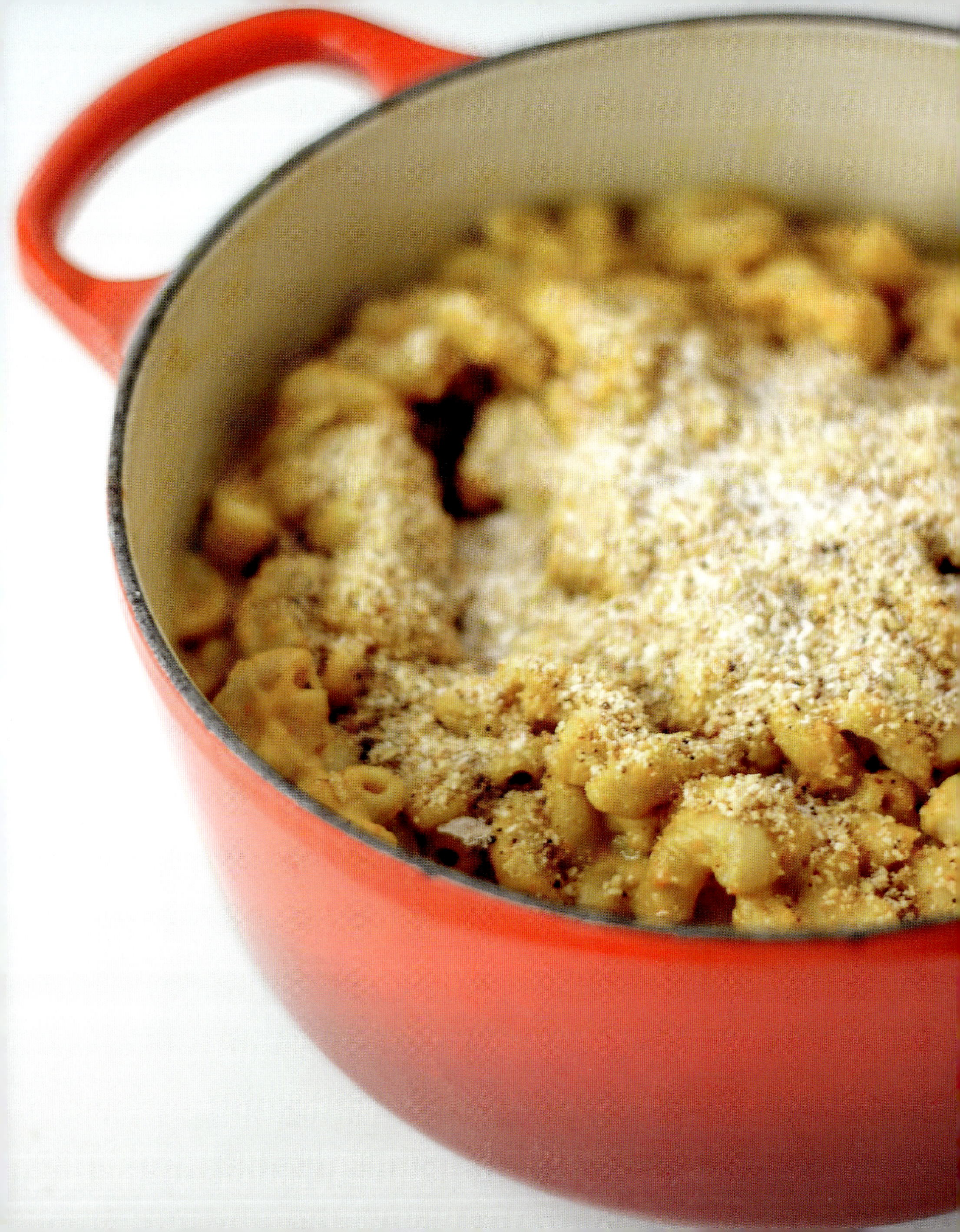

MAC AND „CHEESE“

Portionen: 6 | Zeit: 45–50 min.

ZUTATEN

550 g Vollweizen-Makkaroni-Nudeln
100 g fein gewürfelte Zwiebel (etwa eine halbe mittelgroße Zwiebel)
2 ½ Esslöffel Pflanzensterin-Margarine geteilt
500 ml Wasser
227 g Block mittelfester Tofu
100 g geschälte und in 1 cm große Stücke gehackte Karotten
20 g nährstoffreiche Nährhefe
2 Teelöffel Flohsamenschalen
½ Teelöffel Salz oder nach Geschmack

GARNIERUNG:

50 g gemahlene Mandeln
½ Esslöffel nahrhafte Nährhefe, zerbröckelt
1 Esslöffel Flohsamenschalen
Prise Salz oder nach Geschmack

ZUBEREITUNG

1. Die Nudeln nach den Anweisungen auf der Verpackung kochen.
2. Während die Nudeln kochen, bereiten Sie die Käsesauce vor. In einem mittelgroßen Topf die Zwiebeln in ½ Esslöffel Pflanzensterin-Margarine glasig dünsten.
3. Geben Sie zwei Tassen Wasser, den Tofu und die Karotten in den Topf mit den Zwiebeln. Zugedeckt ca. 20 Minuten köcheln lassen, bis die Karotten weich sind.
4. In einem Mixer Karotten, Tofu und das restliche Wasser aus dem Topf zusammen mit der Nährhefe, zwei Esslöffeln Pflanzensterin-Margarine, Flohsamenschalen und Salz mischen, bis die Masse glatt ist, ggf. mehr Wasser hinzufügen, um eine Konsistenz ähnlich der von geschmolzenem Nacho-Käse zu erreichen.
5. Für die Garnierung rösten Sie die gemahlenen Mandeln in einer kleinen Pfanne bei mittlerer bis niedriger Hitze unter ständigem Rühren etwa 2–5 Minuten lang oder bis die gemahlenen Mandeln hellbraun werden. In einer kleinen Schüssel die gerösteten Mandeln mit der Nährhefe, Flohsamen und Salz vermischen.
6. Kombinieren Sie die „Käse“-Sauce mit den Nudeln.
7. Bestreuen Sie die Nudeln mit dem Mandeltopping.

TIPP Probieren Sie den zubereiteten Mac and „Cheese“ mit etwas gedünstetem Brokkoli.

NÄHRWERTE

pro Portion: 444 kcal und 8 g Nüsse

Proteine	22,3 g	**Fette**	11,6 g
Kohlenhydrate	72,1 g	• davon gesättigt	1,4 g
Ballaststoffe	12,2 g	• davon einfach ungesättigt	4,9 g
• davon viskose Ballaststoffe	1,1 g	• davon mehrfach ungesättigt	3,9 g
		Phytosterine	0,5 g

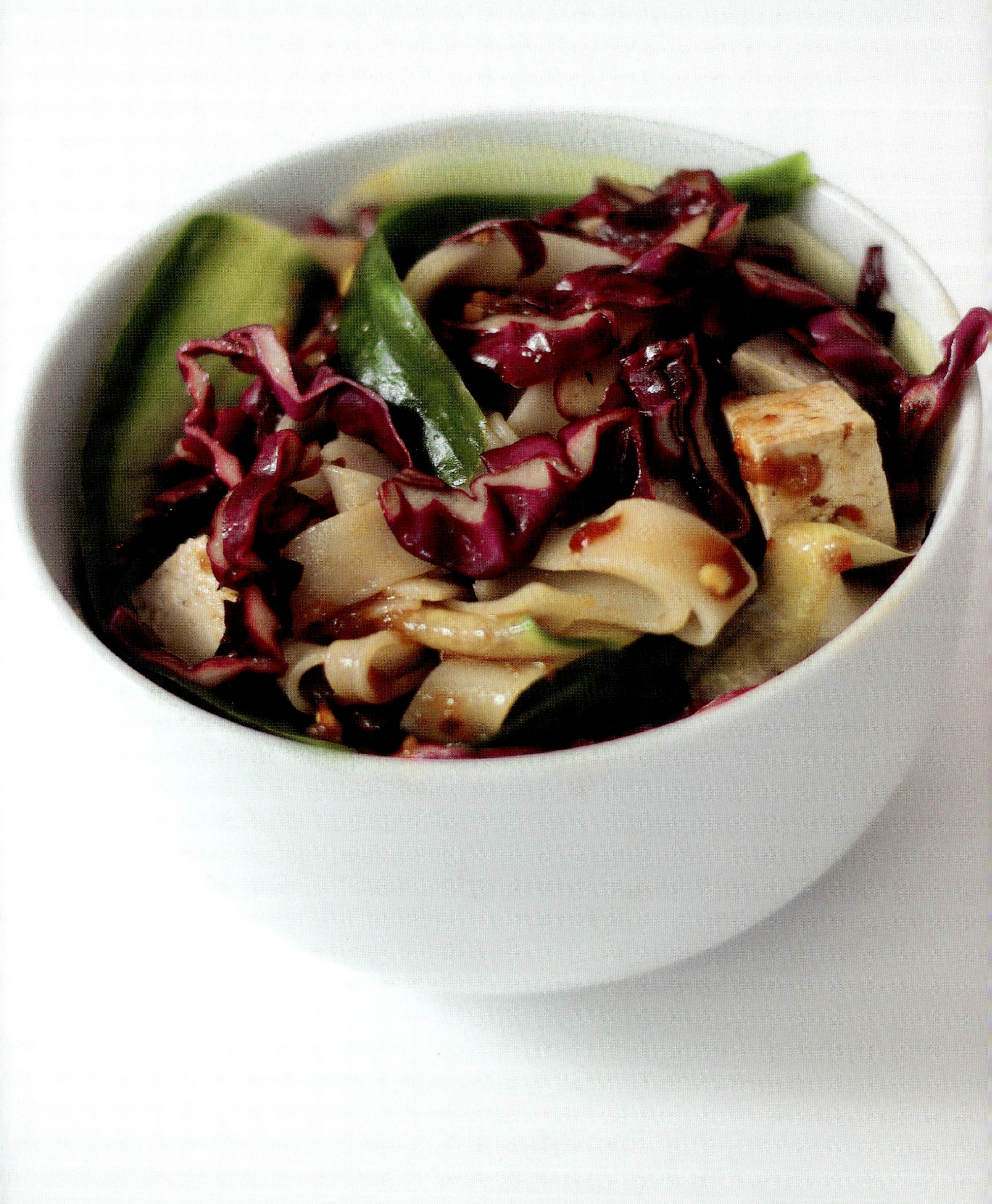

PIKANTER GLASNUDELSALAT

Portionen: 6 | Zeit: 15 min.

ZUTATEN

375 g Konjak-Nudeln (auch Shirataki genannt), gespült und abgetropft
400 g gehackter Rotkohl, längs in Streifen geschnitten (etwa ein halber kleiner Kohl)
460 g fester Tofu, gewürfelt
2 Teelöffel geriebener frischer Ingwer
1 Teelöffel Sojasauce
2 Teelöffel Sesamöl
2 Teelöffel Sambal Oelek oder andere Chilipaste (wenn gewünscht)
150 g feine Bänder aus Gurkenscheiben (etwa eine halbe Gurke)

VORSCHLAG

Konjak-Nudeln können auch durch Reisnudeln ersetzt werden.

ZUBEREITUNG

1. Konjak-Nudeln nach Packungsanweisung zubereiten. Dann unter kaltem Wasser abschrecken.

2. In einer großen Schüssel Kohl, Tofu, Ingwer-Sojasauce, Sesamöl und Sambal Oelek mischen. Fügen Sie die Nudeln hinzu und lassen Sie sie im Kühlschrank marinieren, während Sie die Gurke zubereiten.

3. Nehmen Sie die Gurke und schneiden Sie sie in feine Bänder. Dies kann man mit einem Spiralisierer oder einem Kartoffelschäler tun, indem man die Gurke der Länge nach schält, um lange Stränge zu erhalten.

4. Gurke in die Schüssel mit Kohl und Nudeln geben und mischen.

NÄHRWERTE

pro Portion: 90 kcal

Proteine	7,2 g	**Fette**	4,9 g
Kohlenhydrate	6,5 g	• davon gesättigt	0,6 g
Ballaststoffe	3,6 g	• davon einfach ungesättigt	1,5 g
• davon viskose Ballaststoffe	2,7 g	• davon mehrfach ungesättigt	2,7 g

POT O'RISOTTO

— Originalrezept der Portfolio-Diät —

Portionen: 4

Dieses reisfreie Risotto aus Gerste ist ein herzhafter Klassiker.

TIPP Suchen Sie nach gefrorenen Sojabohnen in Reformhäusern und großen Supermärkten. Wir haben 1–2 Bouillion-Gemüsewürfel verwendet.

ZUTATEN

1 Esslöffel Olivenöl
1 Zwiebel, fein gehackt
1 Knoblauchzehe, gehackt
1 Teelöffel getrockneter Thymian
200 g Gerste
4 Tassen Gemüsebrühe
180 g gefrorene Sojabohnen (Edamame)
120 g gefrorene oder frisch gekochte Okra, in Scheiben geschnitten

ZUBEREITUNG

1. Erhitzen Sie einen großen Topf bei mittlerer Hitze. Olivenöl, Zwiebel, Knoblauch und Thymian hinzufügen und die Zwiebel glasig dünsten.
2. Die Gerste hinzufügen und umrühren. Beginnen Sie langsam mit der Zugabe der Brühe, immer eine Tasse und rühren Sie um, bis die Gerste den größten Teil der Flüssigkeit aufgenommen hat.
3. Die Gerste bei mittlerer bis niedriger Hitze kochen, bis die Gerste weich ist (30 Minuten oder länger). Abdecken und oft umrühren.
4. Dann die Sojabohnen und Okra sowie ggf. mehr Wasser hinzufügen. Weitere 5 Minuten kochen lassen.

VORSCHLAG

Für die Zubereitung der Pot O'Barley-Suppe verdoppeln Sie die Anzahl der Tassen Gemüsebrühe.

NÄHRWERTE

pro Portion: 265 kcal

Proteine	12,0 g	**Fette**	7,8 g
Kohlenhydrate	50,1 g	• davon gesättigt	1,5 g
Ballaststoffe	13,6 g	• davon einfach ungesättigt	3,6 g
• davon viskose Ballaststoffe	4,3 g	• davon mehrfach ungesättigt	2,0 g

GEBRATENE GERSTE

— Originalrezept der Portfolio-Diät —

Portionen: 4

Vergessen Sie gebratenen Reis, versuchen Sie es stattdessen mit Gerste!

ZUTATEN

400 g gekochte Gerste, gut abgetropft und getrocknet
3 Zehen Knoblauch, gehackt
1 daumenbreites Stück Ingwerwurzel, fein gehackt
2 Frühlingszwiebeln, gehackt
5 Korianderzweige, Stängel fein gehackt, Blätter intakt
115 g extra fester Tofu
½ Tasse gefrorene Erbsen
2 Esslöffel Rapsöl
2 Teelöffel Sesamöl
2 Esslöffel helle Sojasauce oder Tamari

ZUBEREITUNG

1. Tofu in kleine Stücke brechen und mit Sojasauce marinieren.
2. Einen Wok bei starker Hitze erhitzen und das Rapsöl hinzufügen. Knoblauch, Ingwer, Frühlingszwiebel und Korianderstängel anbraten. Rasch Gerste zugeben und einige Minuten unter Rühren weiterbraten.
3. Tofu und gefrorene Erbsen hinzufügen. Sesamöl und Sojasauce über die Gerste streuen.
4. Mit Korianderblättern garnieren.

NÄHRWERTE

pro Portion: 206 kcal

Proteine	8,6 g	**Fette**	10,2 g
Kohlenhydrate	25,0 g	• davon gesättigt	1,0 g
Ballaststoffe	5,5 g	• davon einfach ungesättigt	5,0 g
• davon viskose Ballaststoffe	2,0 g	• davon mehrfach ungesättigt	3,5 g

SOJA-CHILI

— Originalrezept der Portfolio-Diät —

Portionen: 4

Chili, das sich perfekt für die Portfolio-Diät eignet. Ersatz für Kidneybohnen sind Sojabohnen und für Rindfleisch werden gemahlene Sojabohnen verwendet. Probieren Sie es aus.

ZUTATEN

1 Esslöffel extra natives Olivenöl
230 g Sojabohnen gemahlen rund ***oder***
2 zerbröckelte Soja-Burger
5 Zehen Knoblauch, gehackt
1 Zwiebel, gehackt
1 Stangensellerie, in Scheiben geschnitten
1 Dose (ca. 540 g) Sojabohnen (notfalls andere Bohnen), abgetropft und abgespült
800 g Dosen-Tomaten, gewürfelt
2–4 Esslöffel Chilipulver, mild
½ Tasse Wasser oder Gemüsebrühe
Salz und Pfeffer zum Abschmecken

ZUBEREITUNG

1. Erhitzen Sie das Öl in einem Topf bei mittlerer bis starker Hitze. Zwiebel, Knoblauch und Sellerie hinzufügen und 1–2 Minuten dünsten.
2. Chilipulver, gemahlene Soja, Tomaten und Sojabohnen hinzugeben. Brühe hinzufügen.
3. Chili-Zutaten zum Kochen bringen, dann die Hitze reduzieren und zugedeckt ca. 30 Minunten köcheln lassen.
4. Geschmack mit Salz und Pfeffer anpassen.

NÄHRWERTE

pro Portion: 332 kcal

Proteine	30,0 g	**Fette**	13,4 g
Kohlenhydrate	39,2 g	• davon gesättigt	1,7 g
Ballaststoffe	16,4 g	• davon einfach ungesättigt	4,5 g
• davon viskose Ballaststoffe		• davon mehrfach ungesättigt	5,0 g

GERSTENSALAT MIT SCHWARZEN BOHNEN

— Originalrezept der Portfolio-Diät —

Portionen: 4

Ein einfaches aber farbenfrohes Gericht, das bei jeder Mahlzeit oder jedem Buffet hervorsticht.

ZUTATEN

400 g gekochte Gerste (abgekühlt)
½ jeweils rote und grüne Paprika, gewürfelt
1 Dose schwarze Bohnen, gut abgetropft und gespült
1 Esslöffel extra natives Olivenöl
1 – 1 ½ Zitronen, entsaftet
frisches Basilikum nach Geschmack
Salz und Pfeffer zum Abschmecken

ZUBEREITUNG

1. Paprikaschoten in 1 Esslöffel Öl 1 Minute anbraten.
2. Alle Zutaten in einer großen Schüssel vermengen.
3. Gut mischen und die Gewürze nach Ihrem Geschmack anpassen.

VORSCHLAG

Fügen Sie 2 gewürfelte Tomaten, eine klein gewürfelte Avocado, ¼ Teelöffel Paprikaflocken und 2 in Scheiben geschnittene grüne Zwiebeln hinzu.
Rezeptvariationen getestet von Kathy Galbraith, RD.

NÄHRWERTE

pro Portion: 287 kcal

Proteine	11,0 g	**Fette**	11,8 g
Kohlenhydrate	44,8 g	• davon gesättigt	1,7 g
Ballaststoffe	10,6 g	• davon einfach ungesättigt	7,0 g
• davon viskose Ballaststoffe	2,0 g	• davon mehrfach ungesättigt	2,5 g

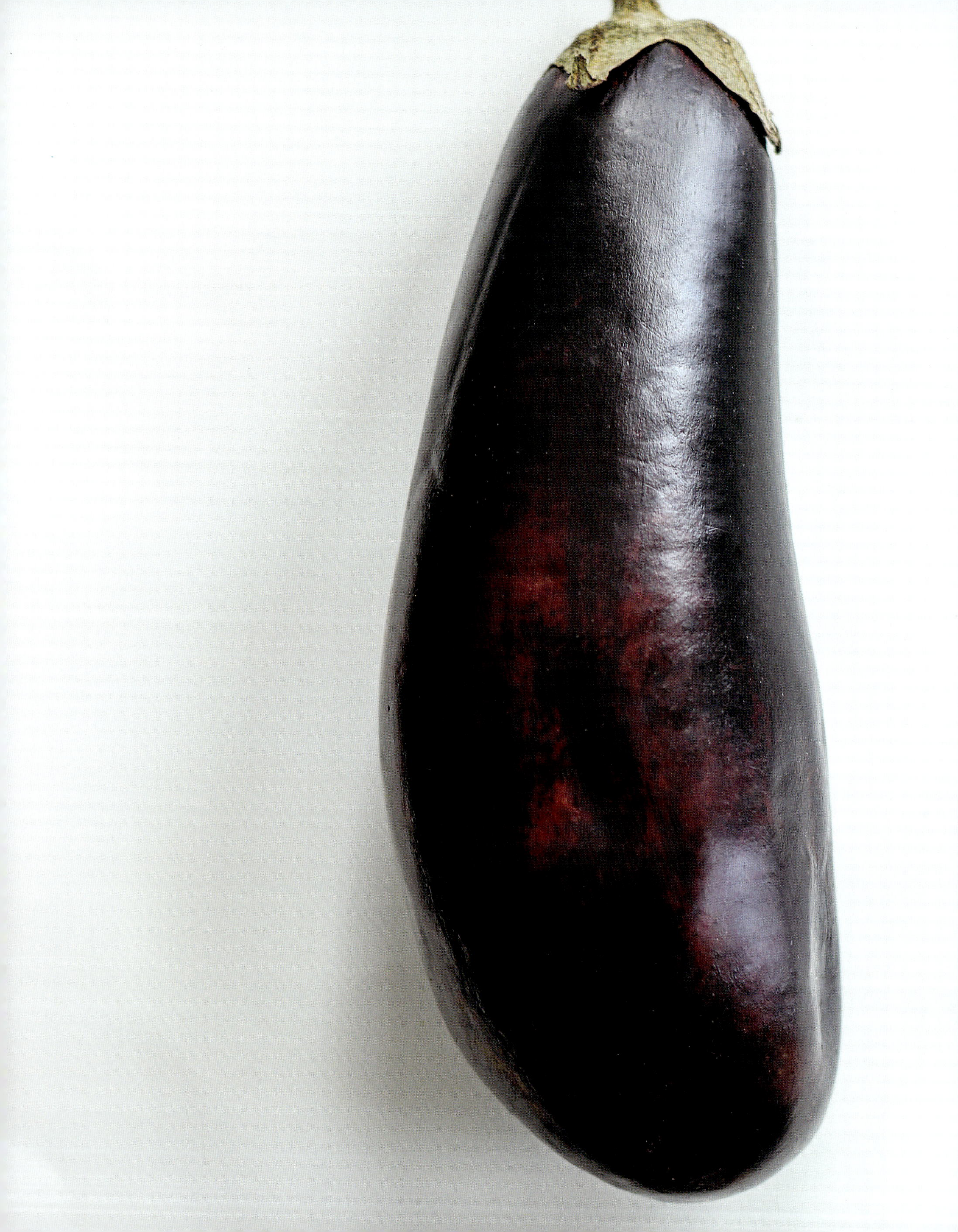

ZWISCHEN-MAHLZEITEN & SNACKS

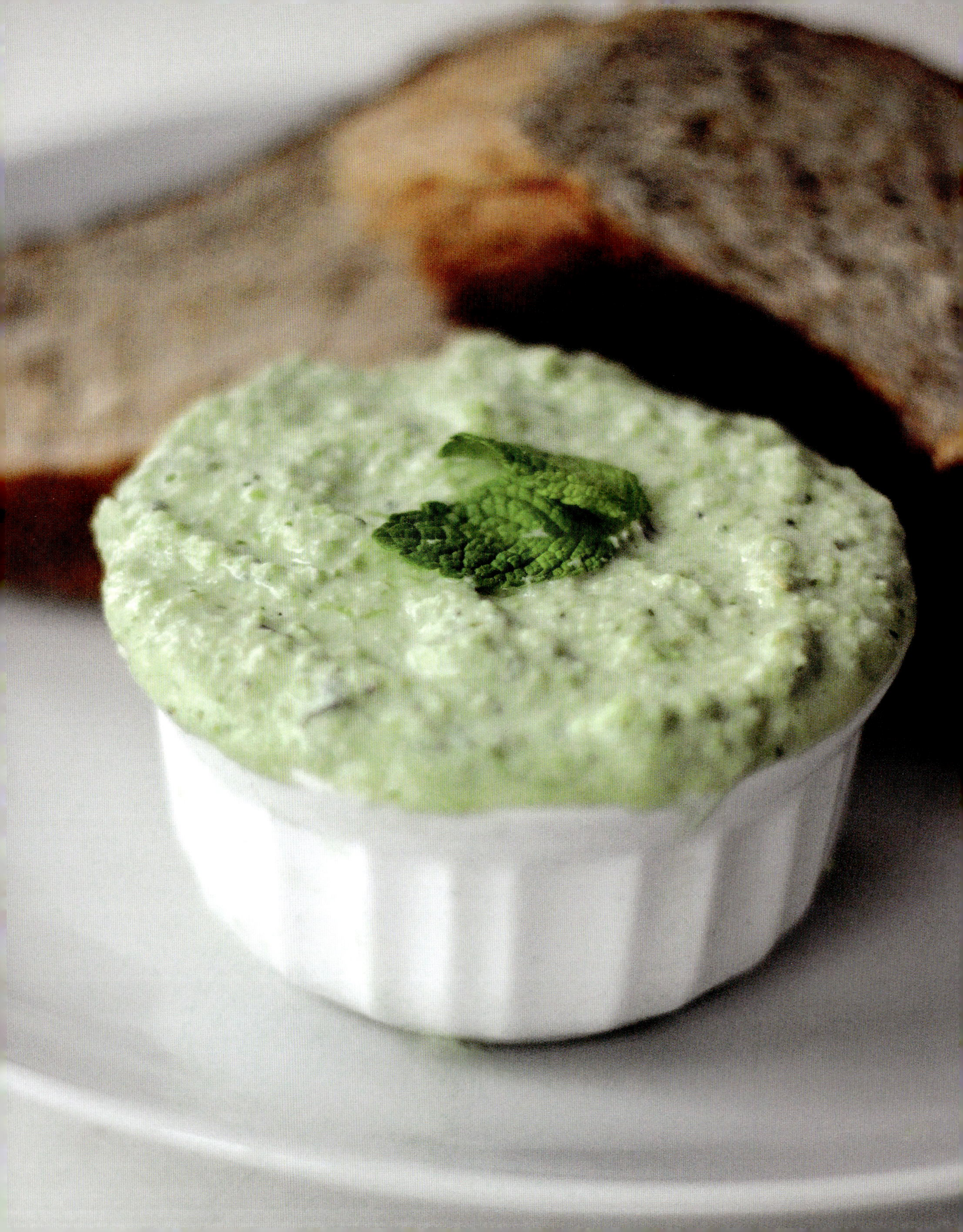

SOJABOHNEN-DIP

Portionen: 4 | Zeit: 5 min.

TIPP Wenn Edamame gefroren ist, muss es vor dem Mischen in der Mikrowelle aufgetaut werden.

ZUTATEN

120 g Edamame
80 g kleine Gurke
8 g Minzblätter (etwa eine Handvoll)
65 ml Sojamilch oder 115 g weicher Tofu
1 Esslöffel Zitronensaft
1 Esslöffel Olivenöl
2 Esslöffel Wasser
Salz nach Geschmack

ZUBEREITUNG

In einem Mixer oder einer Küchenmaschine Edamame, Gurke, Minze, Sojamilch, Zitronensaft, Olivenöl, Wasser und Salz zu einem glatten Teig verarbeiten. Mit Ihrem Lieblingsbrot, Cracker oder Gemüse servieren.

VORSCHLAG

Um die Ballaststoffmenge zu erhöhen, probieren Sie das Rezept mit 2 Teelöffeln Flohsamen oder servieren Sie es mit Flohsamen-Haferbrot (Seite 167).

NÄHRWERTE

pro Portion: 75 kcal

Proteine	3,3 g	**Fette**	5,2 g
Kohlenhydrate	2,8 g	• davon gesättigt	0,5 g
Ballaststoffe	1,7 g	• davon einfach ungesättigt	2,8 g
• davon viskose Ballaststoffe	0,8 g	• davon mehrfach ungesättigt	0,5 g

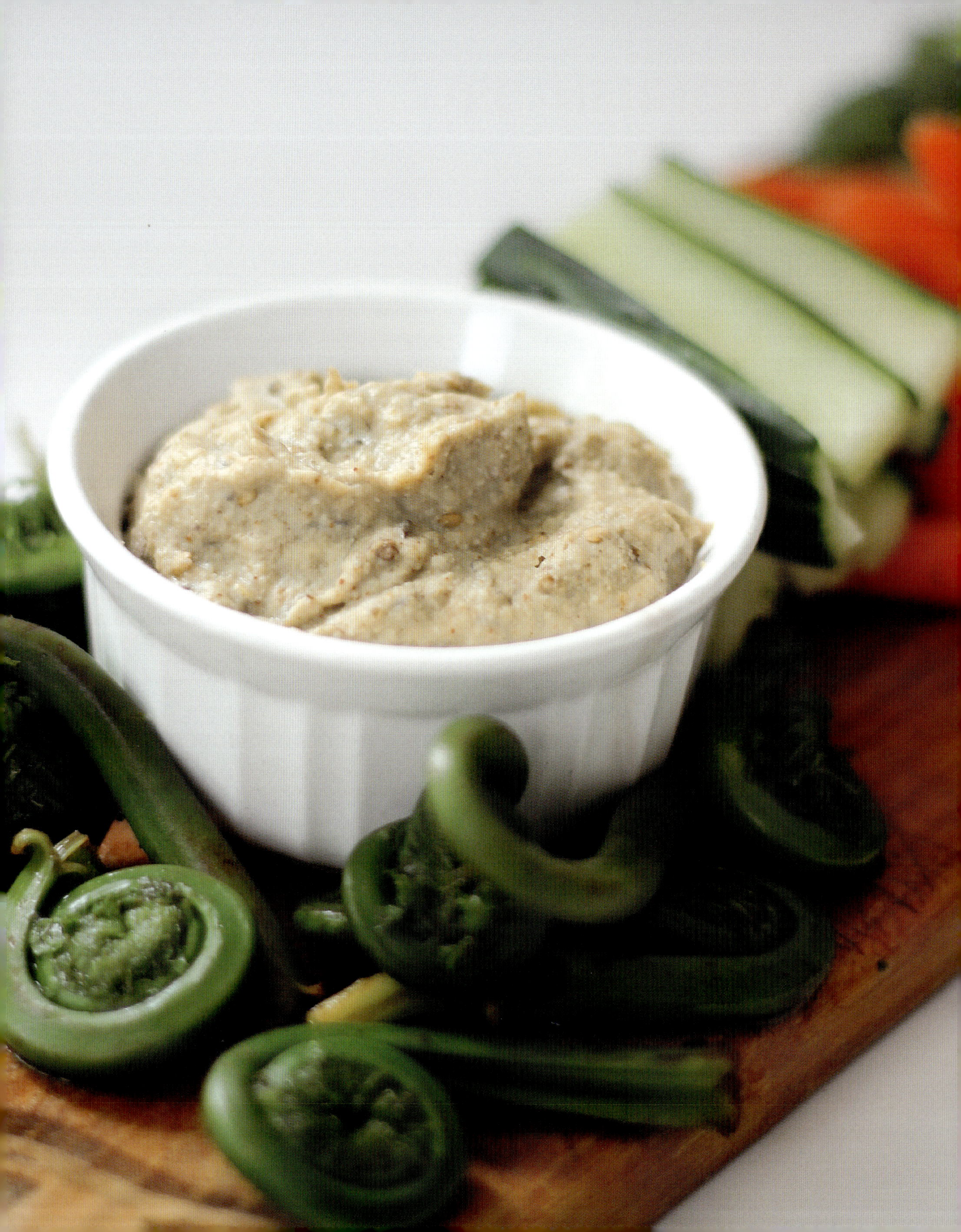

BABA GANOUSH

Portionen: 4 | Zeit: 60 min.

ZUTATEN

2 Auberginen (ca. 1.200 g)
30 g gemahlene Mandeln
1 Esslöffel Zitronensaft
1 Esslöffel Mandelbutter (oder 35 g ganze Mandeln, glatt gemahlen)
4–5 geschälte Knoblauchzehen (oder eine kleine Knoblauchknolle)
1 Teelöffel Flohsamenschalen
1 Teelöffel Olivenöl
Salz nach Geschmack

ZUBEREITUNG

1. Den Ofen auf 205 °C vorheizen.
2. Jede Aubergine mit Alufolie fest einwickeln.
3. Knoblauchzehen mit Olivenöl beträufeln und mit Alufolie umwickeln. Nehmen Sie ein Backblech, legen Sie den eingewickelten Knoblauch und die Auberginen darauf und backen Sie es im Ofen 30–45 Minuten solange, bis sowohl die Aubergine als auch der Knoblauch sehr weich sind. Eine Gabel sollte widerstandslos durch die Schale gleiten, wenn die Aubergine fertig ist und der Knoblauch sollte sich leicht zerdrücken lassen.
4. Während die Aubergine und der Knoblauch garen, rösten Sie in einer großen Bratpfanne die gemahlenen Mandeln bei mittlerer bis niedriger Hitze unter gelegentlichem Rühren, bis sie braun werden (2–5 Minuten).
5. Auberginen aus dem Ofen nehmen, in Ringe schneiden, den Stiel entfernen und verwerfen.
6. Mit einem Mixer Auberginen, Knoblauch, gemahlene Mandeln, Mandelbutter, Zitronensaft, Flohsamen, Olivenöl und Salz mischen. Alles zu einem glatten Teig verarbeiten.

VORSCHLAG

Servieren Sie dazu frisches Flohsamen-Haferbrot (Seite 167) oder versuchen Sie es mit einer cremigen Sauce auf Gerstenbasis.

NÄHRWERTE

pro Portion: 150 kcal und 10 g Nüsse

Proteine	5,2 g	**Fette**	7,5 g
Kohlenhydrate	20,4 g	• davon gesättigt	0,8 g
Ballaststoffe	9,5 g	• davon einfach ungesättigt	4,6 g
• davon viskose Ballaststoffe	2,6 g	• davon mehrfach ungesättigt	1,7 g

CURRY-MANDEL-HUMMUS

Portionen: 5 | Zeit: 5–10 min.

TIPP Bis zu einem Teelöffel braunen Zucker hinzufügen, um jeglichen bitteren Geschmack zu beseitigen.

ZUTATEN

540 ml Kichererbsen
1 Teelöffel Zitronensaft oder Apfelessig
1 ½ Teelöffel Currypulver
2 Teelöffel Olivenöl
1 ½ Esslöffel Mandelbutter (oder 25 g ganze, glatt gemahlene Mandeln)
1 Esslöffel grob gehackte Zwiebel
Salz nach Geschmack

ZUBEREITUNG

1. Kichererbsen abtropfen lassen, dabei die Flüssigkeit und, falls gewünscht, eine Handvoll Kichererbsen, die als Garnierung verwendet werden können, beiseitestellen.
2. Mit einem Mixer Kichererbsen, Essig, Currypulver, Olivenöl, Mandelbutter und Zwiebel pürieren. Während des Pürierens 2–3 Esslöffel Kichererbsenflüssigkeit hinzufügen, bis die Mischung eine glatte Textur erhält.
3. Nach Geschmack salzen.

VORSCHLAG

Mit Olivenöl, Kichererbsen, Paprika und Petersilie garnieren.

NÄHRWERTE

pro Portion: 115 kcal und 3 g Nüsse

Proteine	5,4 g	**Fette**	5,3 g
Kohlenhydrate	13,0 g	• davon gesättigt	0,6 g
Ballaststoffe	4,4 g	• davon einfach ungesättigt	2,6 g
• davon viskose Ballaststoffe	1,9 g	• davon mehrfach ungesättigt	1,6 g

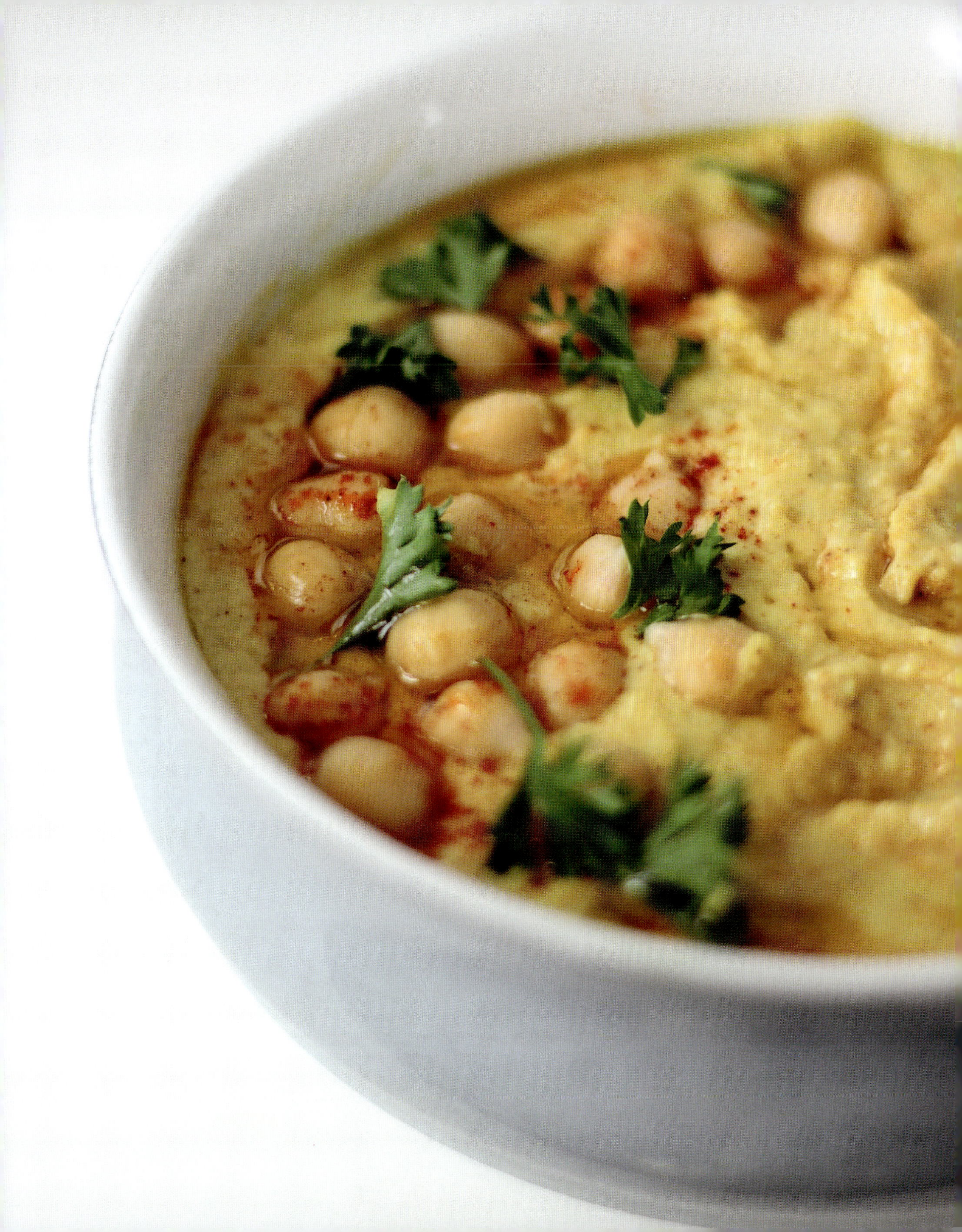

AUBERGINEN-HAPPEN

Portionen: 4 | Zeit: 35–40 min.

ZUTATEN

120 g Hummus
2 Esslöffel Senf
25 g gemahlene Mandeln
1 Esslöffel Flohsamenschalen
32 g Nährhefe
12 g Haferkleie
2 Teelöffel getrockneter Oregano
1 Teelöffel getrockneter Thymian
2 japanische Auberginen (ca. 850 g), in Ringe geschnitten
1 Prise Salz

GARNIERUNG

2 Tomaten, fein gewürfelt
75 g Zwiebel, fein gewürfelt
1 Handvoll frisches Basilikum, in Bänder geschnitten

VORSCHLAG

Japanische Auberginen können durch italienische Auberginen ersetzt werden. Diese Größenveränderung macht aus dem Gericht eher eine Beilage zu einer Mahlzeit.

ZUBEREITUNG

1. Den Ofen auf 175 °C vorheizen.
2. Für die Auberginen in einer kleinen Schüssel Hummus und Senf miteinander vermischen.
3. Mischen Sie in einer separaten kleinen Schüssel gemahlene Mandeln, Flohsamen, Nährhefe, Haferkleie, Oregano und Thymian.
4. In einer großen, mikrowellengeeigneten Schüssel Auberginen für 4 Minuten in die Mikrowelle geben.
5. Auberginen-Ringe mit Hummus-Senf-Mischung bestreichen, dann in Haferkleie-Mandel-Mischung tauchen, sodass sie vollständig umhüllt sind.
6. Auf einem mit Backpapier ausgekleideten Blech für 25–30 Minuten, oder bis die Oberseite der Aubergine leicht gebräunt ist, backen.
7. Für den Belag eine kleine Schüssel verwenden und Tomate, Zwiebel sowie Basilikum mischen. Als Beilage oder Garnierung zu den Auberginen-Happen servieren.

TIPP Schmeckt warm serviert am besten.

NÄHRWERTE

pro Portion: 210 kcal und 6 g Nüsse

Proteine	11,7 g	**Fette**	6,6 g
Kohlenhydrate	26,9 g	• davon gesättigt	0,7 g
Ballaststoffe	10,9 g	• davon einfach ungesättigt	3,2 g
• davon viskose Ballaststoffe	3,7 g	• davon mehrfach ungesättigt	1,9 g

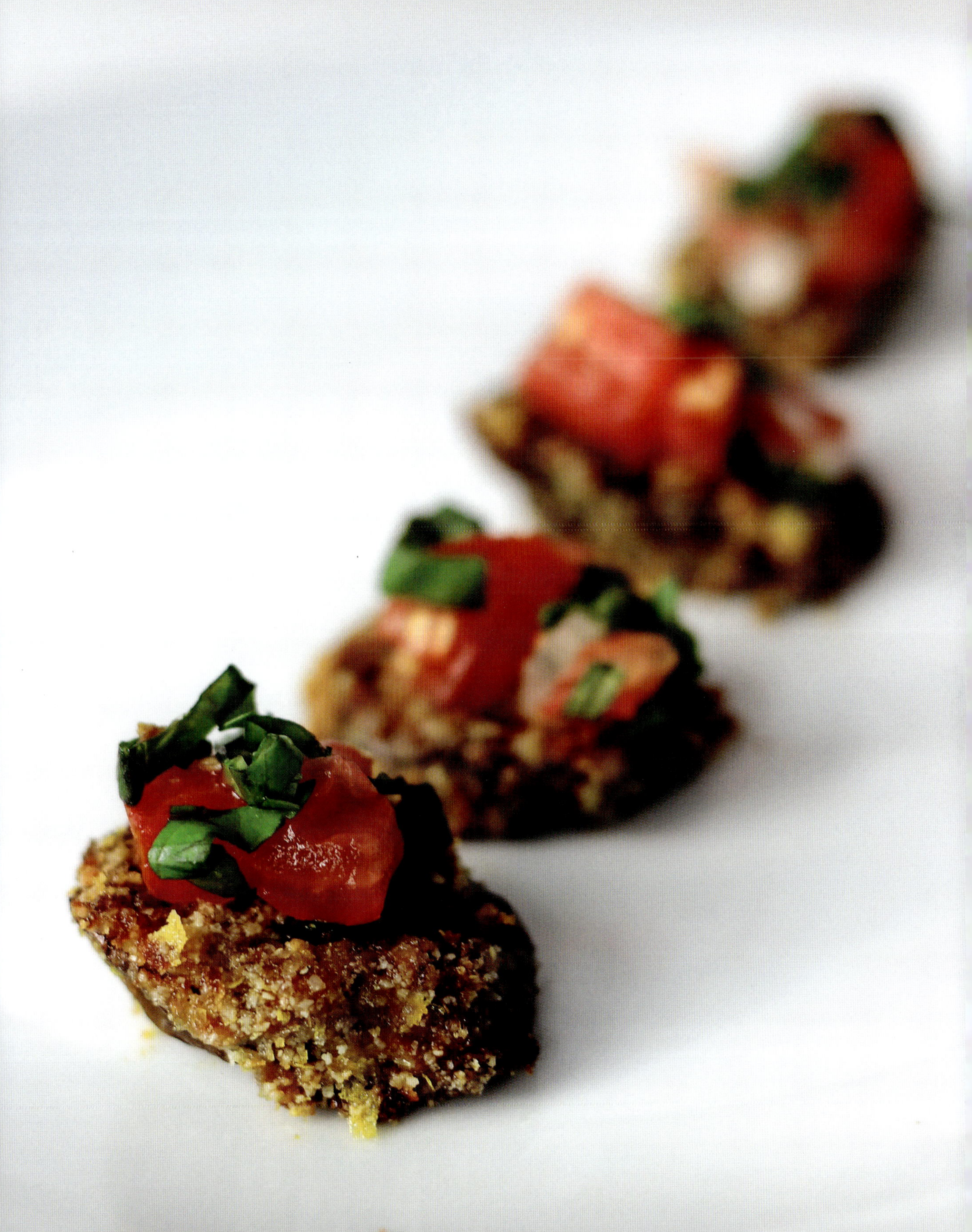

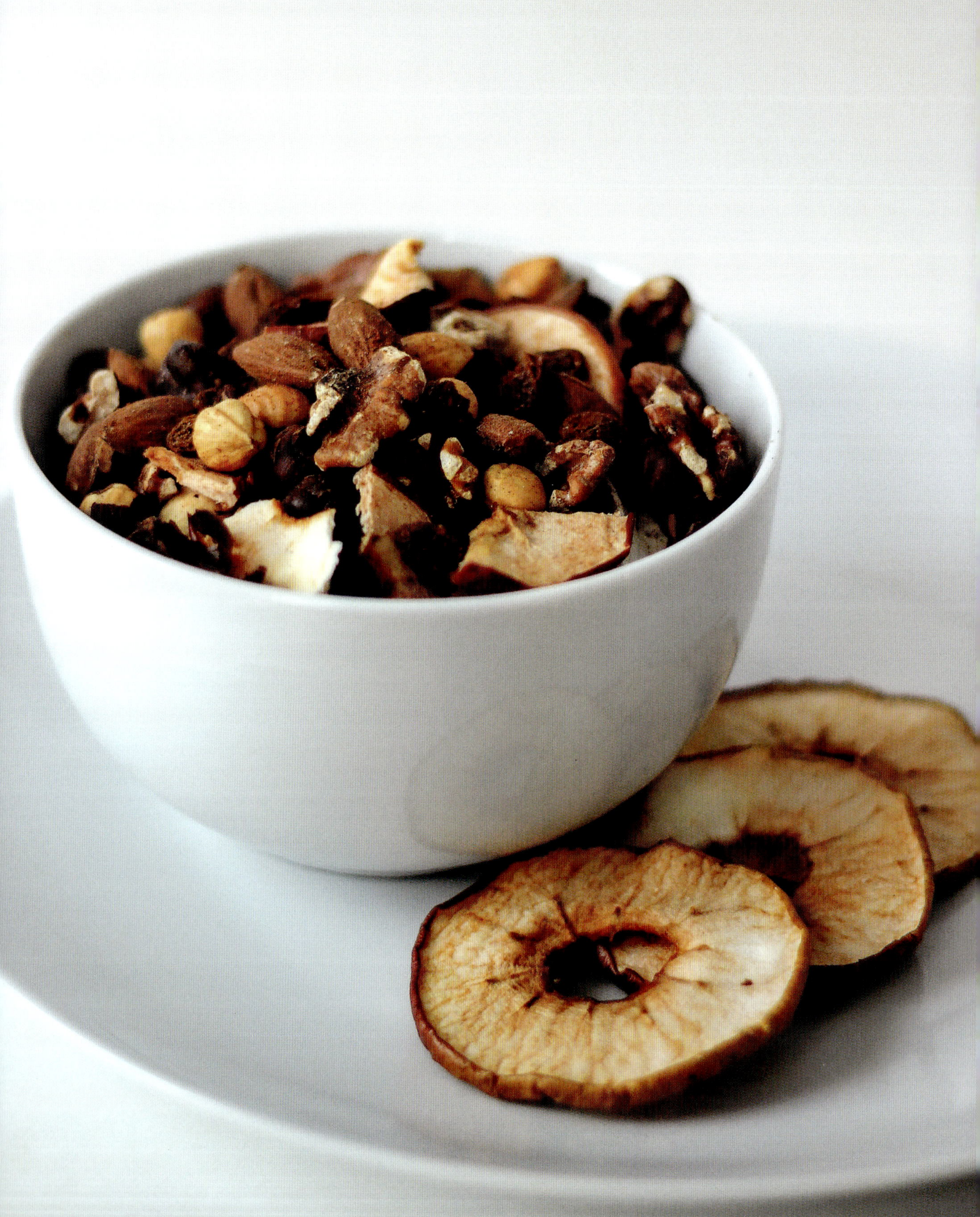

APFEL-NUSS-MIX

Portionen: 6 | Zeit: 2–4 h
(7 min. bei Anwendung des Tipps)

TIPP Ersetzen Sie frische Äpfel durch vorgetrocknete, in kleine Stücke geschnittene Äpfel.

ZUTATEN

2 mittlere Äpfel
2 Teelöffel Kristallzucker
40 g geröstete Haselnüsse
35 g geröstete Mandeln
42 g geröstete Walnüsse
½ Teelöffel Zimt
42 g Rosinen

ZUBEREITUNG

1. Den Ofen auf niedrigster Temperatur (65 °C) vorheizen.
2. Äpfel entkernen und in Scheiben schneiden (ca. 6 mm dick).
3. Bestreuen Sie die Oberfläche mit Zucker.
4. Die Apfelscheiben auf ein mit Backpapier ausgelegtes Backblech legen und 2 Stunden (je nachdem, wie knusprig Sie sie mögen) backen (nach der Hälfte der Zeit wenden).
5. In einer großen Bratpfanne bei mittlerer Hitze die Haselnüsse, Mandeln und Walnüsse hellbraun rösten und regelmäßig, etwa 5 Minuten lang mischen.
6. Schneiden Sie die Äpfel in mundgerechte Stücke und vermischen Sie sie mit Nüssen, Zimt und Rosinen.

NÄHRWERTE

pro Portion: 150 kcal und 18 g Nüsse

Proteine	3,4 g	**Fette**	10,7 g
Kohlenhydrate	13,8 g	• davon gesättigt	0,9 g
Ballaststoffe	3,5 g	• davon einfach ungesättigt	5,0 g
• davon viskose Ballaststoffe	1,1 g	• davon mehrfach ungesättigt	4,2 g

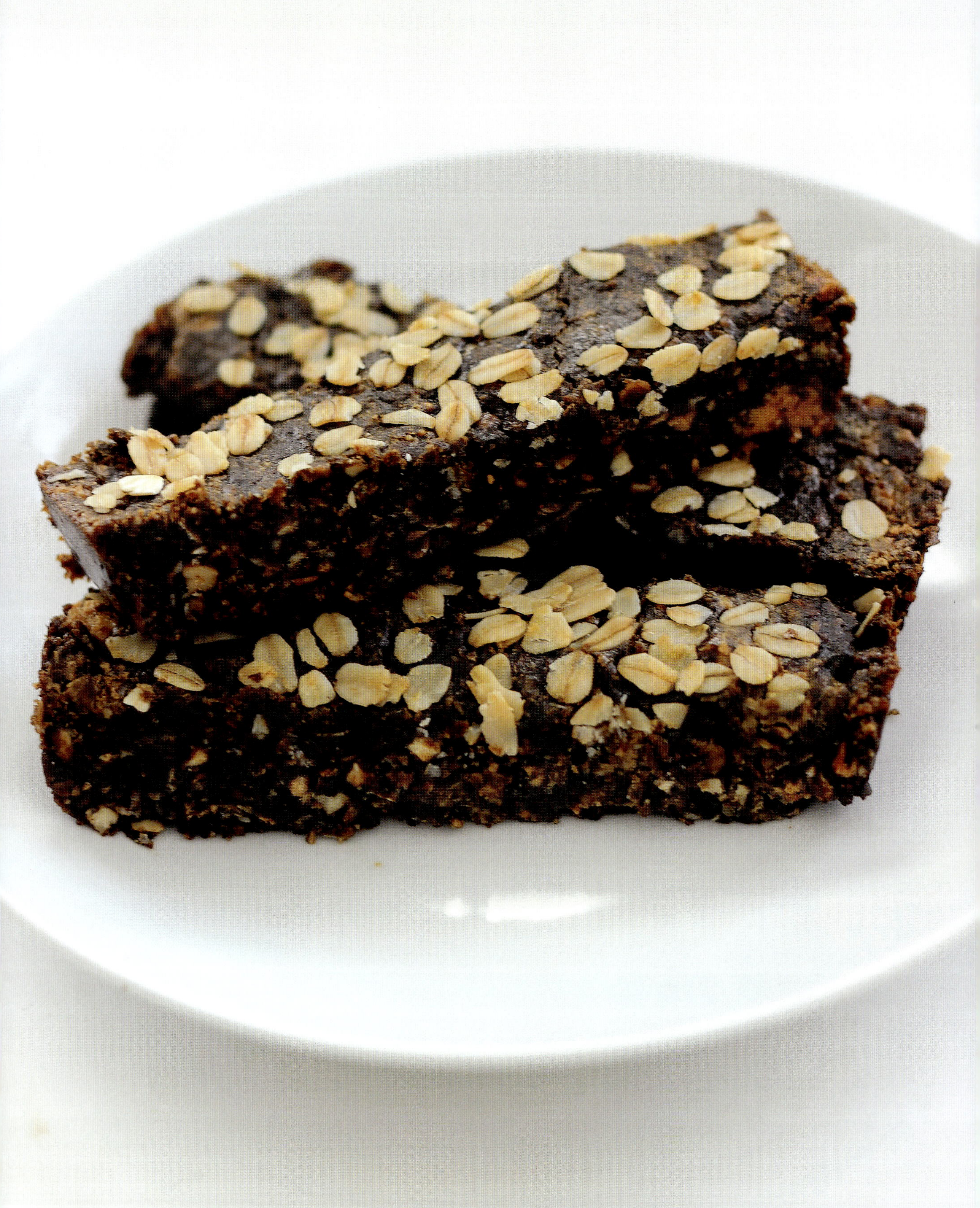

ENERGIE-HAFERRIEGEL

Portionen: 10 | Zeit: 25–30 min.

TIPP Die Riegel werden weniger klebrig, je länger sie luftgetrocknet sind. Um unerwünschte Klebrigkeit zu vermeiden, lassen Sie sie ausgepackt etwa 30 Minuten bis 1 Stunde offen liegen.

TIPP Zur Zubereitung von Haselnüssen: 10 Minuten bei 175 °C backen, abkühlen lassen und dann zum Entfernen der Häute zwischen den Händen reiben.

ZUTATEN

115 g Haselnüsse (geröstet und geschält)
60 ml Zuckerrohrmelasse
75 g Hafer
250 ml ungesüßte Erdnussbutter

ZUBEREITUNG

1. Heizen Sie den Ofen auf 175 °C vor und fetten Sie eine 30 × 15 cm große Form ein.
2. Haselnüsse im Mixer oder in der Küchenmaschine mahlen, bis sie grob zerkleinert sind.
3. Mischen Sie in einer mittelgroßen Schüssel die gemahlenen Haselnüsse mit der Melasse, dem Hafer und der Erdnussbutter.
4. Den Teig in die gefettete Form geben.
5. Backen Sie den Teig 15 Minuten
6. Vor dem Schneiden abkühlen lassen.
7. Luftdicht verpackt bei Raumtemperatur bis zu 2 Wochen haltbar oder bis zu 1 Monat tiefgekühlt.

NÄHRWERTE

pro Portion: 255 kcal und 32 g Nüsse

Proteine	8 g	**Fette**	19,0 g
Kohlenhydrate	17,0 g	• davon gesättigt	3,3 g
Ballaststoffe	3,3 g	• davon einfach ungesättigt	4,8 g
• davon viskose Ballaststoffe	1,2 g	• davon mehrfach ungesättigt	1,0 g

EINGELEGTE AUBERGINEN

— Originalrezept der Portfolio-Diät —

Portionen: 4

Für den Gewürzgurken-Fan: Probieren Sie diese eingelegten Auberginen. Kombinieren Sie sie mit Salat oder einer Gemüsebeilage.

ZUTATEN

1 große Aubergine (ca. 600 g)
120–240 ml weißer Essig
(je nach Säuregeschmack)
240 ml Wasser
½ Teelöffel Oregano
1 Esslöffel gehackte Petersilie
1 Knoblauchzehe, gehackt
1–2 Esslöffel Olivenöl
Salz nach Geschmack

ZUBEREITUNG

1. Schälen Sie die Aubergine und schneiden Sie sie in dicke Streifen.
2. Wasser, Essig und Salz aufkochen. Die Auberginenstreifen hinzufügen und kochen, bis sie gerade weich sind.
3. Gut abtropfen lassen. Die restlichen Zutaten hinzufügen und kaltstellen.

NÄHRWERTE

pro Portion: 72,3 kcal

Proteine	1,8 g	**Fette**	2,0 g
Kohlenhydrate	14,3 g	• davon gesättigt	0,3 g
Ballaststoffe	2,5 g	• davon einfach ungesättigt	1,5 g
• davon viskose Ballaststoffe	0,8 g	• davon mehrfach ungesättigt	0,3 g

FLOHSAMEN-HAFERBROT

— Originalrezept der Portfolio-Diät —

Ergibt 1 mittelgroßen Laib.

Kathy Galbraith stellte ähnliche Laibe Brot für Dr. Jenkins Studien zur Senkung des Cholesterinspiegels her.

TIPP Um eine knusprigere Kruste zu erhalten, formen Sie den Teig zu einer Kugel drücken Sie ihn in eine Backform aus Gusseisen (oder einem anderen ofenfesten Topf) mit Deckel und backen ihn so. Den Deckel für die ersten 30 Minuten des Backens drauf lassen und für die letzten 10–20 Minuten abnehmen.

ZUTATEN

280 g Haferkleie
90 g Glutenmehl (Weizengluten)
20 g Flohsamenschalen
2 Esslöffel Zucker
1 Teelöffel Salz
8 g Trockenhefe
2 Tassen warmes Wasser (50–55 °C)

ZUBEREITUNG

1. Messen Sie warmes Wasser, Flohsamen, Salz und Zucker in einer Schüssel ab und mischen Sie Haferkleie, Glutenmehl sowie Trockenhefe unter.
2. Eine 10 × 20 cm Backform leicht einfetten oder besprühen. Ofen auf 180 °C vorheizen.
3. Kneten Sie den Teig. Streuen Sie eine kleine Menge Haferkleie auf den Tisch. Formen Sie den Teig zu einem glatten Laib.
4. Den Teig in die Backform geben und zugedeckt für 10 bis 15 Minuten an einen warmen Ort stellen, bis der Teig durch Gärung die Oberkante der Backform erreicht hat.
5. Backen Sie den Teig bei 180 °C für 40–50 Minuten. Um die Kruste zu bräunen, den Ofen für 5 Minuten auf 200 °C erhöhen. Zum Abkühlen aus der Form nehmen.

Rezept getestet von Kathy Galbraith.

NÄHRWERTE *pro Portion: 91 kcal*

Proteine	7,6 g	**Fette**	1,2 g
Kohlenhydrate	17,7 g	• davon gesättigt	0,3 g
Ballaststoffe	5,5 g	• davon einfach ungesättigt	0,4 g
• davon viskose Ballaststoffe	3,5 g	• davon mehrfach ungesättigt	0,5 g

BBQ-SPIESSE

— Originalrezept der Portfolio-Diät —

Portionen: 2

Soja-Hähnchen-Spieße können jederzeit als Snack oder als Fleischalternative auf dem Grill serviert werden.

ZUTATEN

2 Soja-Hähnchen-Burger* (ca. 170 g), gewürfelt
1 große, grüne Paprika, gewürfelt
½ Aubergine (ca. 300 g), gewürfelt
125 g Kirschtomaten (ca. 10 Stück)
100 g Ananasstücke (optional)
1 Teelöffel Rapsöl
½ Teelöffel Salz
½ Teelöffel Knoblauchpulver oder Sojasauce
Zahnstocher oder Spieße
Montreal Chicken Seasoning, nach Geschmack

ZUBEREITUNG

1. Aubergine in Würfel schneiden, mit Salz würzen und 30 Minuten stehen lassen.
2. Dann abspülen, abtropfen lassen und trocken tupfen.
3. Bratpfanne mit Öl bestreichen, Burgerstücke, Paprika und Aubergine bei mittlerer Hitze 2–4 Minuten auf jeder Seite anbraten.
4. Mit Gewürzen bestreuen, Tomate und Ananas hinzufügen und die Hitze reduzieren. Stücke auf Spießen anrichten und servieren.

* In Sojasauce marinierter Tofu kann Sojaburger ersetzen.

NÄHRWERTE

pro Portion: 198 kcal

Proteine	19,6 g	**Fette**	6,0 g
Kohlenhydrate	20,4 g	• davon gesättigt	0,7 g
Ballaststoffe	4,0 g	• davon einfach ungesättigt	2,8 g
• davon viskose Ballaststoffe	0,8 g	• davon mehrfach ungesättigt	2,2 g

HAFERKEKSE

— Originalrezept der Portfolio-Diät —

Portionen: 40 kleine Kekse

Wählen Sie diesen cholesterinsenkenden Keks voller Knusperspaß!

ZUTATEN

½ Tasse Pflanzensterin-Margarine
1 Tasse Zucker
200 g Seidentofu (weich)
1 Teelöffel Vanille-Extrakt
280 g Haferkleie
60 g Gerstenmehl
50 g gemahlene Mandeln
2 Teelöffel Backpulver
½ Esslöffel Salz
Beerenkonfitüre

ZUBEREITUNG

1. Ofen auf 190 °C vorheizen. Margarine und Zucker verrühren. Gut schlagen. Tofu und Vanille hinzufügen, dann glattrühren.
2. Haferkleie, Gerstenmehl, gemahlene Mandeln, Salz und Backpulver zu den feuchten Zutaten geben. Gut umrühren und gut vermischen.
3. Fetten Sie ein Backblech (z. B. mit Backspray) und portionieren Sie einen Esslöffel Teig, um Kekse zu formen. Mit einem nassen Löffel eine Vertiefung auf der Oberseite jedes Kekses machen. Füllen Sie die Vertiefung mit einem halben Teelöffel Beerenmarmelade.
4. Backen Sie die Kekse 10 Minuten lang oder bis die Ränder braun werden.

Rezept getestet von Kathy Galbraith RD

NÄHRWERTE

pro Portion: 71 kcal

Proteine	1,8 g	**Fette**	3,4 g
Kohlenhydrate	9,6 g	• davon gesättigt	0,5 g
Ballaststoffe	1,5 g	• davon einfach ungesättigt	1,4 g
• davon viskose Ballaststoffe	0,7 g	• davon mehrfach ungesättigt	1,3 g

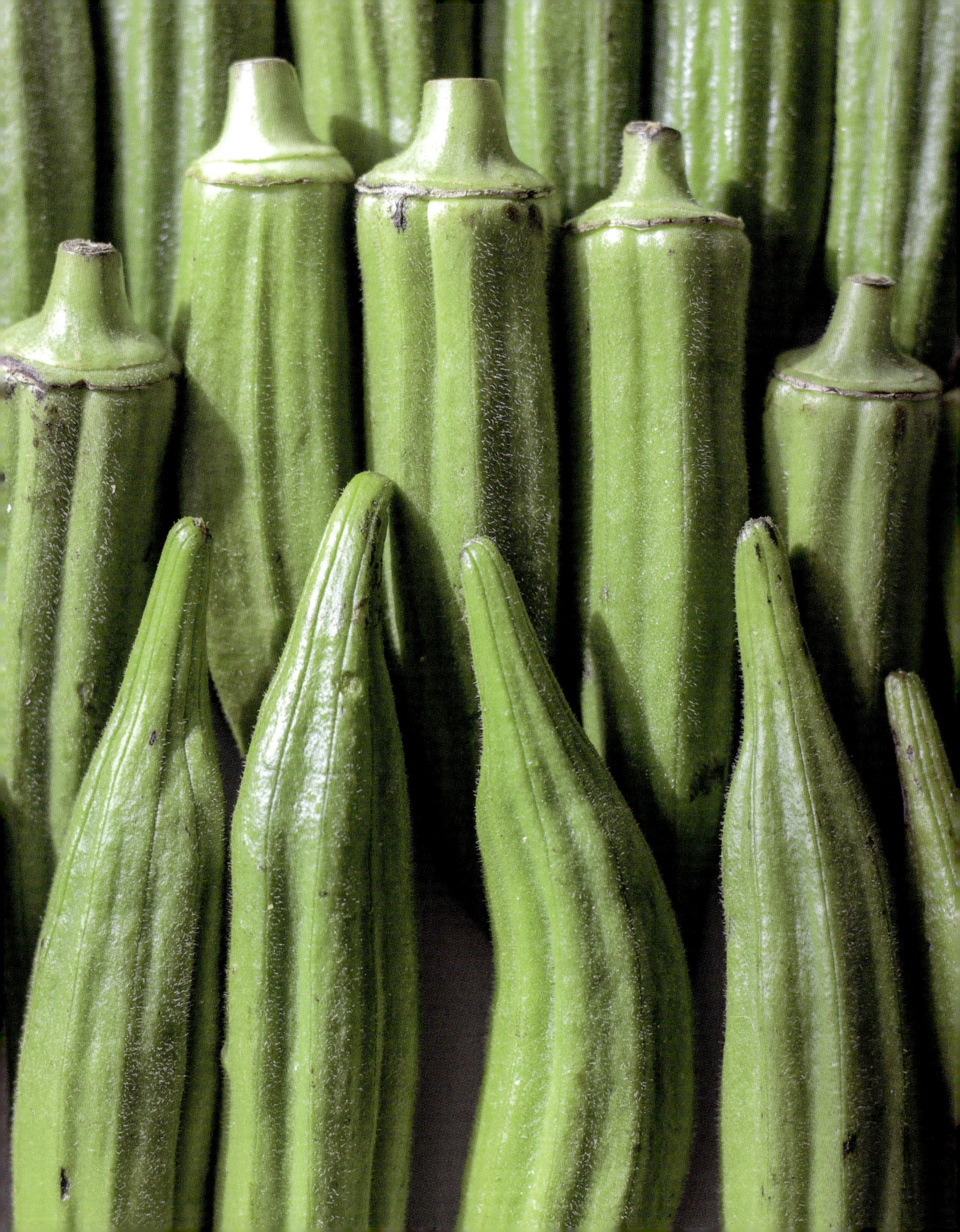

ABENDESSEN

RATATOUILLE

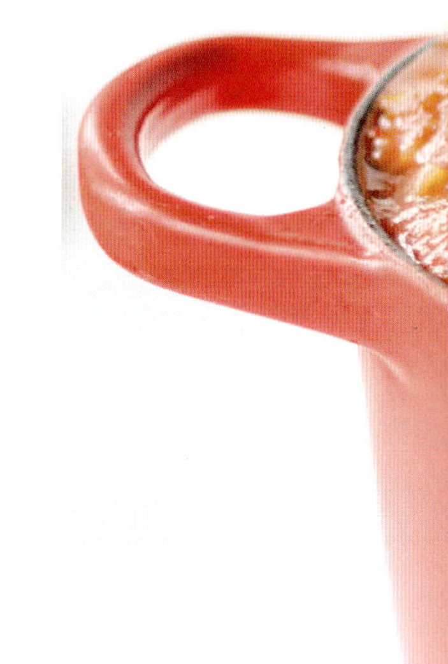

Portionen: 5 | Zeit: 60 min.

TIPP Die Kochzeit der Auberginen kann durch vorheriges Garen in der Mikrowelle mit Wasser für 1–2 Minuten verkürzt werden.

ZUTATEN

2 gehackte Auberginen
1 Esslöffel Olivenöl
2 gehackte Zwiebeln
1 ½ Teelöffel getrockneter Rosmarin
1 Teelöffel getrockneter Thymian
1 Teelöffel getrockneter Oregano
1 große gehackte Zucchini
1 rote oder orangefarbene Paprika
4 mittelgroße Tomaten
1 Dose (800 g) Tomaten mit Flüssigkeit (720 ml Ihrer Lieblings-Tomatensauce können die Dosentomaten ersetzen)
Salz und Pfeffer nach Geschmack

ZUBEREITUNG

1. In eine große Pfanne bei mittlerer Hitze Olivenöl und Auberginen hinzufügen. Unter regelmäßigem Rühren ca. 5 Minuten braten, um sicherzustellen, dass die Auberginen nicht an der Pfanne kleben bleiben. Aus der Pfanne nehmen und beiseitestellen.
2. Geben Sie nun die Zwiebeln, Rosmarin, Thymian und Oregano in die Pfanne und lassen Sie sie 5 Minuten oder so lange kochen, bis die Zwiebeln glasig sind.
3. Als nächstes die Aubergine zusammen mit den Zucchini und dem Pfeffer wieder in die Pfanne geben. Lassen Sie das Ganze noch etwa 5 Minuten kochen.
4. Zum Schluss die frischen Tomaten und eine Dose zerdrückte Tomaten hinzufügen. Unter gelegentlichem Rühren zugedeckt bei reduzierter Hitze 45 Minuten bis 1 Stunde, oder bis die Aubergine sehr weich ist, köcheln lassen.

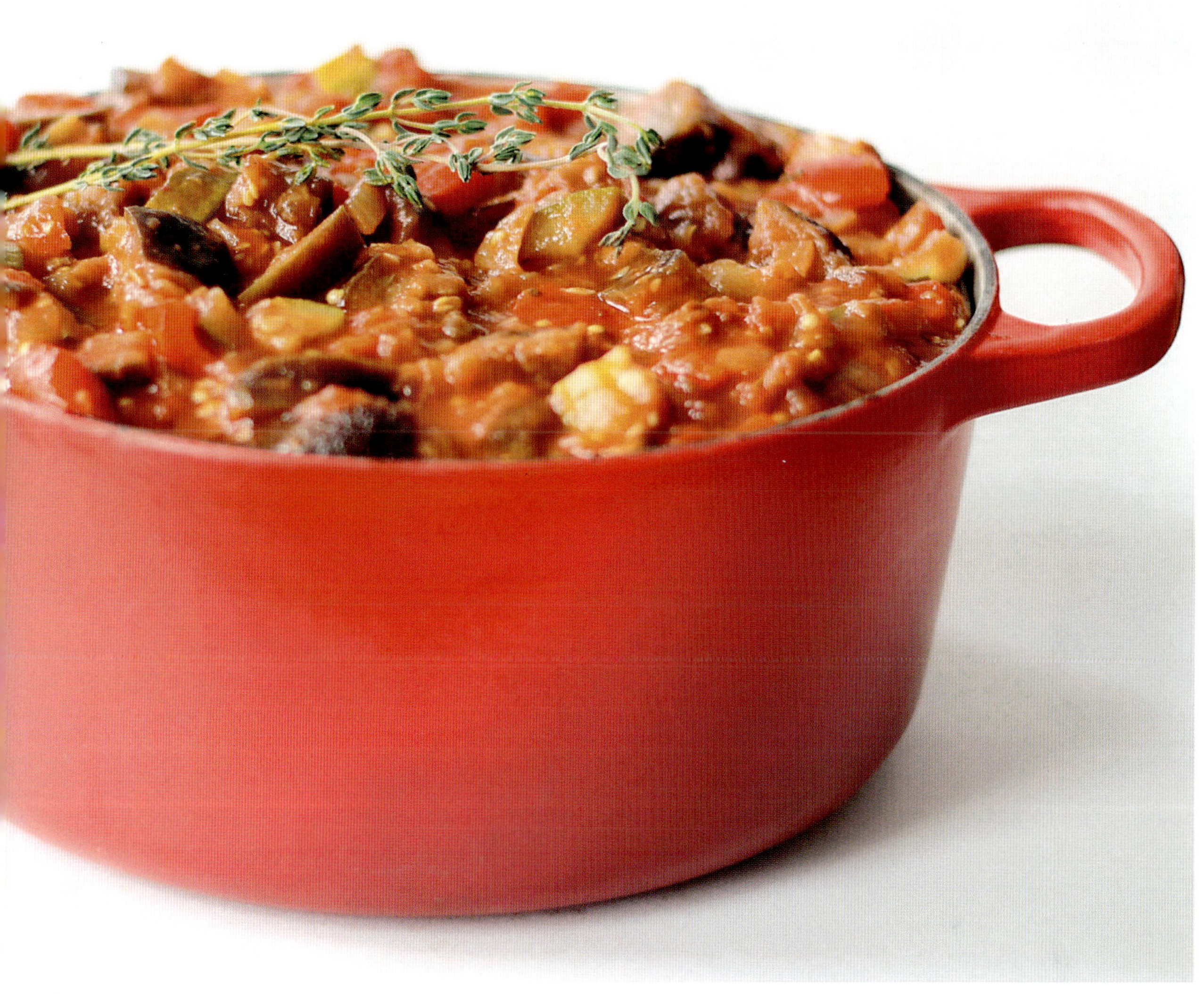

VORSCHLAG

Auf einem großen Stück Flohsamen-Haferbrot servieren (Seite 167).

NÄHRWERTE

pro Portion: 161 kcal

Proteine	5,5 g	**Fette**	4,1 g
Kohlenhydrate	29,2 g	• davon gesättigt	0,6 g
Ballaststoffe	9,7 g	• davon einfach ungesättigt	2,2 g
• davon viskose Ballaststoffe	3,1 g	• davon mehrfach ungesättigt	0,6 g

ÜBERBACKENE „FLEISCHBÄLLCHEN" MIT MANDEL-„PARMESAN"

Portionen: 4 | Zeit: 30 min.

TIPP Verwenden Sie vorgefertigte Barbecue-Sauce in den „Fleischbällchen", um Zeit zu sparen.

ZUTATEN

Für die Barbecue-Sauce

1 fein gewürfelte Zwiebel
2 Teelöffel Pflanzensterin-Margarine
1 Teelöffel geräuchertes Paprikagewürz
1 Teelöffel Melasse
3 Esslöffel Tomatenmark
150 ml Wasser

Für die „Fleischbällchen"

170 g Sojafleisch (auch TVP genannt)
1 Teelöffel Kümmel
2 Esslöffel Flohsamenschalen
60 g grob gehackte Mandeln
2 Esslöffel Nährhefe
2 Esslöffel Kichererbsen-Mehl

Für den Mandel-„Parmesan"

40 g gemahlene Mandeln
2 Esslöffel Nährhefe
1 Esslöffel Flohsamenschalen
Prise Salz

Für Pasta (optional)

200 g Vollweizen-Spaghetti
200 ml Tomatennudelsauce Ihrer Wahl
1 Bund frisches Basilikum

ZUBEREITUNG

1. Den Ofen auf 180 °C vorheizen.
2. Wenn Sie Nudeln zubereiten, befolgen Sie die Anweisungen auf der Verpackung.
3. Um die BBQ-Sauce herzustellen, braten Sie die Zwiebel zunächst in 2 Teelöffeln Pflanzensterin-Margarine in einer kleinen Pfanne bei mittlerer Hitze an, bis die Zwiebeln glasig und weich sind (ca. 5 Minuten).
4. In die kleine Pfanne das geräucherte Paprikapulver, Melasse, Tomatenmark und Wasser geben. Gut vermischen und erhitzen, bis die Sauce dickflüssig ist (ca. 5 Minuten).
5. Für die „Fleischbällchen" das Sojafleisch, Kümmel, Flohsamen, Mandeln, Nährhefe und Kichererbsen-Mehl in einer mittelgroßen Schüssel vermischen.
6. Fügen Sie ¾ der BBQ-Sauce zur „Fleischbällchen-Mischung" hinzu und stellen Sie ¼ beiseite, um die Außenseite der geformten Bällchen zu bestreichen.
7. Die Masse auf die Größe von Tischtennisbällen formen, dann mit der restlichen BBQ-Sauce bestreichen.
8. Auf mit Backpapier ausgekleidetem Backblech backen. So positionieren, dass sich die Bällchen nicht berühren. Unter Wenden 10–15 Minuten backen, bis die Bällchen auf jeder Seite leicht gebräunt sind.
9. Für den Mandel-„Parmesan" rösten Sie die gemahlenen Mandeln in einer großen Pfanne bei mittlerer bis niedriger Hitze unter regelmäßigem Rühren, bis sie gebräunt sind (2–5 Minuten).

10. In einer kleinen Schüssel die restlichen „Parmesan"-Zutaten (Nährhefe, Flohsamen und Salz) mit den gerösteten Mandeln vermischen.

11. Kombinieren Sie Nudeln und Sauce, belegen Sie sie mit „Fleischklößchen", Mandel-„Parmesan" und frischem Basilikum.

NÄHRWERTE *pro Portion: 205 kcal und 14 g Nüsse*

Proteine	16,1 g	**Fette**	9,5 g
Kohlenhydrate	17,9 g	• davon gesättigt	0,8 g
Ballaststoffe	9,3 g	• davon einfach ungesättigt	5,5 g
• davon viskose Ballaststoffe	2,5 g	• davon mehrfach ungesättigt	2,3 g
		Phytosterine	0,2 g

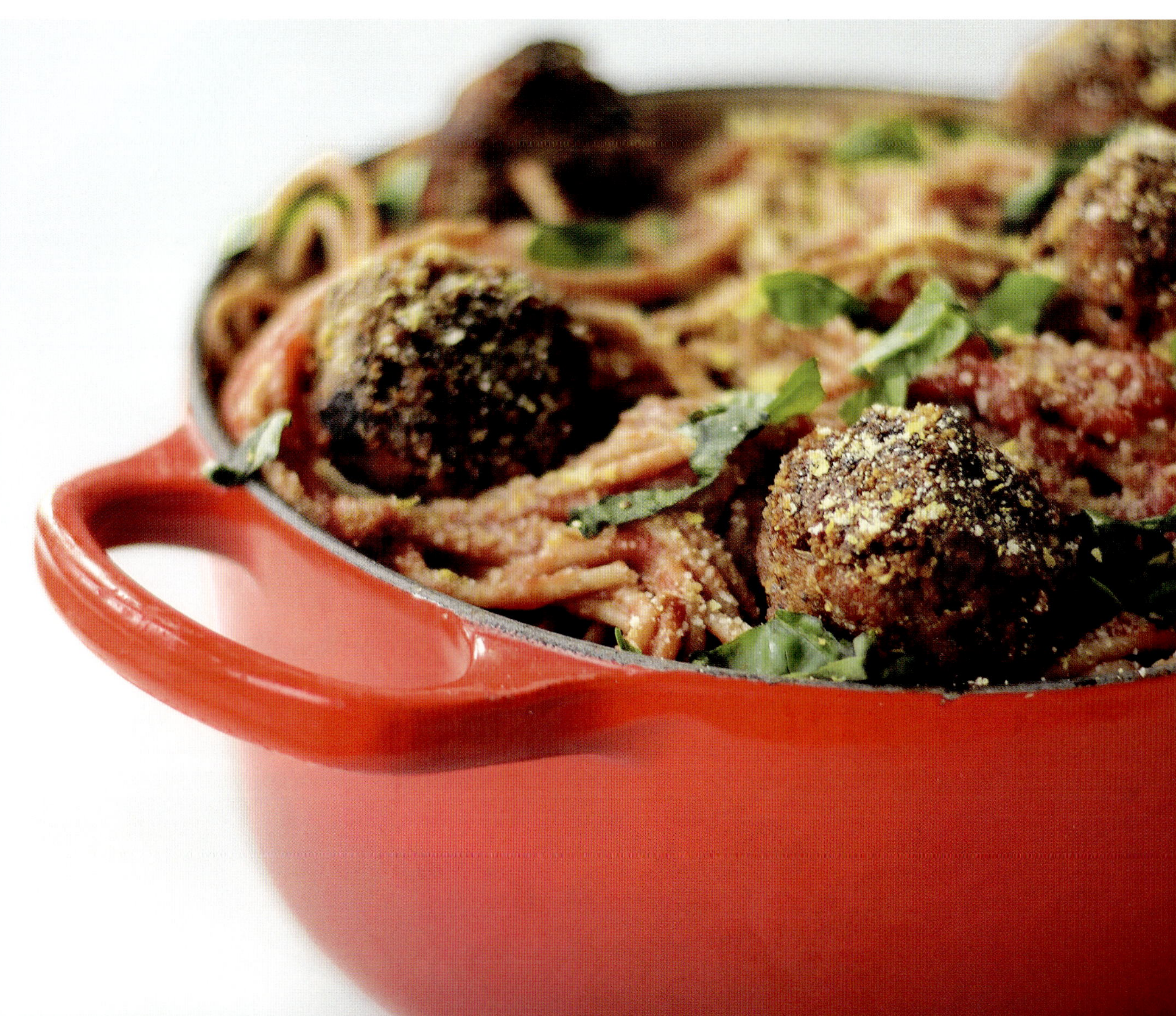

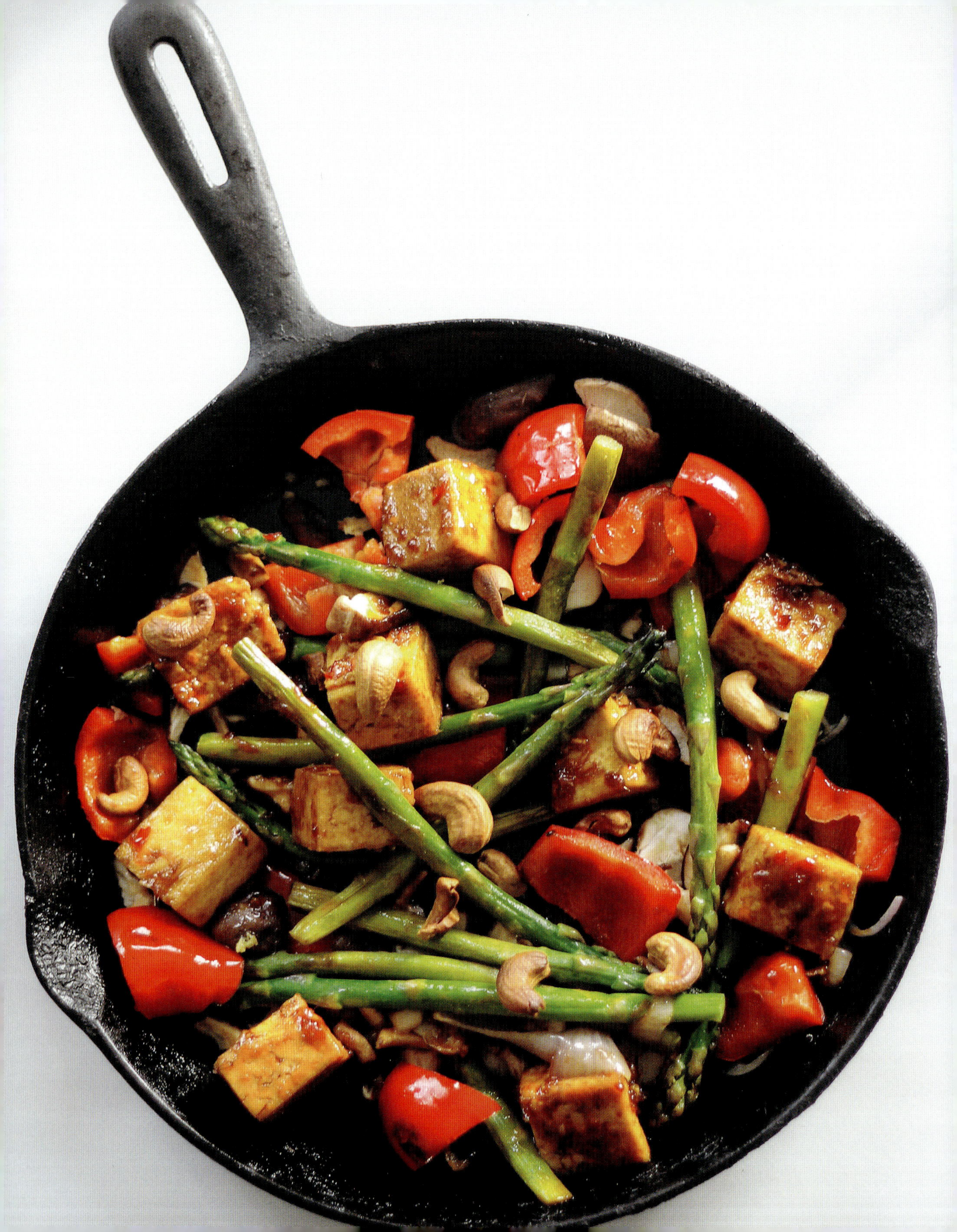

CASHEW-PFANNE MIT KNUSPRIGEM TOFU

Portionen: 3 | Zeit: 20–25 min.

TIPP Wenn die verwendete Chilipaste viel Salz enthält, reduzieren Sie die Zugabe von Sojasauce um die Hälfte.

ZUTATEN

460 g festen Tofu, mundgerechte Stücke
2 Teelöffel Oliven- oder Rapsöl, geteilt
60 ml Hoisin-Sauce
80 ml Wasser
1 Esslöffel geriebener frischer Ingwer
1 Esslöffel Sojasauce
2 Teelöffel Sambal Oelek oder Chiliflocken (optional)
10–15 Spargelstangen (ca. 170 g)
150 g grob gehachte rote Paprika
42 g Schalotten (ca. 1 Schalotte), in feine Streifen geschnitten
75 g Shitake-Pilze oder Cremini oder Portabello, in Scheiben geschnitten
100 g Cashewnüsse
2 Teelöffel Sesamöl

ZUBEREITUNG

1. Den Ofen auf 180 °C vorheizen.
2. In einer großen antihaftbeschichteten Pfanne Tofu in 1 Teelöffel Öl bei mittlerer Hitze braten, dabei den Tofu ca. 5 Minuten so wenden, dass die Seiten leicht gebräunt sind. Aus der Pfanne nehmen und beiseitestellen.
3. In einer Schüssel Hoisin-Sauce, Wasser, Ingwer, Sojasauce und Sambal Oelek mischen.
4. In der großen Pfanne den Spargel und die rote Paprika in dem restlichen Teelöffel Öl 5 Minuten braten.
5. Schalotten hinzufügen und 2–3 Minuten oder glasig braten.
6. Champignons zugeben und kochen, bis die gewünschte Konsistenz erreicht ist (ca. 5 Minuten für al dente-Gemüse).
7. Während das Gemüse kocht, die Cashewnüsse gleichmäßig auf einem Backblech verteilen und im Ofen ca. 5 Minuten, oder bis sie leicht braun sind, rösten.
8. Gemüse, Tofu und Sauce in der kleinen Schüssel mischen, mit Sesamöl beträufeln und mit gerösteten Cashewnüssen belegen.

VORSCHLAG

Hoisin-Sauce kann durch die Kombination aus 1 Esslöffel Reisessig (oder hellem Essig), 2 Esslöffel Sojasauce, 1 Esslöffel Wasser und 1 Esslöffel braunen Zucker ersetzt werden.

NÄHRWERTE

pro Portion: 325 kcal und 10 g Nüsse

Proteine	18,5 g	**Fette**	18,0 g
Kohlenhydrate	24,2 g	• davon gesättigt	2,6 g
Ballaststoffe	4,6 g	• davon einfach ungesättigt	8,0 g
• davon viskose Ballaststoffe	0,5 g	• davon mehrfach ungesättigt	6,6 g

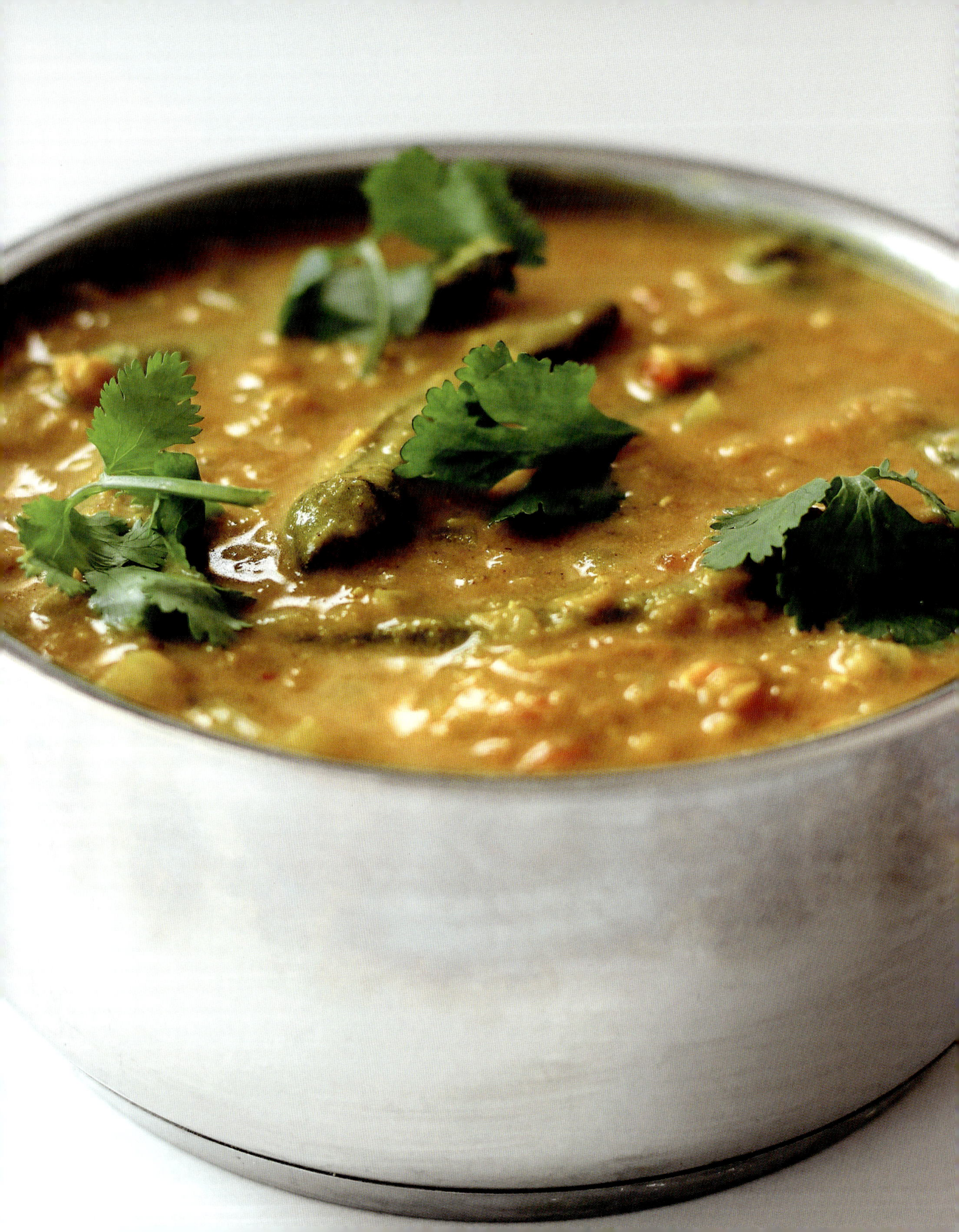

OKRA DAL

Portionen: 8 | Zeit: 20–25 min.

ZUTATEN

250 g fein gewürfelte Zwiebel
(etwa 1 große Zwiebel)
1 ½ Esslöffel geriebener frischer Ingwer
1 Esslöffel Pflanzensterin-Margarine oder
Olivenöl, geteilt
1 Esslöffel Currypulver
2 Teelöffel Kurkuma
2 Teelöffel Kreuzkümmel
2 Teelöffel Zimt
450 g fein gewürfelte Tomaten
(etwa 3 große Tomaten)
1 Esslöffel Sambal Oelek oder
Lieblings-Chili-Sauce
300 g getrocknete rote Linsen
1 l Wasser
230 g fester Tofu, zerbröckelt
250 ml Sojamilch
1 Esslöffel Flohsamenschalen
Salz nach Geschmack
375 g gefrorene Okra
frischer Koriander

ZUBEREITUNG

1. In einer großen Pfanne bei mittlerer Hitze Zwiebel und Ingwer in ½ Esslöffel Pflanzensterin-Margarine etwa 5 Minuten anbraten, bis die Zwiebeln glasig sind.
2. Als nächstes Currypulver, Kurkuma, Kreuzkümmel und Zimt hinzufügen und weitere 2–3 Minuten kochen lassen.
3. Fügen Sie die Tomate und Sambal Oelek hinzu und lassen Sie sie weitere 2–3 Minuten kochen.
4. Dann Linsen, Wasser, Tofu, Sojamilch, Flohsamen und Salz nach Geschmack hinzufügen und weitere 15–20 Minuten, oder bis die Linsen weich sind, kochen.
5. Während das Dal köchelt, braten Sie die Okra in einem separaten Topf in der restlichen Pflanzensterin-Margarine an. 5–10 Minuten unter gelegentlichem Rühren kochen, sodass die Okra leicht gebräunt wird.
6. Kombinieren Sie die Okra mit dem Dal und krönen Sie sie nach Wunsch mit Koriander.

TIPP Für eine dünnere Sauce versuchen Sie den Tofu in Würfel zu schneiden, anstatt ihn zu zerbröseln.

NÄHRWERTE

pro Portion: 245 kcal

Proteine	16,1 g	**Fette**	4,8 g
Kohlenhydrate	33,1 g	• davon gesättigt	0,6 g
Ballaststoffe	8,8 g	• davon einfach ungesättigt	1,6 g
• davon viskose Ballaststoffe	3,5 g	• davon mehrfach ungesättigt	2,4 g

„NUSSBRATEN“

Portionen: 6 | Zeit: 60 min.

TIPP Lassen Sie sich nicht von der Anzahl der Gefäße oder der langen Liste der Zutaten abschrecken, dies ist ein vielseitiges Rezept, das sich hervorragend dazu eignet, Gemüse, das sich dem Ende seiner Haltbarkeit nähert, zu verbrauchen.

ZUTATEN

Topf 1: Linsen

500 ml Gemüsebrühe
100 g getrocknete braune Linsen
1 Lorbeerblatt

Topf 2: Gemüse

200 g fein gewürfelte Zwiebel (etwa 1 mittelgroße Zwiebel)
100 g fein gewürfelte Champignons
110 g geriebene Karotte
30 g frischer Spinat
60 g schwarze Oliven, grob gehackt
20 g grob gehackte, getrocknete Tomaten
2 Esslöffel Tomatenmark
125 g grob gehackte, geröstete Walnüsse
2 Esslöffel Zitronensaft
50 g Vollkornbrotbrösel
135 g gemahlene Mandeln
2 Esslöffel Nährhefe
Olivenöl zum Kochen

Pfanne 3: Rotweinsauce

75 g fein gewürfelte Zwiebel (etwa 1 kleine Zwiebel)
1 Teelöffel Pflanzensterin-Margarine
½ Teelöffel Salbei (getrocknet)
1 Teelöffel Thymian (getrocknet)
1 Teelöffel Rosmarin (getrocknet)
2 Teelöffel Mehl
125 ml Rotwein
250 ml Gemüsebrühe

ZUBEREITUNG

Topf 1: Linsen

1. Gemüsebrühe in einem mittleren Topf zum Kochen bringen.
2. Linsen und Lorbeerblatt in den Topf geben. Etwa 20 Minuten kochen, bis das Wasser weitgehend verkocht ist. Lorbeerblatt entfernen und überschüssiges Wasser abgießen.

Topf 2: Gemüse

1. Den Ofen auf 190 °C vorheizen.
2. Während die Linsen kochen, die Zwiebel in einem großen Topf bei mittlerer Hitze ca. 5 Minuten glasig dünsten.
3. Als Nächstes Champignons sowie Karotten hinzufügen und weitere 5 Minuten kochen lassen.
4. Spinat zugeben, Temperatur reduzieren und kochen, bis er verwelkt und gut vermischt ist.
5. Oliven, sonnengetrocknete Tomaten, Tomatenmark, Walnüsse, Zitronensaft, Brotbrösel, gemahlene Mandeln und Nährhefe hinzufügen, wobei etwas gemahlene Mandeln und Brotbrösel für die Garnierung beiseitegelassen werden sollten.

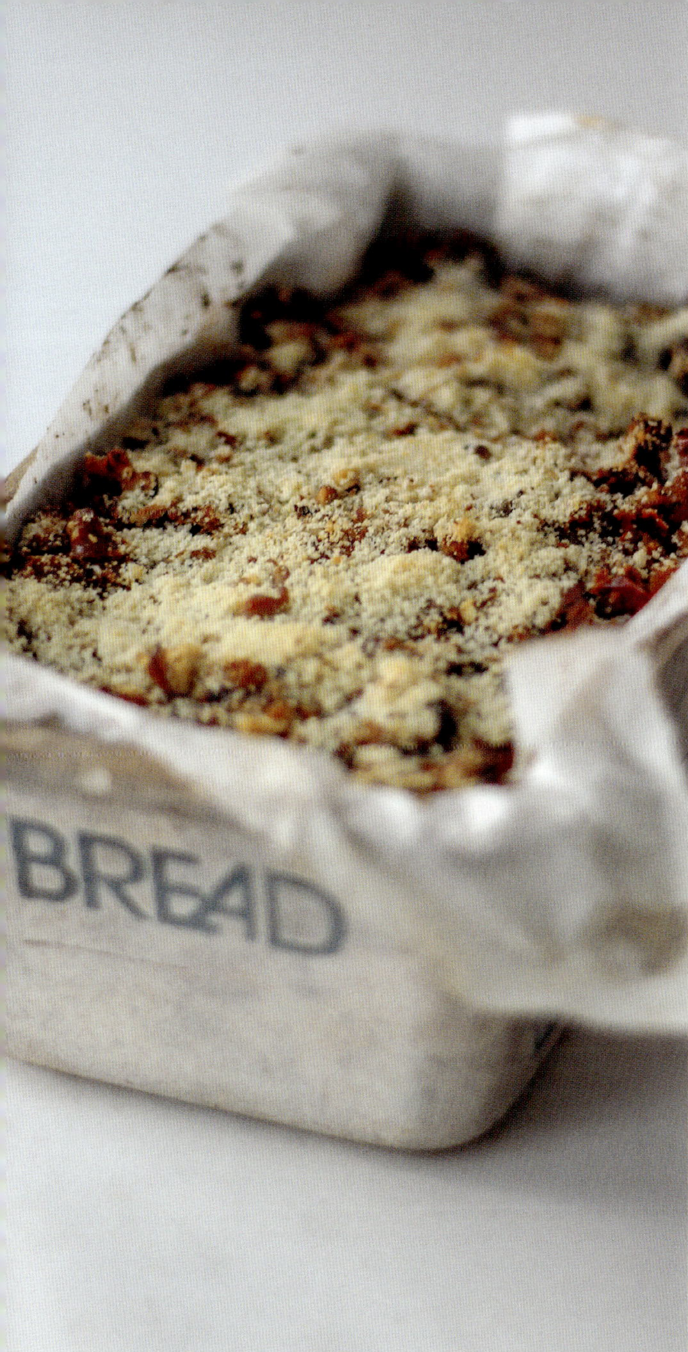

6. Geben Sie die gekochten Linsen aus Topf 1 in Topf 2 mit dem Gemüse und mischen Sie sie zusammen.
7. Die Mischung in eine mit Backpapier ausgelegte 1-Liter-Backform geben und fest eindrücken.
8. Mit restlichen gemahlenen Mandeln und Brotbrösel belegen und mit Alufolie abdecken. Dann 30 Minuten backen.
9. Alufolie entfernen und weitere 15 Minuten unbedeckt backen.

Pfanne 3: Rotweinsauce

Während der Braten schmort, bereiten Sie die Sauce vor.

1. In einer kleinen Pfanne bei mittlerer Hitze Zwiebeln mit Salbei, Thymian und Rosmarin in Pflanzensterin-Margarine etwa 5 Minuten anbraten, bis die Zwiebeln glasig sind.
2. Mehl hinzufügen und gut vermischen.
3. Rotwein und Gemüsebrühe zugeben und bei mittlerer Hitze unter gelegentlichem Rühren 10–15 Minuten, oder bis die Sauce dickflüssig ist, köcheln lassen.
4. Als Soße über dem „Nussbraten" oder anbei servieren.

NÄHRWERTE *pro Portion: 414 kcal und 30 g Nüsse*

Proteine	14,7 g	**Fette**	20,9 g
Kohlenhydrate	39,5 g	• davon gesättigt	2,3 g
Ballaststoffe	9,2 g	• davon einfach ungesättigt	8,3 g
• davon viskose Ballaststoffe	1,4 g	• davon mehrfach ungesättigt	10,1 g

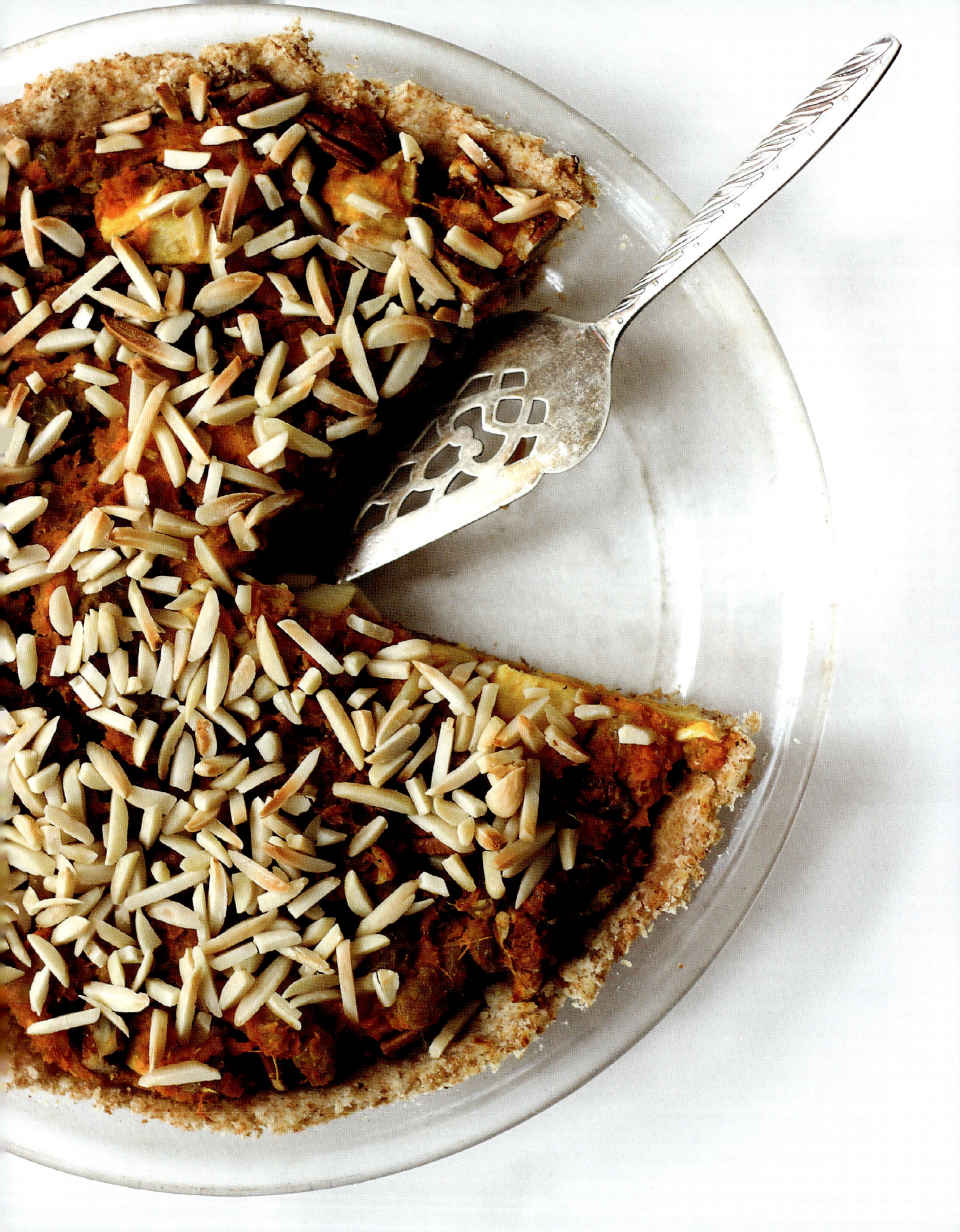

SÜSSKARTOFFELKUCHEN

Portionen: 6 | Zeit: 1 h 45 min.

TIPP Halten Sie die Pflanzensterin-Margarine so kalt wie möglich. Dadurch entsteht ein lockerer Kuchenboden.

ZUTATEN

150 g Weizenvollkornmehl
½ Esslöffel Nährhefe
1 Prise Salz
3 Esslöffel Pflanzensterin-Margarine
2 Esslöffel sehr kaltes Wasser
200 g fein gewürfelte Zwiebel
(etwa 1 mittelgroße Zwiebel)
1 Esslöffel Currypulver
500 g geschälte und gewürfelte Süßkartoffel
(etwa 2–3 kleine Süßkartoffeln)
240 g abgetropfte und gespülte Kichererbsen
(ungefähr ½ Dose)
250 ml Gemüsebrühe
250 ml Wasser
2 Esslöffel Nährhefe
Salz nach Geschmack
125 g geschälter und gewürfelter saurer Apfel
(etwa 1 mittelgroßer Granny Smith Apfel)
65 g Rosinen
2 Esslöffel Zitronensaft
125 g grob gehackte Walnüsse
1 ½ Esslöffel Flohsamenschalen
Oliven- oder Rapsöl zum Kochen

GARNIERUNG

35 g Mandelsplitter

ZUBEREITUNG

1. Mehl, Nährhefe und Salz in einer großen Schüssel mischen.
2. Schneiden Sie die Pflanzensterin-Margarine mit einem Ausstecher oder zwei Messern so lange, bis die Mischung aus kleinen kiesgroßen Kugeln besteht.
3. Alles in Wasser einrühren.
4. Zu einer Kugel formen, mit Frischhaltefolie abdecken und im Kühlschrank kaltstellen (mindestens 45 Minuten).

TIPP Arbeitsfläche vor dem Ausrollen des Teigs mit Frischhaltefolie abdecken. Dies erleichtert das Bewegen des Teigs nach dem Ausrollen.

5. Während der Teig abkühlt, Zwiebeln bei mittlerer Hitze mit Currypulver ca. 5 Minuten glasig dünsten.
6. Süßkartoffeln, Kichererbsen, Gemüsebrühe und Wasser hinzufügen. Zugedeckt ca. 45 Minuten, oder bis die Kartoffeln weich sind, kochen, ggf. Wasser nachgießen.
7. Sobald die Kartoffeln weich sind, die Mischung im Topf selbst zerdrücken oder in einen Mixer geben. Vermischen oder pürieren, bis eine stückige Konsistenz erreicht ist. Nährhefe und Salz nach Geschmack einrühren.
8. Apfel, Rosinen und Zitronensaft hinzufügen.
9. Den Ofen auf 200 °C vorheizen

10. Mit einem Nudelholz auf einer leicht bemehlten Arbeitsfläche die Teigkugel auf etwa 0,5 cm Dicke oder weniger ausrollen.
11. Eine runde Backform mit 25 cm Durchmesser einfetten, den Teig in die Backform geben und die Ränder beschneiden. Je nachdem, wie dick Sie die Schicht gemacht haben, kann etwas Teig übrigbleiben. Dieser Teig kann im Kühl- oder Gefrierschrank für ein anderes Mal aufbewahrt werden.
12. Stechen Sie mit einer Gabel mehrere Löcher in die Schicht und streuen Sie die Walnüsse gleichmäßig über den Boden der Backform. So werden die Walnüsse geröstet und verhindert, dass der Teig Blasen schlägt. 15 Minuten backen.
13. Die nun gerösteten Walnüsse vom Boden aufnehmen und mit der restlichen Füllung vermischen. Die Flohsamenschalen hinzufügen.
14. Die Füllung auf dem Kuchenboden verteilen und mit der Garnierung aus Mandelsplittern bestreuen.
15. 20 Minuten oder so lange backen, bis der Nussbelag leicht gebräunt ist.

TIPP Überschüssiger Teig ist im Kühlschrank bis zu 4 Tage haltbar und kann bis zu 6 Monate eingefroren werden.

NÄHRWERTE *pro Portion: 375 kcal und 24 g Nüsse*

Proteine	10,5 g	**Fette**	21,4 g
Kohlenhydrate	40,0 g	• davon gesättigt	2,2 g
Ballaststoffe	9,9 g	• davon einfach ungesättigt	6,3 g
• davon viskose Ballaststoffe	2,8 g	• davon mehrfach ungesättigt	11,5 g
		Phytosterine	0,6 g

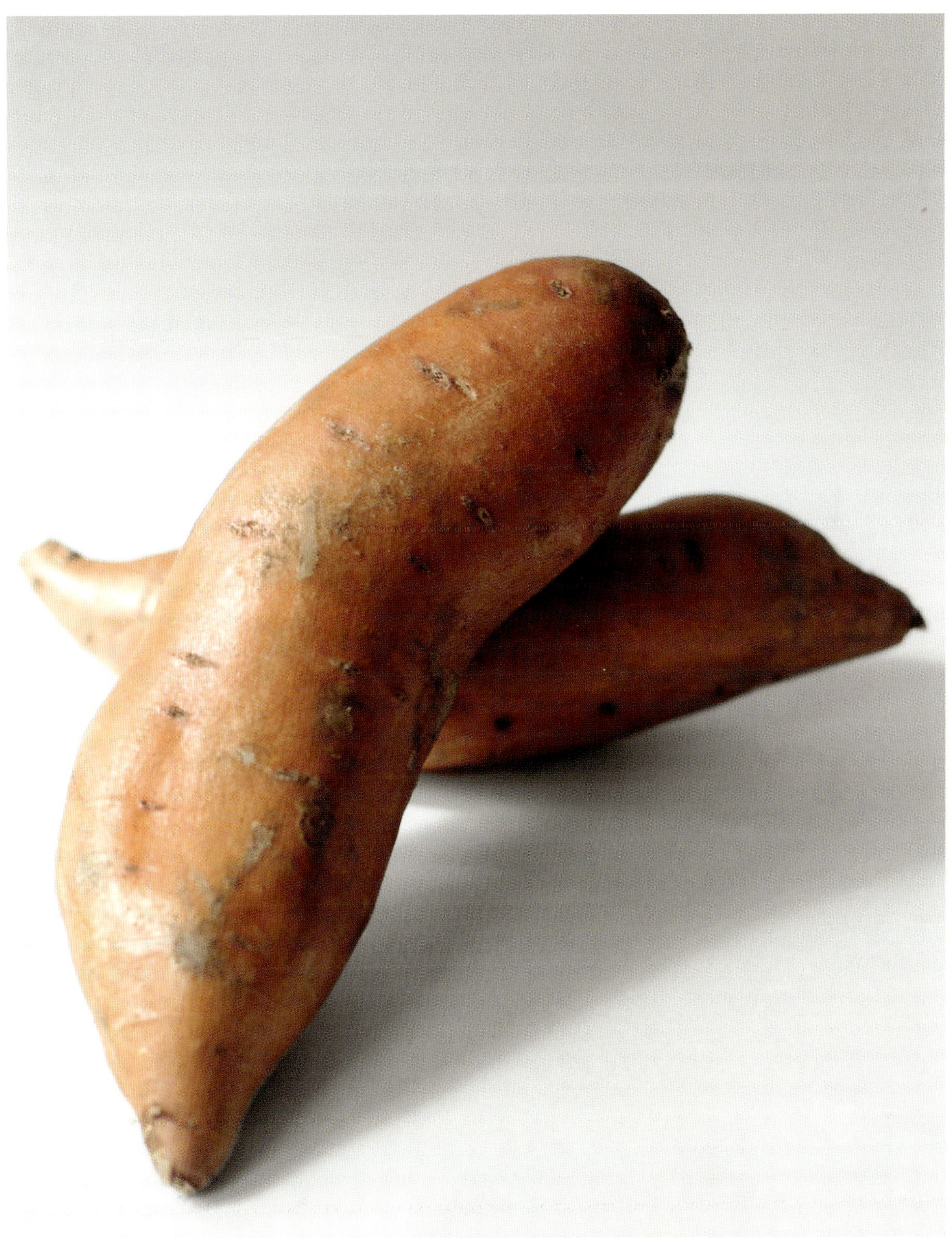

MISO-SUPPE

Portionen: 4 | Zeit: 15 min.

ZUTATEN

1,5 l Wasser
3 Esslöffel Miso-Paste
2 Teelöffel Sojasauce
460 g fester Tofu, in mundgerechte Würfel geschnitten
72 g gehackte Mangoldblätter (etwa 5 Blätter)
10 g gewürfelte Frühlingszwiebel (etwa 2 Zweige)

ZUBEREITUNG

1. In einem großen Topf Wasser bei großer Hitze zum Kochen bringen.
2. Flamme auf mittlere Hitze reduzieren, Miso-Paste, Sojasauce, Tofu und Mangold hinzufügen.
3. 5–10 Minuten kochen lassen, oder bis der Mangold weich ist.
4. Jede Portion mit ein paar Frühlings-zwiebel-Würfeln garnieren.

VORSCHLAG

Versuchen Sie, den Mangold durch Pak Choi zu ersetzen und fügen Sie eine Handvoll getrockneter Meeresalgen hinzu.

NÄHRWERTE

pro Portion: 132 kcal

Proteine	12,3 g	**Fette**	5,6 g
Kohlenhydrate	9,0 g	• davon gesättigt	0,7 g
Ballaststoffe	2,5 g	• davon einfach ungesättigt	1,6 g
• davon viskose Ballaststoffe	0,4 g	• davon mehrfach ungesättigt	3,3 g

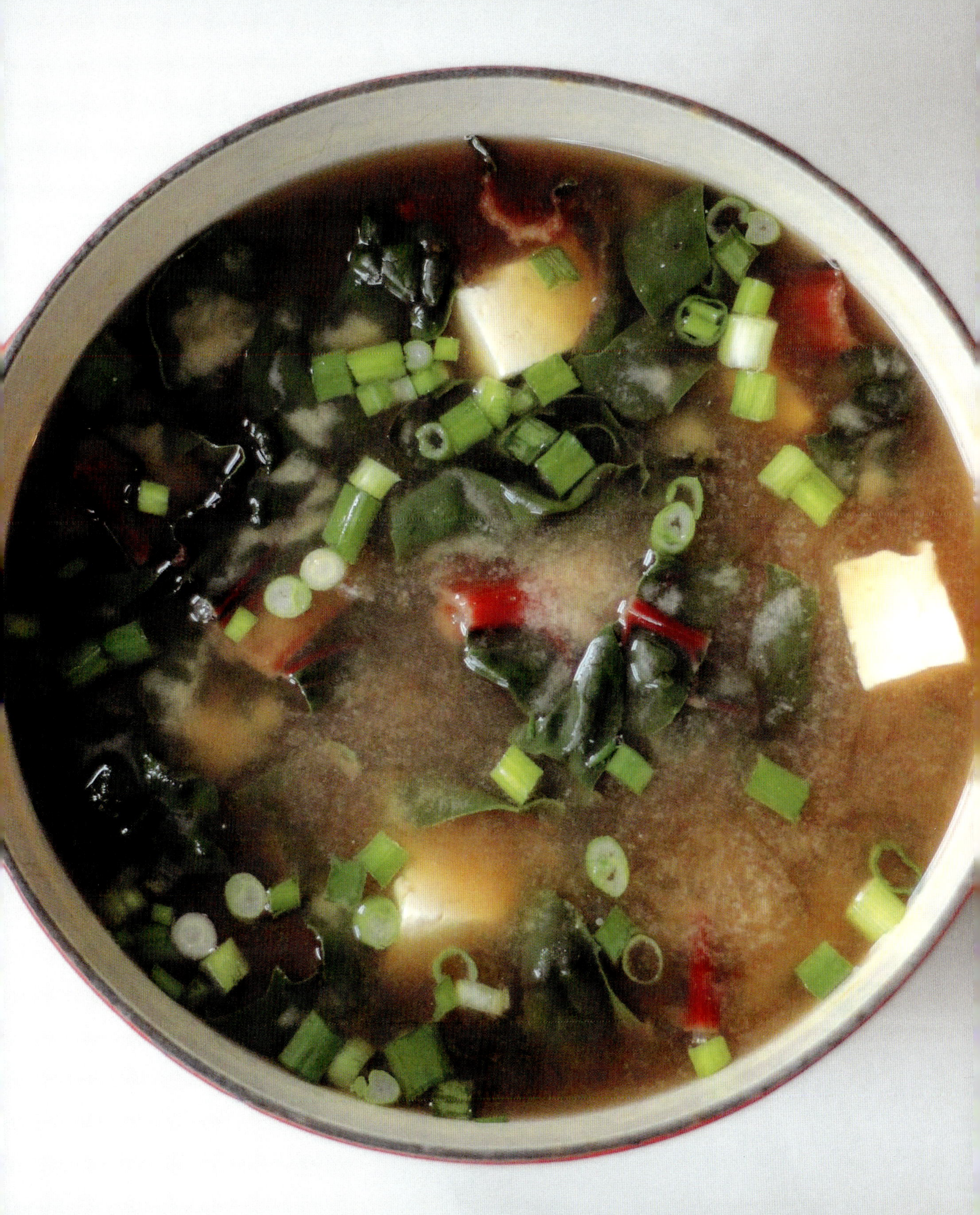

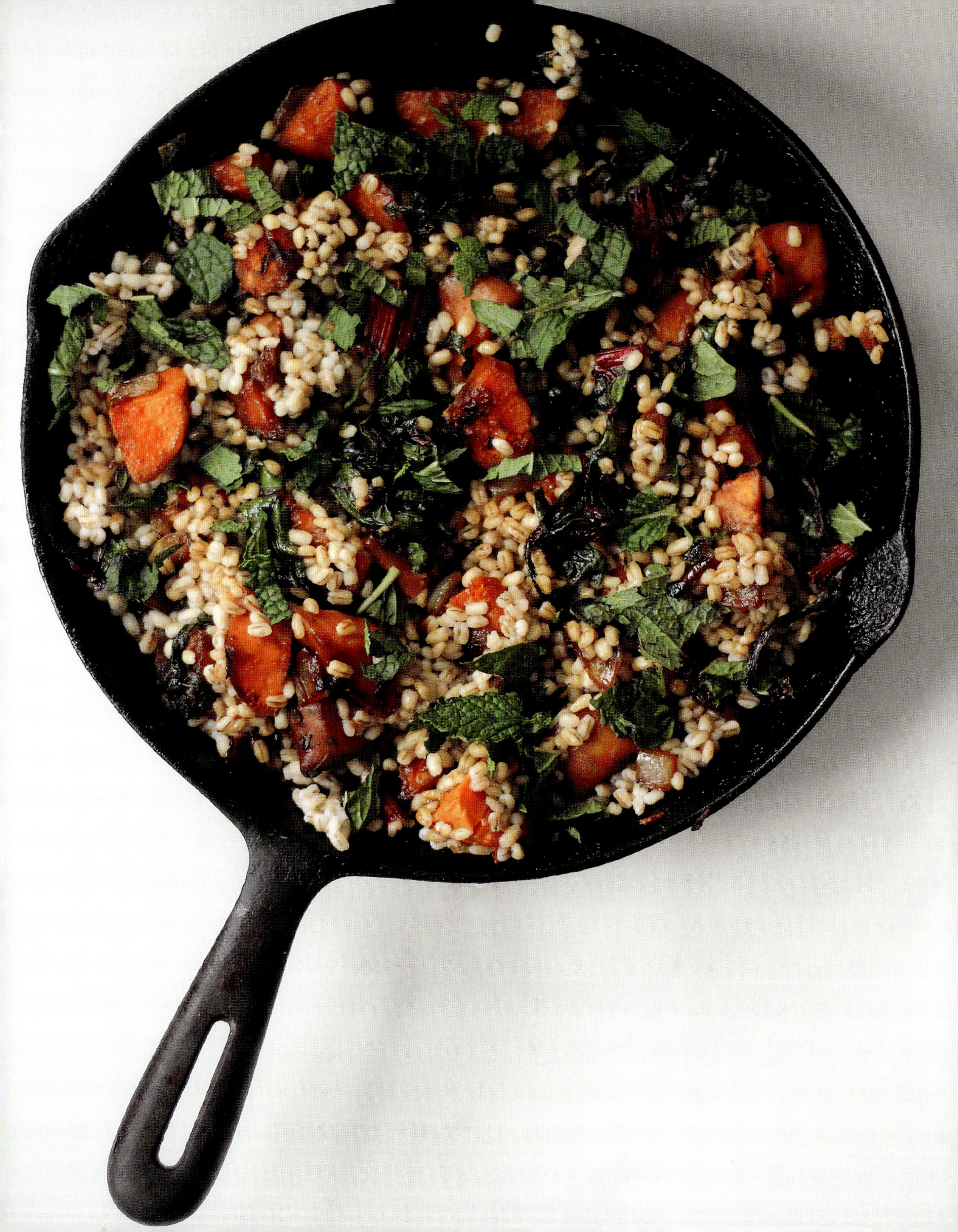

SÜSSKARTOFFEL MIT GERSTE

Portionen: 4 | Zeit: 30 min.

TIPP Kann gekühlt und als kalter Salat serviert werden.

ZUTATEN

200 g Gerste
500 ml Wasser
150 g geschälte und in Würfel geschnittene Süßkartoffel (etwa 1 mittelgroße Süßkartoffel)
200 g gewürfelte Zwiebel (etwa 1 mittelgroße Zwiebel)
2 Teelöffel Olivenöl oder nach Bedarf
1 Teelöffel getrockneter Ingwer
35 g in Bänder geschnittener Mangold (ca. 3 Blätter)
2 Esslöffel Ketjap Manis (süße Sojasauce aus Indonesien)
15 g Minze ohne Stiele und in Bänder geschnitten (etwa 1 große Handvoll)

ZUBEREITUNG

1. In einem kleinen Topf Gerste mit Wasser mischen und 25 Minuten kochen lassen oder bis die Gerste weich ist (sie sollte noch zäh, aber nicht knusprig sein).
2. Während die Gerste kocht, stellen Sie die Süßkartoffel für etwa 8 Minuten in einer mittelgroßen Schale mit etwa 2,5 cm Wasser in die Mikrowelle, oder erhitzen bis die Kartoffel weich ist, je nach Mikrowellengerät. Halb durchmischen.
3. In einer großen Bratpfanne Zwiebel bei mittlerer Hitze in Olivenöl anbraten.
4. Das überschüssige Wasser von den Süßkartoffeln abgießen und zu den Zwiebeln in die Pfanne geben. Die Kartoffeln unter gelegentlichem Wenden ca. 10 Minuten braten, bis die Seiten leicht gebräunt sind. Nach Bedarf mehr Öl zum Braten hinzufügen.
5. Mangold, Ingwer, Ketjap Manis und Gerste in die Pfanne geben und weitere 2–5 Minuten kochen lassen.
6. Mit Minze bestreuen.

VORSCHLAG

Mangold kann ersetzt werden durch andere Blattgrünarten wie Grünkohl oder Spinat.

Anstelle von Ketjap Manis 1 Esslöffel Sojasauce mit 2 Teelöffeln Zuckerrohrmelasse und 1 Teelöffel getrockneten Ingwer verwenden.

NÄHRWERTE

pro Portion: 257 kcal

Proteine	7,0 g	**Fette**	3,1 g
Kohlenhydrate	50,3 g	• davon gesättigt	0,5 g
Ballaststoffe	10,1 g	• davon einfach ungesättigt	1,9 g
• davon viskose Ballaststoffe	3,1 g	• davon mehrfach ungesättigt	0,5 g

CREMIGES PILZ-GERSTE-RISOTTO

Portionen: 4 | Zeit: 30 min.

TIPP Wenn Sie beim Kochen von Pilzen einige Minuten warten, bevor Sie sie umrühren, damit die Außenseite anbrennt, wird verhindert, dass sie zu wässrig werden.

ZUTATEN

200 g fein gewürfelte Zwiebel (etwa 1 mittelgroße Zwiebel)
100 g fein gewürfelter Sellerie (etwa 2 Stangen Sellerie)
5 Zweige frischer Thymian mit entfernten Stielen (oder zwei Teelöffel getrockneter Thymian)
2 Teelöffel Olivenöl
125 g gewürfelte braune Champignons (etwa 6 große Pilze)
300 g perlgeschlagene Gerste
2 Esslöffel Nährhefe
750 ml Gemüsebrühe
125 ml Wasser
75 g Austernpilze, in Scheiben geschnitten (etwa 5 Pilze)
1 Teelöffel Pflanzensterin-Margarine
25 g fein gehackte italienische Petersilie
2 Teelöffel Zitronenschale (1 kleine Zitrone)
Salz und Pfeffer zum Abschmecken

VORSCHLAG

Wenn Austernpilze nicht erhältlich sind, versuchen Sie weiße Champignons oder verdoppeln Sie einfach die Menge der braunen Champignons.

ZUBEREITUNG

1. In einer großen Pfanne Zwiebeln und Sellerie mit Thymian in Olivenöl anbraten, bis die Zwiebeln glasig sind (ca. 5 Minuten).
2. Braune Champignons hinzufügen und weitere 2–3 Minuten kochen lassen.
3. Als Nächstes Gerste und Nährhefe untermischen.
4. Fügen Sie die Brühe nacheinander Tasse für Tasse hinzu und warten Sie, bis der größte Teil der Feuchtigkeit absorbiert ist, bevor Sie die nächste Tasse hinzufügen. Häufig umrühren (etwa 10–15 Minuten).
5. Gleichzeitig die Austernpilze in einer separaten mittelgroßen Pfanne in Pflanzensterin-Margarine kochen und gleichmäßig in der Pfanne verteilen. Kochen, bis die Pilze auf jeder Seite leicht gebräunt sind. Dann beiseitestellen.
6. Sobald die Gerste gar ist, Petersilie und Zitronenschale hinzufügen. Es sollte noch etwas Flüssigkeit am Boden der Pfanne sichtbar sein. Falls dies nicht vorhanden ist, bis zu ½ Tasse (125 ml) Wasser hinzufügen, um Anbrennen zu vermeiden.
7. Herd ausschalten, abdecken und 2–3 Minuten ruhen lassen.
8. Mit Austernpilzen garnieren.

VORSCHLAG

Versuchen Sie, eine halbe Tasse trockenen Weißwein anstelle von Gemüsebrühe zu ersetzen, um Ihrem Gericht einen gewissen Kick zu verleihen.

NÄHRWERTE *pro Portion: 375 kcal*

Proteine	15,6 g	**Fette**	4,2 g
Kohlenhydrate	74,3 g	• davon gesättigt	0,7 g
Ballaststoffe	17,4 g	• davon einfach ungesättigt	2,0 g
• davon viskose Ballaststoffe	4,5 g	• davon mehrfach ungesättigt	0,9 g
		Phytosterine	0,1 g

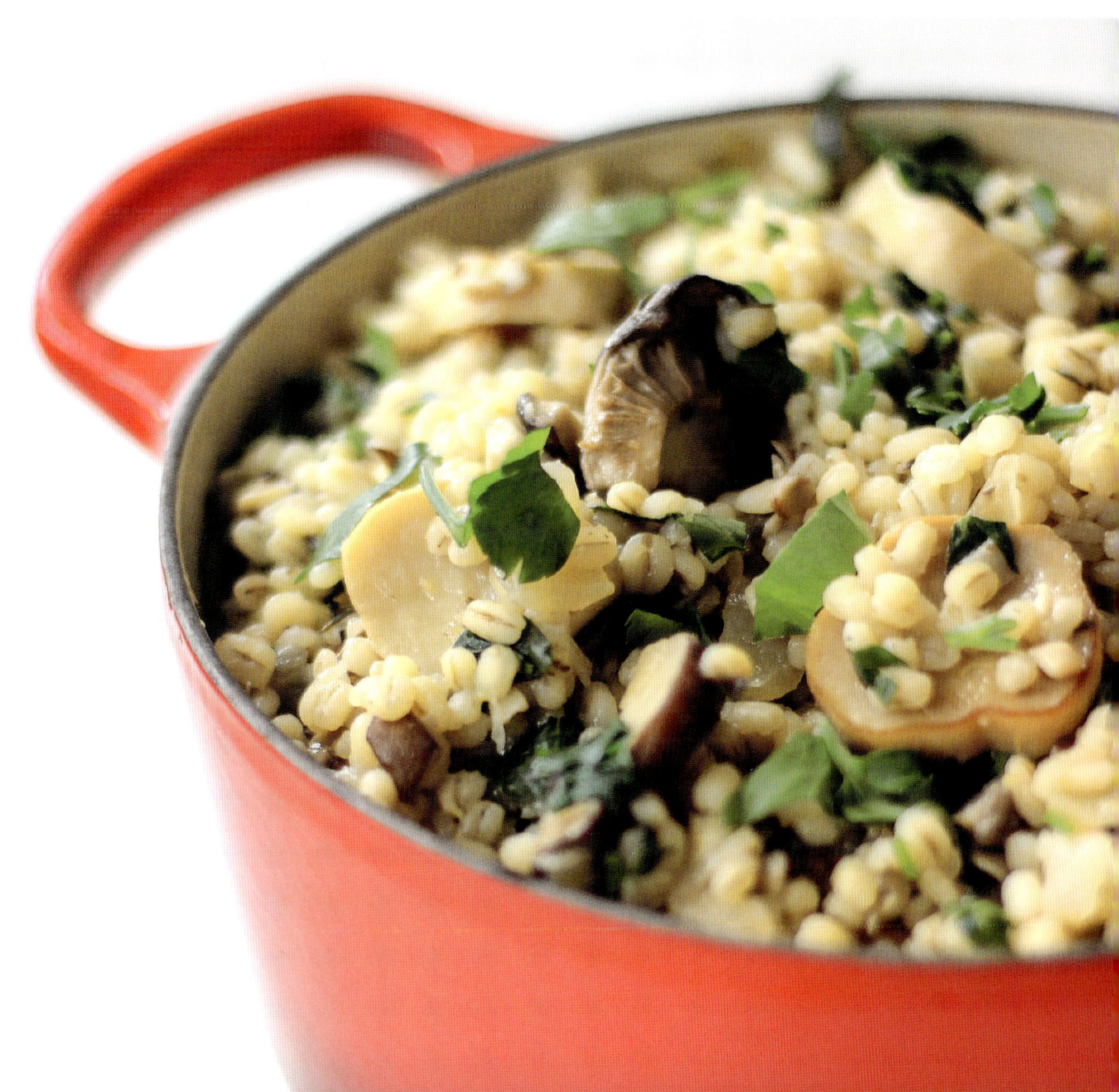

GERSTE-PILZ-AUFLAUF

— Originalrezept der Portfolio-Diät —

Portionen: 4

Kann als Hauptmahlzeit oder Beilage serviert werden.

TIPP Gerste ist in Großpackungen in Reformhäusern und Naturkostläden erhältlich.

ZUTATEN

2 Esslöffel Olivenöl
1 große Zwiebel, gehackt
1 Stangensellerie, gewürfelt
100 g grüne Paprika, gewürfelt
200 g Trockengerste
150 g geschnittene frische Champignons
Salz und Pfeffer zum Abschmecken
2 Tassen Gemüsebrühe
70 g geröstete, grob gehackte Mandeln*

ZUBEREITUNG

1. Zwiebel, Sellerie und grüne Paprika in Öl glasig dünsten.
2. Gerste hinzufügen und leicht rösten.
3. Die restlichen Zutaten, außer Mandeln, mit Zwiebeln, Sellerie und Paprika vermengen und in eine gefettete Auflaufform geben.
4. Zugedeckt bei 180 °C 45 Minuten backen.
5. Mandeln freilegen und darüber streuen. Weitere 15 Minuten oder so lange, bis die gesamte Flüssigkeit absorbiert ist, backen.

* Um Mandeln zu rösten, legen Sie sie etwa 10 Minuten lang in einen vorgeheizten Ofen bei 180 °C und wenden sie ein- oder zweimal.

NÄHRWERTE

pro Portion: 306 kcal

Proteine	9,1 g	**Fette**	14,0 g
Kohlenhydrate	46,6 g	• davon gesättigt	1,7 g
Ballaststoffe	10,7 g	• davon einfach ungesättigt	9,2 g
• davon viskose Ballaststoffe	3,9 g	• davon mehrfach ungesättigt	2,6 g

WEICHER INGWER-TOFU

— Originalrezept der Portfolio-Diät —

Portionen: 3

Ein exquisit einfaches und süchtig machendes Gericht, das von einem vegetarischen Lieblingsrestaurant von Dr. Jenkins, dem „Le Commensal" (heute „Resto Végo") entwickelt wurde.

ZUTATEN

350 g extra fester Tofu
30 g frische Ingwerwurzel, geschält und gerieben
2 Esslöffel Rapsöl
2 Esslöffel Sojasauce oder Tamari
60 ml Wasser
1 Teelöffel braunen Zucker

ZUBEREITUNG

1. Schneiden Sie Tofu in 1 cm dicke Scheiben, etwa 10 Scheiben, und legen Sie diese auf ein flaches Backblech.
2. Mischen Sie die restlichen Zutaten zusammen und gießen Sie die Mischung über die Tofuscheiben. Über Nacht oder mindestens 1 h marinieren lassen und ein- oder zweimal wenden.
3. Im Ofen bei 180 °C für 20–30 Minuten, oder bis die Flüssigkeit verdampft ist, backen.

NÄHRWERTE

pro Portion: 219 kcal

Proteine	19,0 g	**Fette**	12,2 g
Kohlenhydrate	7,6 g	• davon gesättigt	1,3 g
Ballaststoffe	1,3 g	• davon einfach ungesättigt	6,0 g
• davon viskose Ballaststoffe		• davon mehrfach ungesättigt	4,6 g

CHILI SIN CARNE

— Originalrezept der Portfolio-Diät —

Portionen: 4

Kann gut mit Sojaspaghetti oder Gerste serviert werden.

TIPP Flohsamenschalen sind in Reformhäusern erhältlich.

ZUTATEN

600 g Aubergine, gewürfelt
230 g Sojabohnen, körnig gemahlen oder Soja-Burger, zerbröselt
540 g rote Kidneybohnen, gut abgetropft und gespült
1 mittelgroße Zwiebel, gehackt
1 Knoblauchzehe, gehackt
2 Esslöffel Rapsöl
1 Esslöffel frische Petersilie, gehackt
1 Esslöffel trockenes frisches Basilikum, gehackt
400 g frische Champignons, gehackt
1 Esslöffel Sojasauce
1 Esslöffel Chilipulver
½ Teelöffel Salz
1 Teelöffel Flohsamenschalen (s. Tipp)

ZUBEREITUNG

1. Öl in einer Pfanne vorheizen, gehackte Zwiebeln und Knoblauch hinzufügen. Braten, bis die Zwiebeln weich sind.
2. Sojasauce, Champignons und Auberginenwürfel hinzufügen.
3. Die Gewürze, Flohsamenschalen, Petersilie, Basilikum und Wasser nach Bedarf hinzufügen.
4. Sobald die Aubergine weich ist, die gemahlenen Soja- sowie die Kidneybohnen unterrühren und 5 Minuten auf kleiner Flamme weiterkochen lassen.

Rezept getestet von Shannon Dixon.

NÄHRWERTE

pro Portion: 276 kcal

Proteine	22,4 g	**Fette**	8,4 g
Kohlenhydrate	42,4 g	• davon gesättigt	0,7 g
Ballaststoffe	14,7 g	• davon einfach ungesättigt	4,4 g
• davon viskose Ballaststoffe	1,2 g	• davon mehrfach ungesättigt	2,6 g

NUSSIGES LINSENBROT

— Originalrezept der Portfolio-Diät —

Portionen: 8

Ein Stück Eiweiß, ein köstlicher und befriedigender Ersatz für Hackbraten. Kombinieren Sie es mit einem grünen Salat und einem großen Glas Sojamilch zu einer kompletten Mahlzeit.

TIPP Flohsamenschalen sind in Reformhäusern und den Bio-Abteilungen von Supermärkten erhältlich.

ZUTATEN

540 g Dosenlinsen, abgetropft und gespült
100 g Mandeln
1 mittelgroße Zwiebel, gehackt
100 g Haferkleie
je 1 Teelöffel Salbei, Selleriesamen, Thymian und Petersilie
1 Esslöffel Sojasauce oder Tamari
75 ml Olivenöl
2 Esslöffel Flohsamenschalen, gemischt mit 6 Esslöffeln Wasser
180 ml warme Gemüsebrühe

ZUBEREITUNG

1. Ofen auf 180 °C vorheizen. Warme Brühe und Haferkleie zusammen in einer großen Rührschüssel mischen.
2. 100 g Linsen mit dem Olivenöl pürieren.
3. Die restlichen Zutaten in die Schüssel geben. Mit den Händen oder einem Holzlöffel gut mischen.
4. Die Mischung in eine gefettete Backform füllen und 1,5 Stunden backen.

Rezeptur getestet von Shannon Dixon.

NÄHRWERTE

pro Portion: 265 kcal

Proteine	11,7 g	**Fette**	16,1 g
Kohlenhydrate	26,8 g	• davon gesättigt	2,0 g
Ballaststoffe	8,4 g	• davon einfach ungesättigt	10,9 g
• davon viskose Ballaststoffe	1,5 g	• davon mehrfach ungesättigt	2,5 g

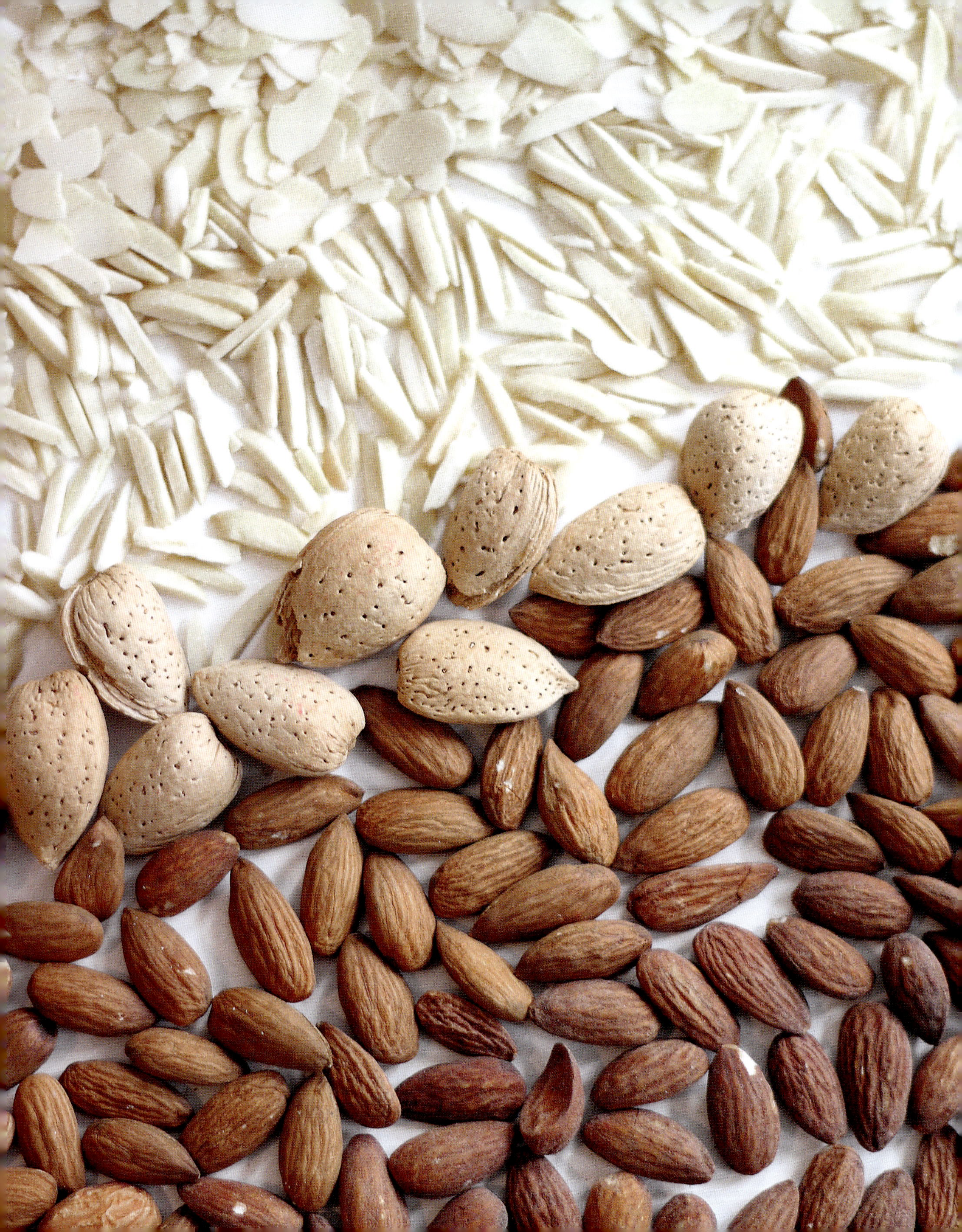

DESSERT

INGWER-KAKI

Portionen: 2 | Zeit: 25–35 min.

TIPP Fuyu-Kaki ist eine Kakisorte, die nicht so süß ist wie andere allgemein erhältliche Sorten wie z. B. die Hachiya. In diesem Rezept verwenden wir Fuyu-Kaki, da ihre natürliche Härte die Süße des Ingwersirups ergänzt. Man erkennt die Fuyu-Kakipflaumen daran, dass sie im Gegensatz zu anderen Sorten im reifen Zustand hart bleiben. Kakis sind an Obstständen vieler Wochenmärkte sowie in chinesischen oder japanischen Lebensmittelgeschäften zu finden.

ZUTATEN

Für den Ingwersirup

125 g brauner Zucker
250 ml Wasser
30 g geschälter und gehackter frischer Ingwer

Für die Mandel-Garnierung

1 Esslöffel grob gehackte Mandeln
1 Kaki, halbiert und auf der Schnittseite leicht gitterförmig eingeritzt

ZUBEREITUNG

1. Kombinieren Sie in einem kleinen Topf die Zutaten für den Ingwersirup (brauner Zucker, Wasser und Ingwer). Bei mittlerer Hitze 20–30 Minuten oder bis zur Verdickung der Flüssigkeit köcheln lassen.
2. Während der Sirup einkocht, bereiten Sie den Mandelbelag vor. In einer kleinen Bratpfanne die Mandeln bei mittlerer bis niedriger Hitze rösten, dabei gelegentlich umrühren, bis sie leicht braun werden.
3. Entfernen Sie alle großen Ingwerstücke aus dem Sirup.
4. Den Ingwersirup auf jede Kakipflaumen-Hälfte löffeln.
5. Bestreuen Sie die Kakipflaumen mit Mandeln.

VORSCHLAG

Versuchen Sie, Kakipflaumen durch gebackene Pfirsiche zu ersetzen.

NÄHRWERTE

pro Portion: 140 kcal und 5 g Nüsse

Proteine	1,1 g	**Fette**	2,4 g
Kohlenhydrate	30,3 g	• davon gesättigt	0,2 g
Ballaststoffe	3,6 g	• davon einfach ungesättigt	1,4 g
• davon viskose Ballaststoffe	1,4 g	• davon mehrfach ungesättigt	0,6 g

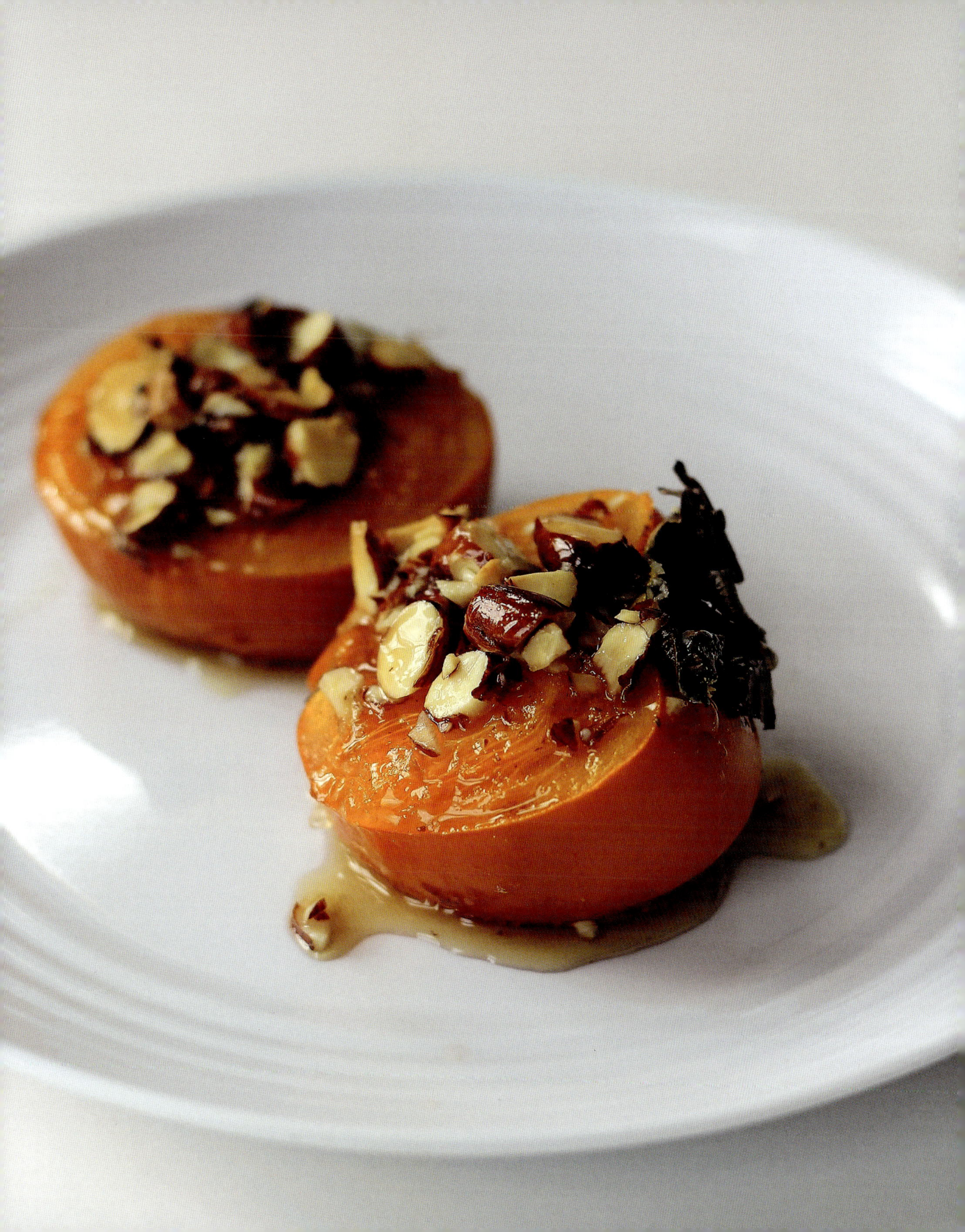

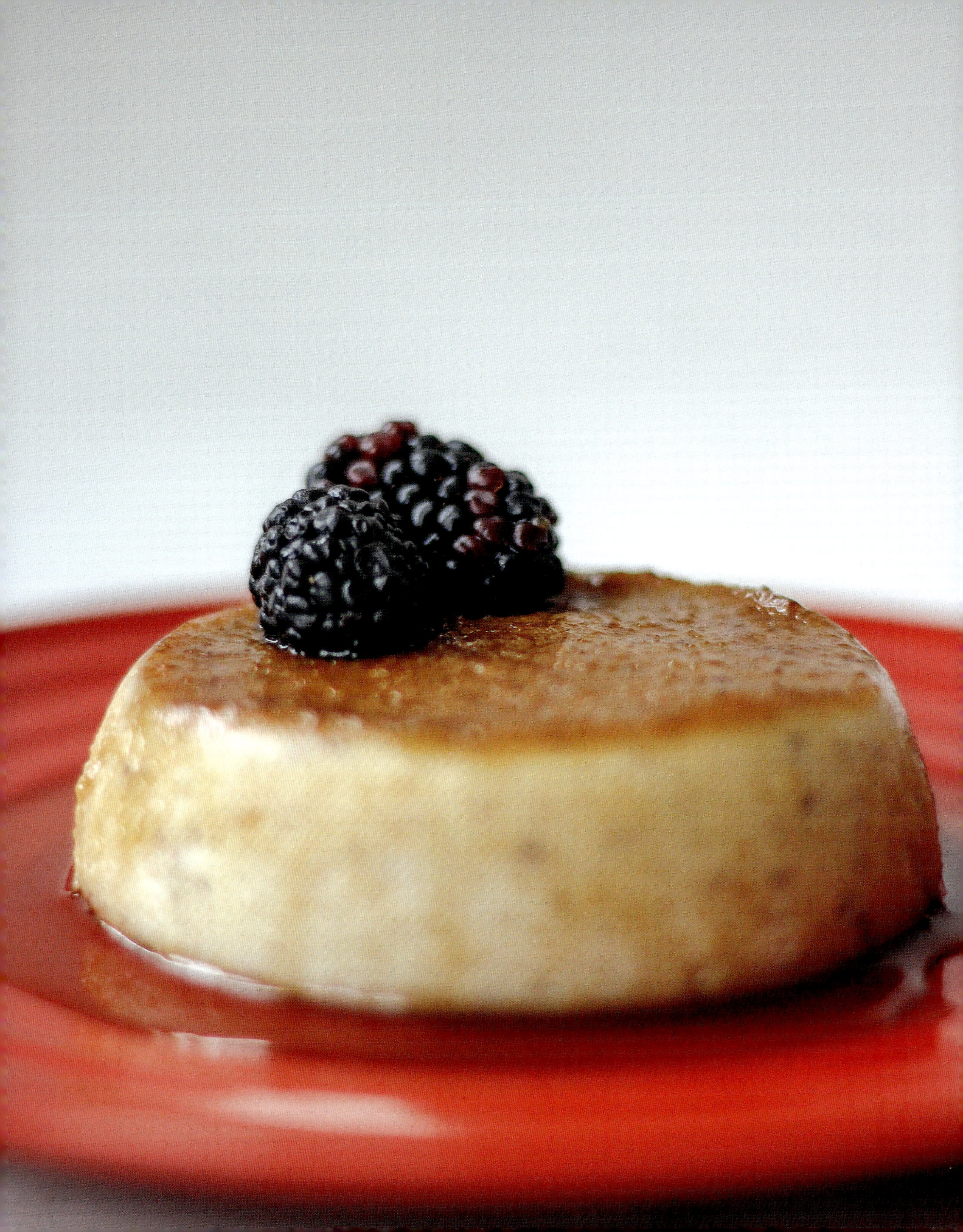

FLAN

Portionen: 8 | Zeit: 1 h 30 min.

TIPP Um den Flan (spanischer Karamellpudding) aus dem Förmchen zu entfernen, schieben Sie einfach ein Messer um den Rand und kippen Sie es umgedreht auf einen Teller.

ZUTATEN

Für den Karamell

100 g brauner Zucker
3 Esslöffel Wasser

Für den Flan

100 g weißer Zucker
1 Esslöffel Pflanzensterin-Margarine (geschmolzen)
600 g weicher Tofu
2 ½ Esslöffel Maisstärke
1 Esslöffel Flohsamenschalen
2 Teelöffel Vanille-Extrakt
375 ml gesüßte Sojamilch
100 g Brombeeren oder Beeren nach Wahl

ZUBEREITUNG

1. Den Ofen auf 180 °C vorheizen.
2. Für die Karamellsauce Zucker und Wasser in einem kleinen Topf mischen und bei mittlerer Hitze erwärmen. 8 Minuten kochen lassen, ohne umzurühren. Wenn die Sauce klebrig wird, ist sie fertig. Testen Sie durch Eintauchen eines Löffels: Nach dem Eintauchen sollte der Löffel mit Karamell überzogen wieder herauskommen. Halten Sie 8 Förmchen mit ca. 80 ml Fassungsvermögen bereit.
3. Karamell gleichmäßig auf die Förmchen verteilen.
4. Für den Flan weißen Zucker, Pflanzensterin-Margarine, Tofu, Maisstärke, Flohsamenschalen, Vanille und Sojamilch in einem Mixer zu einem glatten Teig verarbeiten.
5. Füllen Sie die Förmchen bis auf 1,5 cm unter dem Rand mit dem Teig auf.
6. Füllen Sie eine 33 cm große Backform mit 500 ml Wasser und stellen Sie die Förmchen hinein. Achten Sie darauf, dass kein Wasser in die Förmchen gelangt.
7. Backen Sie das Ganze 40 Minuten, oder bis der Flan leicht aufgeht.
8. Um warm zu servieren, sollten Sie den Flan mindestens 15 Minuten ruhen lassen; wenn Sie ihn kalt genießen wollen, sollte er mindestens 2 Stunden oder über Nacht auskühlen.
9. Nach Wunsch mit Brombeeren belegen.

HINWEIS

Verschiedene Marken können mehr oder weniger Teig ergeben und haben unterschiedliche Backzeiten.

NÄHRWERTE

pro Portion: 180 kcal

Proteine	4,3 g	**Fette**	3,5 g
Kohlenhydrate	34,4 g	• davon gesättigt	0,3 g
Ballaststoffe	2,3 g	• davon einfach ungesättigt	1,9 g
• davon viskose Ballaststoffe	0,8 g	• davon mehrfach ungesättigt	1,0 g

FLOHSAMENSCHNECKEN

Portionen: 9 | Zeit: 2 h 15 min.

ZUTATEN

3 Esslöffel Pflanzensterin-Margarine
350 ml ungesüßte Sojamilch
1 ¼ Teelöffel Trockenhefe
80 g Flohsamenschalen
1 Esslöffel brauner Zucker
Prise Kurkuma für die Farbe (optional)
Prise Salz
300 g Weizenmehl Type 550
95 g grob gehackte Walnüsse
175 g fein gehackte Datteln
80 ml heißes Wasser
1 Teelöffel Vanille-Extrakt
1 ½ Teelöffel Zimt
100 g milchfreier Frischkäse (z. B. Simply V oder Bedda)
60 g Puderzucker
1 Esslöffel Sojamilch

VORSCHLAG

Als Alternative zur „Frischkäse"-Glasur können Sie eine einfache Glasur durch Zusammenmischen von 60 g Puderzucker, ¼ Teelöffel Vanille und 1–1 ½ Esslöffel Wasser in einer kleinen Schüssel herstellen.

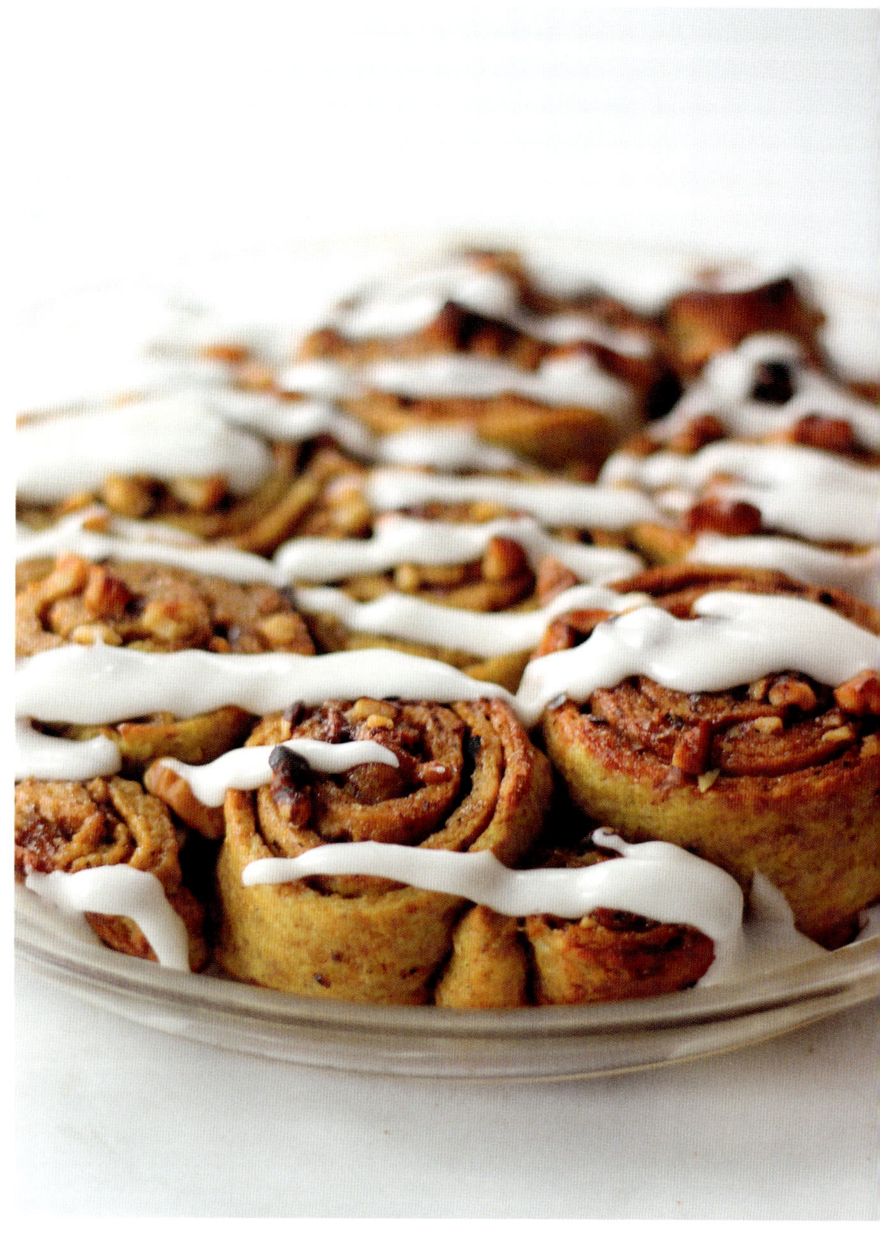

ZUBEREITUNG

1. Um den Teig herzustellen, schmelzen Sie zunächst 3 Esslöffel Pflanzensterin-Margarine in einer großen Schüssel etwa 20 Sekunden in der Mikrowelle.

2. Fügen Sie die Sojamilch hinzu und lassen Sie sie weitere 20 Sekunden in der Mikrowelle kochen, bis die Flüssigkeit lauwarm ist.

3. Die Hefe unter Rühren mit einer Gabel hinzufügen, bis sie gut vermischt ist. Zum Aufgehen 10 Minuten stehen lassen.

4. Als Nächstes fügen Sie Flohsamenschalen, braunen Zucker, Kurkuma und Salz hinzu.

5. Zum Schluss das Mehl hinzugeben. Kurz mit den Händen kneten und dann zu einer Kugel formen. Der Teig sollte leicht klebrig, aber leicht zu verarbeiten sein. Bei Bedarf mehr Mehl hinzufügen.

6. Teigkugel in eine große, saubere Schüssel geben. Mit einem Handtuch abdecken und an einem warmen Ort 1 Stunde, oder bis sich der Teig verdoppelt hat, ruhen lassen. In der Zwischenzeit die Füllung herstellen.

7. Für die Füllung werden die Walnüsse zunächst in einer großen Pfanne bei mittlerer bis hoher Hitze unter gelegentlichem Rühren geröstet, bis sie leicht braun werden.

8. In einem Mixer Datteln, Wasser, Vanille-Extrakt und Zimt mischen, bis sie sämig sind, und je nach Bedarf mehr Wasser hinzufügen, um eine Paste zu erhalten.

9. Die Walnüsse unter die Paste rühren.

10. Rollen Sie den Teig auf einer leicht bemehlten Oberfläche zu einem Rechteck von 20 x 30 cm aus, was ungefähr der Größe eines Blattes Papier entspricht. Der Teig sollte dünn sein (etwa 0,5 cm).

11. Verteilen Sie die Füllung gleichmäßig auf dem Teig.

12. Beginnen Sie an der langen Kante und rollen Sie den Teig zu einer Röhre.

13. Schneiden Sie die Rolle in neun gleichmäßige Segmente.

14. Legen Sie die Schnecken so auf ein mit Backpapier ausgelegtes Blech, dass sie sich nicht berühren.

15. Lassen Sie den Teig etwa 30 Minuten an einem warmen Ort ruhen.

16. Wenn der Teig fast fertig ist, den Ofen auf 180 °C vorheizen.

17. Backen Sie die Schnecken 25–30 Minuten oder bis sie auf der Oberseite leicht gebräunt sind.

18. Während die Brötchen gebacken werden, die „Frischkäse"-Glasur vorbereiten. Den milchfreien Frischkäse, Puderzucker und Sojamilch in einer mittelgroßen Schüssel vermischen und mit dem Handrührgerät glattrühren.

19. Tragen Sie die „Frischkäse"-Glasur großzügig auf die warmen Schnecken auf.

NÄHRWERTE

pro Portion: 400 kcal und 8 g Nüsse

Proteine	7,5 g	**Fette**	17,0 g
Kohlenhydrate	56,3 g	• davon gesättigt	3,1 g
Ballaststoffe	9,5 g	• davon einfach ungesättigt	3,5 g
• davon viskose Ballaststoffe	5,5 g	• davon mehrfach ungesättigt	8,6 g
		Phytosterine	0,4 g

SAFTIGE BROWNIES

Portionen: 12 | Zeit: 45 min.

TIPP Die weißen Pintobohnen können auch durch schwarze Bohnen, Kidneybohnen und Kichererbsen ersetzt werden.

ZUTATEN

115 g Pflanzensterin-Margarine
398 ml weiße Pintobohnen (ungesalzen), abgetropft und gewaschen
60 ml Ahornsirup (oder 2 Esslöffel brauner Zucker, aufgelöst in 60 ml Wasser)
130 g Zartbitter-Schokoladenstreusel
150 g brauner Zucker
25 g Kakaopulver
1 Teelöffel Vanille-Extrakt
640 g Weizenvollkornmehl
1 Esslöffel Maisstärke
2 Esslöffel Flohsamenschalen
30 g Mandelsplitter

ZUBEREITUNG

1. Heizen Sie den Ofen auf 200 °C vor und fetten Sie eine 20 cm große rechteckige Form ein.
2. In einem Mixer Pflanzensterin-Margarine, weiße Bohnen, Ahornsirup und die Schokoladenstreusel zu einem glatten Teig verarbeiten.
3. Den braunen Zucker, das Kakaopulver, den Vanille-Extrakt, das Weizenvollkornmehl, die Maisstärke und die Flohsamenschalen hinzufügen und etwa 20–30 Sekunden verquirlen.
4. Die Mischung in der gefetteten Form gleichmäßig ausbreiten.
5. Mit Mandelsplittern bestreuen.
6. 30–35 Minuten backen, oder bis der Stäbchentest sauber bleibt.

NÄHRWERTE

pro Portion: 274 kcal und 5 g Nüsse

Proteine	4,2 g	**Fette**	13,1 g
Kohlenhydrate	39,3 g	• davon gesättigt	3,8 g
Ballaststoffe	5,2 g	• davon einfach ungesättigt	4,1 g
• davon viskose Ballaststoffe	2,1 g	• davon mehrfach ungesättigt	2,7 g
		Phytosterine	0,9 g

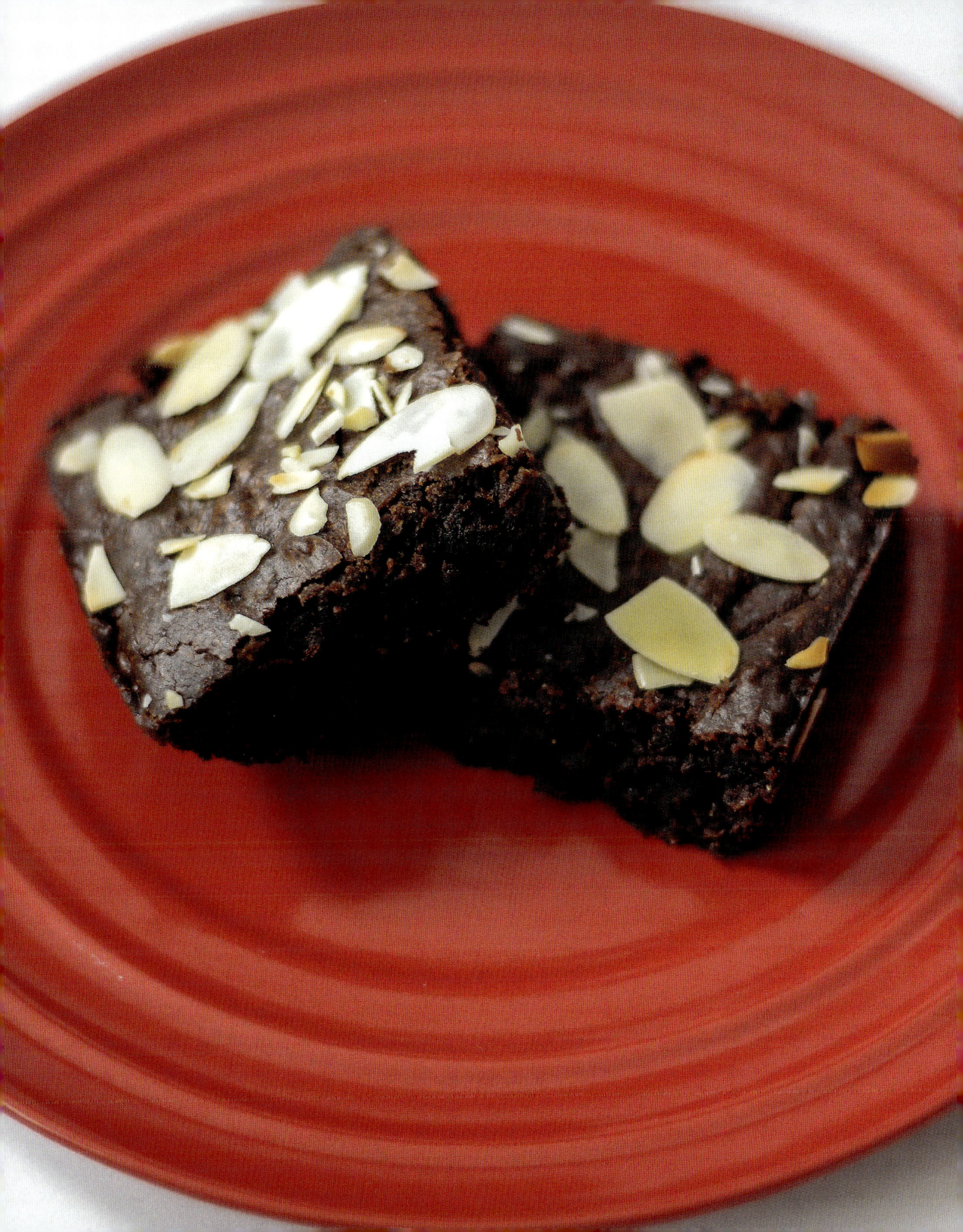

INGWER-PFIRSICH STREUSEL-KUCHEN

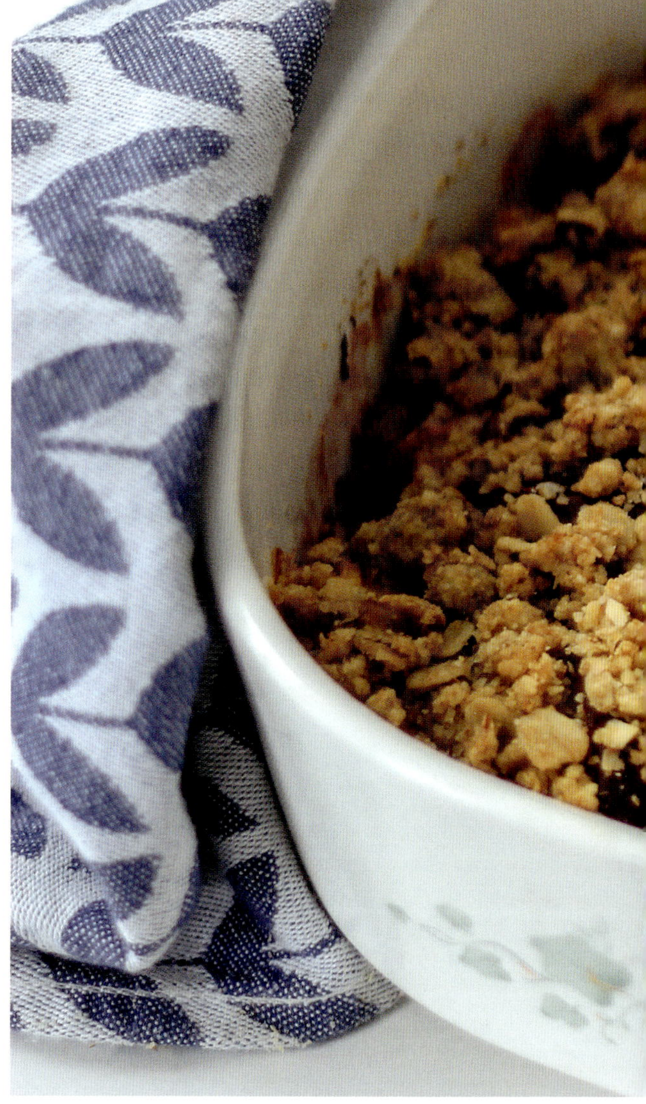

Portionen: 6 | Zeit: 35–40 min.

ZUTATEN

450 g gehackte Pfirsiche (etwa 4 mittelgroße Pfirsiche)
2 Esslöffel Mandelmehl
50 g Haferkleie
3 Esslöffel Haferflocken
1 Esslöffel Weizenvollkornmehl
2 ½ Teelöffel getrockneter Ingwer
2 Esslöffel brauner Zucker
30 g grob gehackte Mandeln
Prise Salz
55 g Pflanzensterin-Margarine

ZUBEREITUNG

1. Den Ofen auf 180 °C vorheizen.
2. Eine 20 cm große Form einfetten und Pfirsiche hinzufügen.
3. Für den Belag Mandelmehl, Haferkleie, Haferflocken, Weizenvollkornmehl, getrockneten Ingwer, braunen Zucker, grob gehackte Mandeln und Salz in einer mittelgroßen Schüssel vermischen.
4. Fügen Sie die Pflanzensterin-Margarine hinzu und rühren Sie die Mischung mit dem Handrührgerät. Hören Sie auf, wenn die Textur der Mischung an groben Kies erinnert.
5. Bestreuen Sie die Pfirsiche mit dem Belag, sodass sie bedeckt sind. Backen Sie den Kuchen 30–35 Minuten, oder bis die Pfirsiche weich sind und der Belag eine goldbraune Farbe hat.

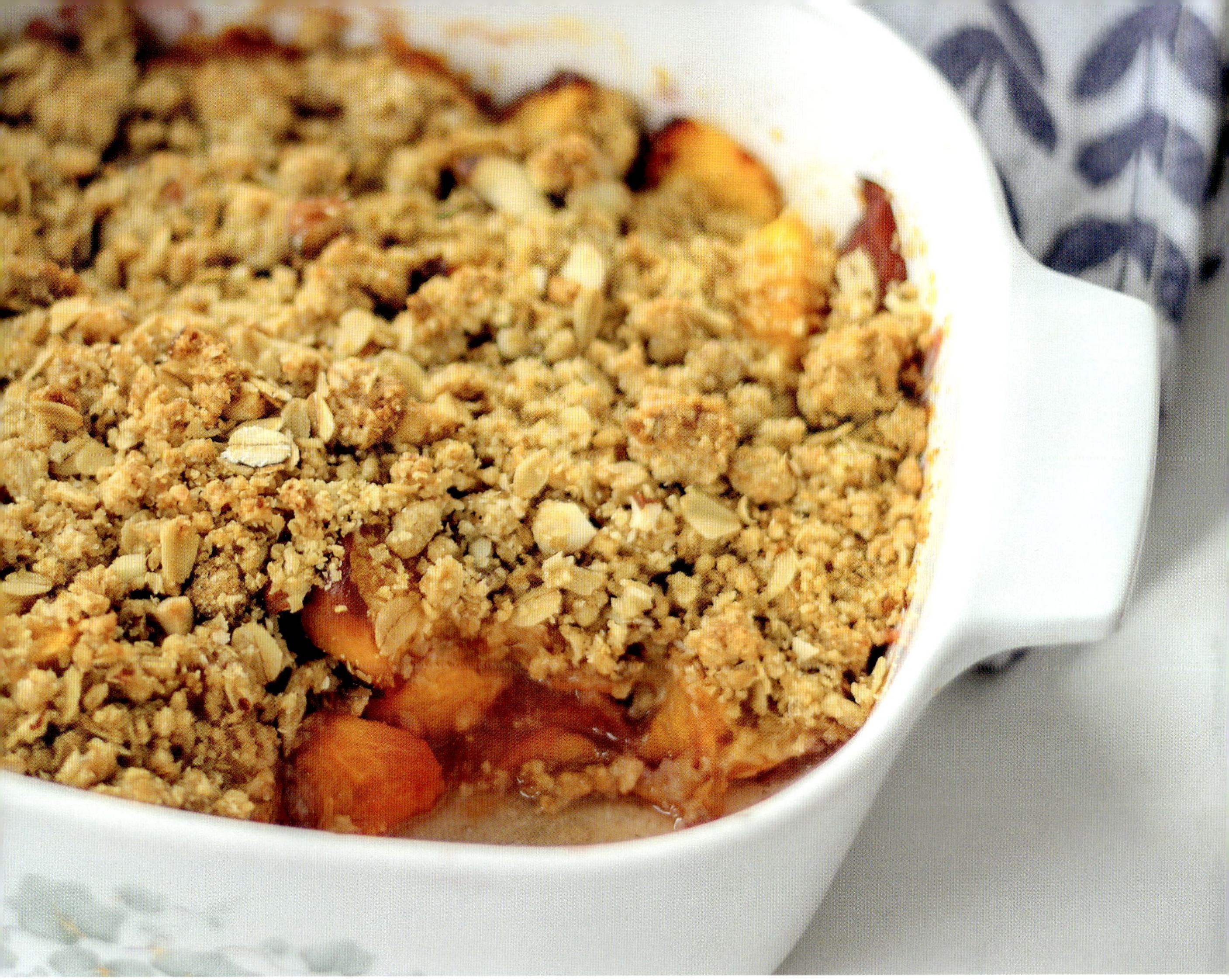

NÄHRWERTE *pro Portion: 223 kcal und 5 g Nüsse*

Proteine	5,1 g	**Fette**	13,0 g
Kohlenhydrate	25,8 g	• davon gesättigt	1,5 g
Ballaststoffe	4,2 g	• davon einfach ungesättigt	5,4 g
• davon viskose Ballaststoffe	1,0 g	• davon mehrfach ungesättigt	3,5 g
		Phytosterine	0,9 g

HEIDELBEER-ZITRONEN-KUCHEN

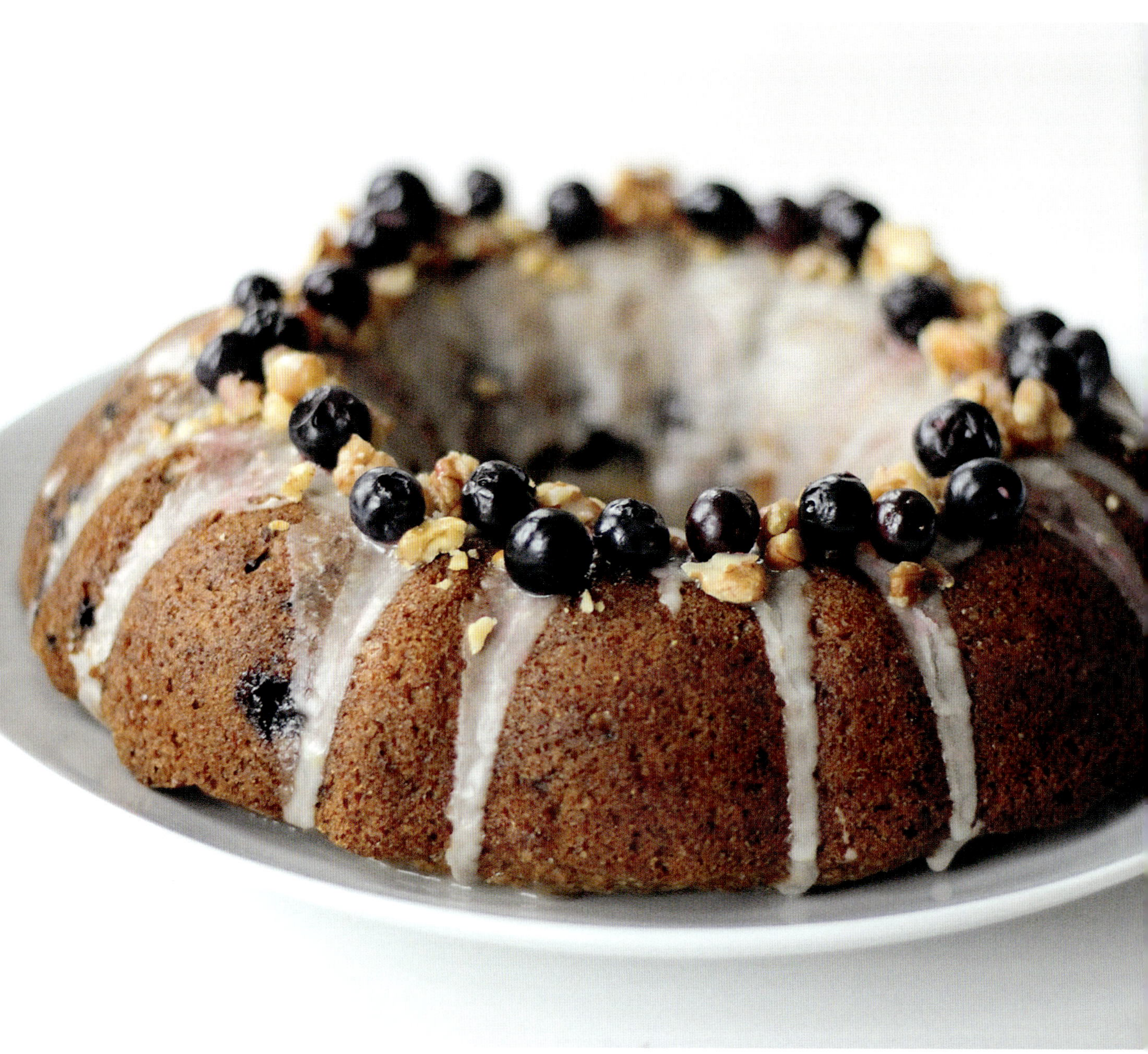

Portionen: 12 | Zeit: 45 min.

TIPP Sie können Apfelessig durch jeden beliebigen weißen Essig ersetzen.

ZUTATEN

120 g Weizenvollkornmehl
100 g Allzweckmehl
200 g weißer Zucker
Prise Salz
3 Esslöffel Flohsamenschalen
1 Teelöffel Backpulver
½ Teelöffel Zitronenschale
1 ½ Teelöffel Vanille-Extrakt
80 g Pflanzensterin-Margarine, geschmolzen
250 ml Sojamilch
1 Esslöffel Apfelessig
150 g gefrorene Heidelbeeren

GLASUR:

130 g Puderzucker
2 Esslöffel Zitronensaft
½ Teelöffel Zitronenschale
1 Teelöffel Vanille-Extrakt

GARNIERUNG:

40 g grob gehackte Walnüsse
25 g Heidelbeeren

ZUBEREITUNG

1. Den Ofen auf 180 °C vorheizen.
2. Zur Herstellung des Kuchens in einer großen Schüssel Weizenvollkornmehl, Allzweckmehl, Zucker, Salz, Flohsamenschalen und Backpulver mischen.
3. In einer separaten Schüssel Zitronenschale, Vanille-Extrakt, Pflanzensterin-Margarine und Sojamilch mischen.
4. Fügen Sie die nassen Zutaten zu den trockenen Zutaten hinzu und vermischen Sie sie ein wenig.
5. Gießen Sie die Mischung in eine 25 cm große Gugelhupf-Form.
6. Mit einem Spatel Essig und Heidelbeeren unterheben.
7. 25–30 Minuten backen, oder bis der Stäbchentest sauber bleibt.
8. Während der Kuchen im Backofen ist, die Glasur herstellen. In einer kleinen Schüssel Puderzucker, Zitronensaft, Zitronenschale und Vanille-Extrakt verrühren.
9. Lassen Sie den Kuchen 10–15 Minuten abkühlen, bevor Sie die Glasur auftragen und mit Heidelbeeren und Walnüssen garnieren.

NÄHRWERTE

pro Portion: 249 kcal und 3 g Nüsse

Proteine	3,3 g	**Fette**	7,9 g
Kohlenhydrate	43,5 g	• davon gesättigt	1,0 g
Ballaststoffe	3,0 g	• davon einfach ungesättigt	2,5 g
• davon viskose Ballaststoffe	1,2 g	• davon mehrfach ungesättigt	3,5 g
		Phytosterine	0,6 g

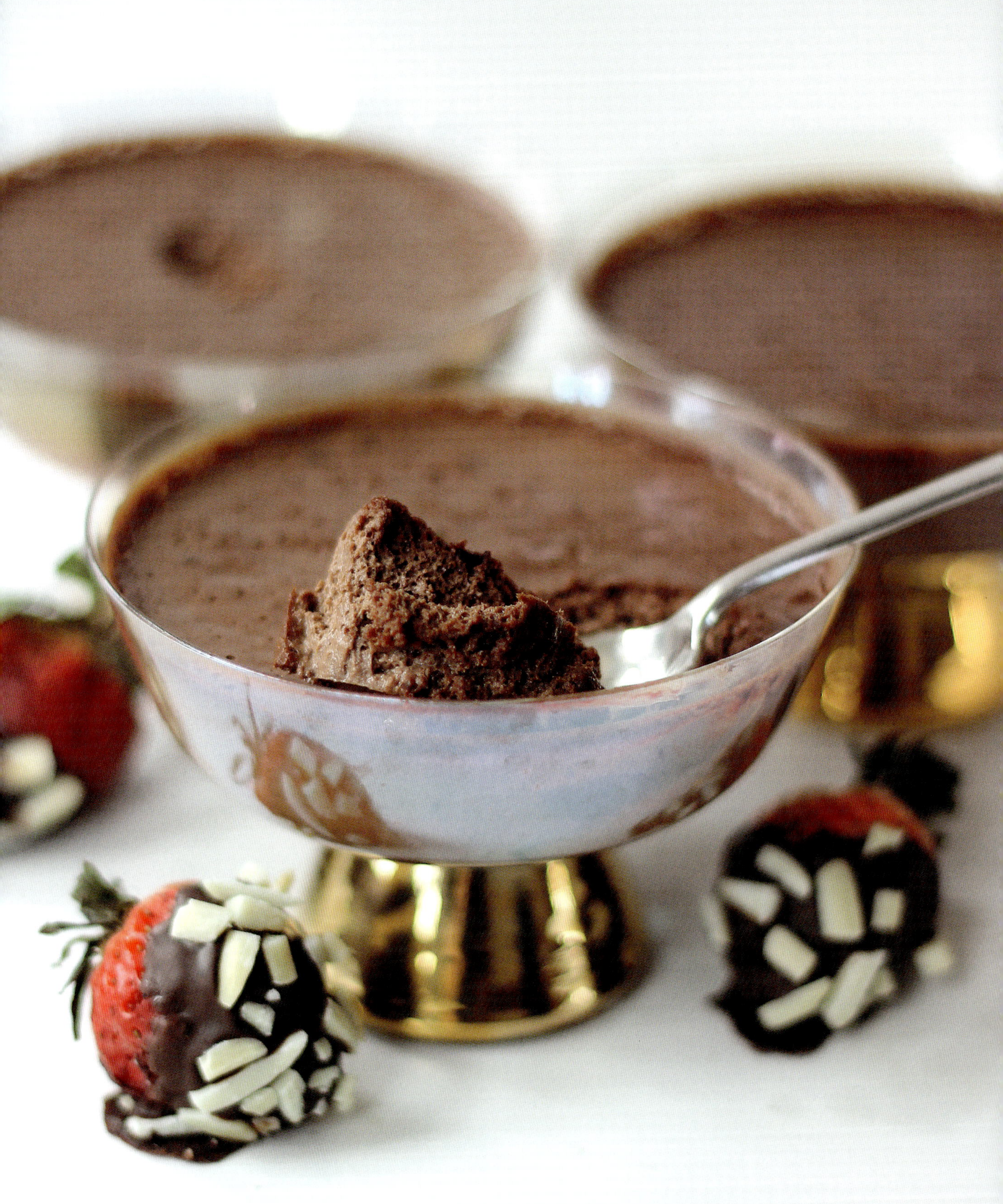

MOUSSE AU CHOCOLAT

Portionen: 8 | Zeit: 3 h

TIPP Anstatt die Flüssigkeit aus einer Dose Kichererbsen zu verwenden, kann die Flüssigkeit, die zum Kochen trockener Kichererbsen verwendet wird, auch verdünnt werden. Etwa 160 g trockene Kichererbsen gekocht sollten die 170 ml ergeben, die für dieses Rezept benötigt werden.

ZUTATEN

170 ml Aquafaba (die Flüssigkeit aus einer 400 g-Dose ungesalzener Kichererbsen)
1 Teelöffel Zitronensaft
300 g weicher Tofu
60 g Zartbitter-Schokoladenstückchen, geschmolzen
2 Teelöffel Vanille-Extrakt
200 g Weißzucker
4 Esslöffel Kakaopulver

ZUBEREITUNG

1. Kichererbsen abtropfen lassen und die Flüssigkeit (ca. 170 ml) aus der Dose in einer großen Schüssel auffangen. Die Kichererbsen selbst werden in diesem Rezept nicht verwendet. (Für Rezepte mit Kichererbsen siehe z. B. „Curry-Mandel-Hummus", S. 158.)
2. Zitronensaft hinzufügen und mit einem elektrischen Handrührgerät Aquafaba steif schlagen (ca. 15–20 Minuten). Nicht zu stark schlagen.
3. Schokolade im Wasserbad schmelzen:
   - Schokolade in einen kleinen Topf geben und diesen in einen größeren Topf stellen.
   - Füllen Sie den größeren Topf mit gerade so viel Wasser, dass es den Boden des kleinen Topfes berührt; achten Sie darauf, dass kein Wasser auf die Schokolade gelangt.
   - Bei mittlerer Hitze unter ständigem Rühren kochen, bis die Schokolade geschmolzen ist (ca. 5 Minuten).
4. In einem Mixer den Tofu mit der geschmolzenen Schokolade, dem Vanille-Extrakt, dem Zucker und dem Kakaopulver vermischen, bis er glatt ist.
5. Kombinieren Sie die Mischung aus dem Mixer mit dem Aquafaba, indem Sie mit einem Spatel den veganen Eischnee vorsichtig unter die Mischung heben. Achten Sie darauf, den Aquafaba nicht zu stark zu mischen und vollständig einzuarbeiten, da sich das Volumen durch das Schlagen bereits verringert hat.
6. In 6 Dessertschalen füllen (ca. 125 ml pro Stück).
7. Am besten mindestens 2 ½ Stunden oder über Nacht kaltstellen.

NÄHRWERTE *pro Portion: 145 kcal*

Proteine	6,5 g	**Fette**	5,3 g
Kohlenhydrate	19,5 g	• davon gesättigt	1,5 g
Ballaststoffe	1,6 g	• davon einfach ungesättigt	2,7 g
• davon viskose Ballaststoffe	0,2 g	• davon mehrfach ungesattigt	0,6 g

MANDELSPLITTER-KEKSE

Portionen: 22 Kekse | Zeit: 60 min.

ZUTATEN

170 g Mandelsplitter
112 g Zartbitter-Schokoladenstückchen, geschmolzen

ZUBEREITUNG

1. Mandelsplitter in einer großen Pfanne bei mittlerer bis niedriger Hitze unter gelegentlichem Rühren rösten, bis sie gebräunt sind, etwa 5–10 Minuten. Die gerösteten Mandeln in eine große Schüssel geben und beiseitestellen.

2. Schokolade im Wasserbad schmelzen. Zu diesem Zweck:

- Schokolade in einen kleinen Topf geben und den Topf in einen größeren Topf stellen.
- Füllen Sie des größeren Topf mit gerade so viel Wasser, dass es den Boden des kleinen Topfes berührt, achten Sie darauf, dass kein Wasser auf die Schokolade gelangt.
- Bei mittlerer Hitze unter ständigem Rühren kochen, bis die Schokolade geschmolzen ist (ca. 5 Minuten).

3. Die Mandeln in die geschmolzene Schokolade mischen, bis die Mandeln vollständig umhüllt sind.

4. Einen kleinen Löffel der mit Schokolade überzogenen Mandeln aushöhlen und auf ein mit Backpapier ausgelegtes Backblech legen.

5. Etwa 45 Minuten im Kühlschrank abkühlen lassen.

VORSCHLAG

1 Esslöffel Orangenschale zur geschmolzenen Schokolade zugeben.

NÄHRWERTE

pro Portion: 68 kcal und 7 g Nüsse

Proteine	1,9 g	**Fette**	5,1 g
Kohlenhydrate	4,9 g	• davon gesättigt	1,2 g
Ballaststoffe	1,3 g	• davon einfach ungesättigt	2,3 g
• davon viskose Ballaststoffe	0,1 g	• davon mehrfach ungesättigt	0,9 g

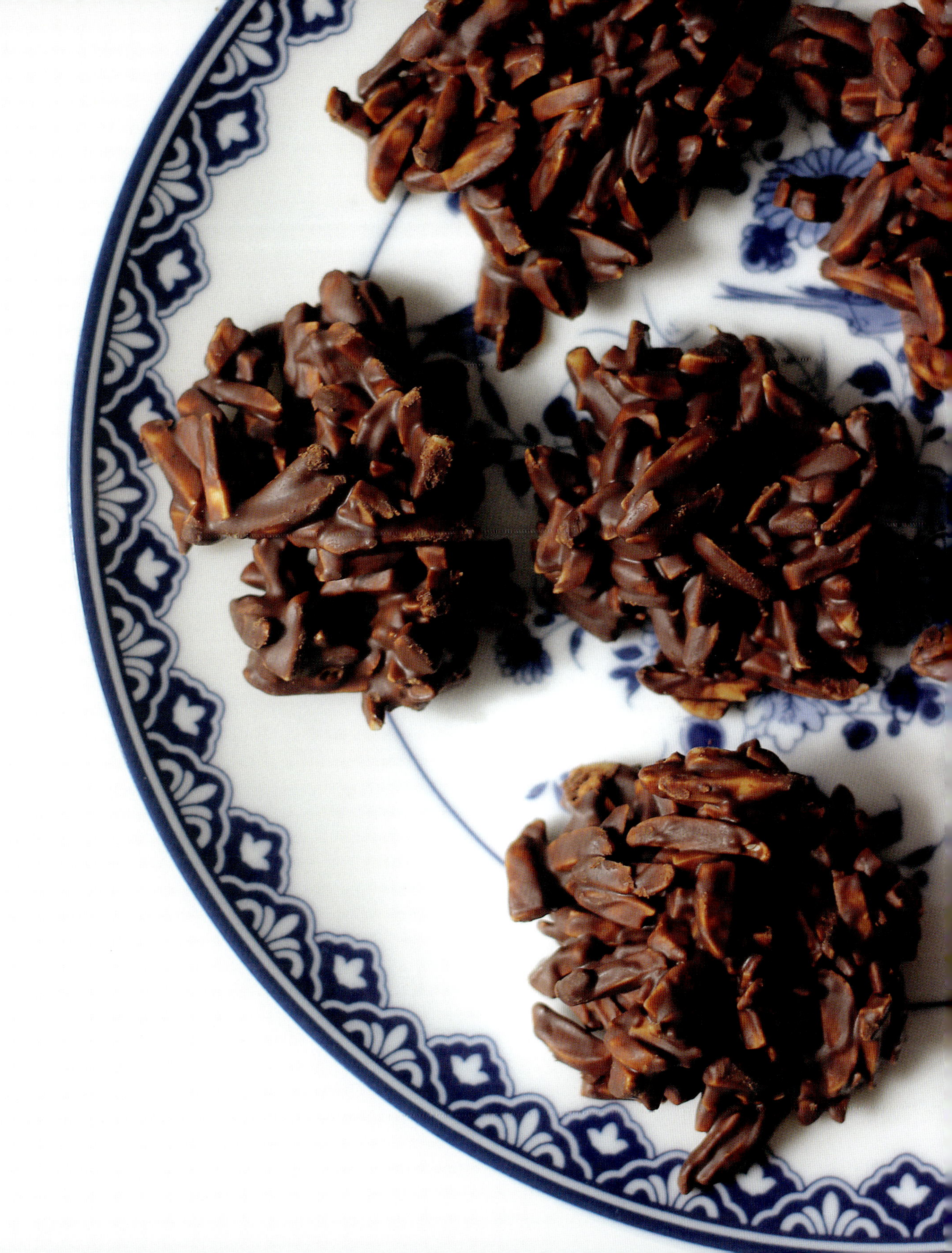

ERDBEERPUDDING

— Originalrezept der Portfolio-Diät —

Portionen: 4

Eine einfache und schnelle Belohnung!

ZUTATEN

270 g gekochte Gerste (al dente)
2 Esslöffel Erdbeermarmelade
50 g gemahlene Mandeln (optional)
1 Esslöffel Zucker oder 1 Esslöffel Stevia
Prise Salz
60 ml Sojamilch

ZUBEREITUNG

1. Gerste und Marmelade zusammen pürieren; so viel Sojamilch hinzufügen, dass eine puddingartige Konsistenz entsteht.
2. Mit Zucker oder Zuckerersatzstoff würzen.
3. In den Kühlschrank stellen, bis der Pudding abgekühlt ist (etwa 2 Stunden). Mit Marmelade, Mandeln oder frischen Erdbeeren garnieren.

VORSCHLAG

Für eine cremigere Textur mehr Sojamilch hinzufügen.

NÄHRWERTE

pro Portion: 172 kcal

Proteine	4,7 g	**Fette**	6,9 g
Kohlenhydrate	26,8 g	• davon gesättigt	0,7 g
Ballaststoffe	4,1 g	• davon einfach ungesättigt	4,3 g
• davon viskose Ballaststoffe	1,3 g	• davon mehrfach ungesättigt	1,6 g

SCHARFER ZITRONENKUCHEN

— Originalrezept der Portfolio-Diät —

Portionen: 8

Süß und sauer mit einer versteckten Tofu-Note.

ZUTATEN

25 g gemahlene Mandeln
50 g Haferkleie
1 Esslöffel Mandelbutter
¼ Teelöffel Salz
1 Esslöffel Wasser
400 g Seidentofu
2 Teelöffel Zitronenschale, gerieben
120 ml Zitronensaft (2 Zitronen)
2 Esslöffel Maisstärke
135 g Puderzucker

ZUBEREITUNG

1. Mandeln, Haferkleie, Salz und Mandelbutter mischen. Fügen Sie Wasser hinzu, um das Zusammenmischen zu erleichtern.
2. Fetten Sie eine runde 18 cm Backform. Den Teig fest auf den Boden und die Ränder an der Form andrücken. Den Teig 12 Minuten bei 180 °C vorbacken.
3. Für die Füllung Seidentofu, Zitronensaft und -schale sowie Maisstärke und Puderzucker im Mixer cremig pürieren.
4. Die Füllung auf den Teig geben und bei 180 °C 40–45 min. backen (bis die Ränder braun werden und die Füllung fest wird).

Rezept von Kathy Galbraith getestet.

NÄHRWERTE

pro Portion: 158 kcal

Proteine	5,3 g	**Fette**	6,9 g
Kohlenhydrate	20,1 g	• davon gesättigt	0,8 g
Ballaststoffe	1,4 g	• davon einfach ungesättigt	3,8 g
• davon viskose Ballaststoffe	0,5 g	• davon mehrfach ungesättigt	2,0 g

GERSTE-ROSINEN-KEKSE

— Originalrezept der Portfolio-Diät —

Portionen: 20 Kekse

Lassen Sie den Weizen weg und erhöhen Sie Ihre Ballaststoffe noch weiter, wenn Sie mit Gerstenmehl backen!

ZUTATEN

115 g Pflanzensterin-Margarine
100 g brauner Zucker
50 g Kristallzucker
½ Teelöffel Salz
½ Teelöffel Zimt
¼ Teelöffel gemahlene Nelken
120 g Gerstenmehl
90 g Haferflocken
1 Teelöffel Flohsamenschalen
½ Teelöffel Backpulver
100 g Rosinen
3 Esslöffel Wasser

ZUBEREITUNG

1. Margarine und Zucker schaumig rühren.
2. Gewürze, Salz, Gerstenmehl, Haferflocken, Flohsamenschalen, Backpulver und Rosinen hinzufügen. Gut mischen. Wasser unterrühren, um den Teig anzufeuchten, gut schlagen.
3. Ofen auf 180 °C vorheizen. Auf einem mit Backpapier ausgelegten Backblech den Teig portionieren und zu 20 Plätzchen formen.
4. 10 Minuten, oder bis sie goldbraun sind, backen.

VORSCHLAG

Probieren Sie getrocknete Cranberries als Ersatz für Rosinen.

Rezept von Kathy Galbraith getestet.

NÄHRWERTE

pro Portion: 107 kcal

Proteine	1,6 g	**Fette**	4,7 g
Kohlenhydrate	15,8 g	• davon gesättigt	0,6 g
Ballaststoffe	1,2 g	• davon einfach ungesättigt	1,8 g
• davon viskose Ballaststoffe	0,6 g	• davon mehrfach ungesättigt	1,8 g

MANDEL-FRÜCHTE-FONDUE

— Originalrezept der Portfolio-Diät —

Portionen: 4

Beleben Sie Ihren Tag mit Obst und dem Eiweiß in Mandeln und Soja!

TIPP Stevia ist ein natürlich gewonnener Süßstoff, der in Reformhäusern und Reformhausabteilungen von Supermärkten erhältlich ist.

ZUTATEN

400 g weicher oder seidener Tofu
150 ml Soja-Joghurt oder Sauerrahm auf Sojabasis
1 Teelöffel Mandel-Extrakt
25 g gemahlene Mandeln
Ahornsirup oder Stevia, nach Geschmack

ZUBEREITUNG

1. In einem Mixer pürieren Sie Tofu mit Soja-Joghurt, Mandelextrakt, gemahlenen Mandeln und Süßstoff.
2. Servieren Sie die Creme in einer Schüssel auf eine Platte, umgeben von einer Auswahl an frischen Früchten zum Dippen.

NÄHRWERTE

pro Portion: 110 kcal

Proteine	8,1 g	**Fette**	6,1 g
Kohlenhydrate	15,8 g	davon gesättigt	0,7 g
Ballaststoffe	1,2 g	davon einfach ungesättigt	2,8 g
davon viskose Ballaststoffe	0,6 g	davon mehrfach ungesättigt	2,4 g

KAPITEL 6:

WARUM EINE PFLANZENBASIERTE DIÄT?

ES IST UNBESTREITBAR, dass unsere Ernährung nicht nur unsere Gesundheit und unser Wohlbefinden, sondern auch die Gesundheit unseres Planeten beeinflusst. Unsere individuellen Entscheidungen werden durch die Verhaltensweisen anderer Menschen verstärkt und haben zu einer tiefgreifenden Auswirkung auf den Planeten und die darin lebenden Arten geführt. Auf diese Weise prägt das, was wir jetzt essen, die Landschaft der Welt für künftige Generationen. Je nachdem, was produziert wird, wie es produziert wird und wie weit es transportiert werden muss, bevor es verkauft werden kann, wird die Umwelt in unterschiedlichem Maße geschädigt. Viele Dinge können getan werden, um mit der Wahl der Lebensmittel die Auswirkungen auf die Umwelt zu minimieren. Von diesen hat die Reduzierung des Verbrauchs von Tierprodukten die größte Wirkung. Aus diesem Grund haben pflanzliche oder vegane Essgewohnheiten in der Regel die geringste Umweltbelastung. Pflanzliche Ernährungsweisen gehören auch zu den gesündesten Ernährungsformen und haben den zusätzlichen Vorteil, dass sie den Schaden für andere Tiere minimieren. Die Portfolio-Diät wurde aus drei Gründen im Zusammenhang mit einer pflanzlichen Ernährung konzipiert. Der erste Grund ist die starke Evidenzbasis für die gesundheitlichen Vorteile einer pflanzlichen Ernährung, der zweite Grund ist ihr Bezug zur Nachhaltigkeit und der dritte Grund sind die ethischen Aspekte. In diesem Kapitel wird dargelegt, wie die Portfolio-Diät im Vergleich zu anderen Ernährungsformen bei jedem dieser drei Faktoren dasteht und dies insbesondere im Vergleich zu Diäten, die tierische Produkte beinhalten.

KERNPUNKTE

→ Es gibt zahlreiche Belege für einen Zusammenhang zwischen dem Verzehr von verarbeitetem Fleisch, rotem Fleisch und tierischen Produkten mit einem hohen Anteil an gesättigten Fettsäuren sowie Herz-Kreislauf-Erkrankungen, Diabetes und bestimmten Krebsarten.

→ Es hat sich gezeigt, dass pflanzliche Ernährung und Ernährung mit geringem Gehalt an tierischen Produkten das Risiko chronischer Krankheiten wie Herz-Kreislauf-Erkrankungen, Diabetes und Fettleibigkeit verringert.

→ Viele Ernährungsrichtlinien und Gesundheitsorganisationen empfehlen, den Verzehr von verarbeitetem Fleisch, rotem Fleisch und anderen tierischen Produkten mit hohem Gehalt an gesättigten Fettsäuren entweder zu eliminieren oder einzuschränken.

→ Pflanzliche Ernährungsformen haben im Vergleich zu solchen mit hohem tierischem Anteil eine geringere Umweltbelastung. Sie sind in der Lage Folgendes zu reduzieren:

- Landnutzung
- Treibhausgasemissionen
- Wassernutzung und -verschmutzung

→ Schließlich geht es bei der Behandlung von Nutztieren im Zeitalter der industriellen Landwirtschaft um ethische und moralische Fragen. Indem sich das Ernährungsportfolio auf pflanzliche Proteinquellen wie Nüsse, Soja, Hülsenfrüchte, Vollkorngetreide und Gemüse stützt, minimiert es seinen Beitrag zu schädlichen Systemen.

GESUNDE ERNÄHRUNG AUF PFLANZLICHER BASIS

Eine pflanzliche Ernährung erfordert die Einschränkung des Konsums von tierischen Produkten. Tierische Produkte umfassen Fleisch wie Huhn und Schweinefleisch, Rindfleisch und Fisch sowie tierische Nebenprodukte wie Eier, Milch, Käse und Butter. Der Ausschluss dieser Nahrungsmittel wird seit über 500 Jahren von Jain und buddhistischen Gruppen praktiziert, die sich hauptsächlich pflanzlich ernähren. Die Wissenschaft beginnt erst jetzt, die vielen gesundheitlichen Vorteile zu verstehen, die sich aus dieser Art der Ernährung ergeben. Ärzte empfehlen zunehmend eine Ernährung auf pflanzlicher Basis. Die Forschung hat gezeigt, dass der Verzehr pflanzlicher Nahrungsmittel das Risiko chronischer Krankheiten wie Herz-Kreislauf-Erkrankungen, Diabetes und bestimmter Arten von Krebserkrankungen senkt. Dieser Abschnitt umreißt einige der bahnbrechenden Forschungsarbeiten auf diesem Gebiet.

FÜR WEITERE INFORMATIONEN: Das *„Physicians Committee for Responsible Medicine“* ist eine gemeinnützige Organisation von über 12.000 Ärzten weltweit, die sich „der Rettung und Verbesserung von Menschen- und Tierleben“ verschrieben haben. Dies soll durch pflanzliche Ernährung sowie ethische und effektive wissenschaftliche Forschung erreicht werden. Besuchen Sie ihre Website unter: *https://www.pcrm.org/*.

DER FLEISCHKONSUM UND CHRONISCHE ERKRANKUNGEN

Rotes Fleisch

Diäten mit hohem Gehalt an pflanzlichem Eiweiß verbessern nachweislich die Gesundheit im Vergleich zu fleischbasierten Diäten, insbesondere solchen, die aus großen Mengen von rotem und verarbeitetem Fleisch bestehen [1–7]. Im Jahr 2010 veröffentlichte eine Harvard-Forschungsgruppe unter der Leitung des renommierten Ernährungsforschers Dr. Walter Willett eine der größten Studien ihrer Art in Bezug auf koronare Herzkrankheit (KHK) und Fleischkonsum. In der Studie wurden Daten von 84.136 Frauen aus der „Nurses' Health Study" über einen Zeitraum von 26 Jahren gesammelt [1]. Der Verzehr von rotem Fleisch wurde mit anderen Proteinquellen wie Nüssen, Bohnen, Geflügel und Fisch verglichen. Das Risiko einer KHK war um 13–30 % geringer, als das bei dem Verzehr roten Fleisches, das durch diese alternativen Proteinquellen ersetzt wurde [1]. Die Autoren kommen zu dem Schluss, dass das KHK-Risiko bei hohem Verzehr von rotem Fleisch anscheinend zunimmt und der Wechsel zu alternativen Proteinquellen die Anzahl der Neuerkrankungen an KHK signifikant verringern kann [1]. Der Verzehr von rotem Fleisch wurde auch mit einem erhöhten KHK-Risiko in Verbindung gebracht. Dr. Stanley Hazen von der Cleveland Clinic stellte fest, dass Trimethylamin-N-Oxid (TMAO) auftritt, wenn Substanzen (Cholin und Carnitin), die in tierischen Produkten insbesondere Fleisch vorkommen, im Darm bakteriell zersetzt werden. Studien an Zellkulturen haben gezeigt, dass TMAO die Gefäßauskleidung schädigt und Entzündungen verstärkt [8]. Es wurde daher die Hypothese aufgestellt, dass erhöhte TMAO-Spiegel mit einem erhöhten Risiko für Herz-Kreislauf-Erkrankungen assoziiert sind. In einer Studie, die im New England Journal of Medicine veröffentlicht wurde, konnte gezeigt werden, dass ein erhöhter TMAO-Spiegel ein erhöhtes Risiko für schwerwiegende unerwünschte kardiovaskuläre Ereignisse ist und dies auch während einer dreijährigen Nachbeobachtungszeit bei Patienten mit bestehenden Herz-Kreislauf-Erkrankungen [9]. TMAO wurde auch als ein potenzieller Auslöser für Insulin-Resistenz beschrieben [10]. Weitere Studien haben ein erhöhtes Diabetes-Risiko bei Personen mit höheren TMAO-Spiegeln gezeigt [11].

> Es hat sich gezeigt, dass Diäten mit hohem Gehalt an pflanzlichem Eiweiß die gesundheitlichen Ergebnisse im Vergleich zu einer Ernährung auf Fleischbasis verbessern.

Forscher haben auch signifikante Hinweise darauf gefunden, dass der Verzehr von rotem Fleisch bei Jugendlichen mit prämenopausalem Brustkrebs in Zusammenhang steht. In einer Studie mit 44.231 Frauen hatten diejenigen, die im späten Jugendalter am meisten Fleisch verzehrten, einen signifikanten (43 %) Anstieg des Brustkrebsrisikos im Vergleich zu denjenigen, die am wenigsten Fleisch verzehrten [12].

Die *International Agency for Research on Cancer* (IARC) berichtete das: „... verarbeitetes Fleisch für den Menschen krebserregend ist [...], rotes Fleisch wahrscheinlich auch für den Menschen krebserregend ist" und möglicherweise mit Darmkrebs in Verbindung gebracht werden kann [13]. Die Schlussfolgerungen der IARC basierten auf Erkenntnissen aus über 800 Studien aus 10 Ländern, in denen verarbeitetes Fleisch überzeugende Beweise für die Verursachung von Darmkrebs erbracht haben soll [13]. Neben Darmkrebs wurden auch Zusammenhänge zwischen dem Verzehr von verarbeitetem Fleisch und Magenkrebs sowie für rotes Fleisch und Bauchspeicheldrüsen- sowie Prostatakrebs gefunden [13].

„... verarbeitetes Fleisch ist für den Menschen krebserregend ..."
Internationale Agentur für Krebsforschung (IARC)

Der Zusammenhang zwischen Fleischkonsum und negativen gesundheitlichen Folgen spiegelt sich in den Ernährungsempfehlungen zahlreicher internationaler Gesundheitsbehörden (Tabelle 6.1) und einer zunehmenden Anzahl von Ernährungsrichtlinien einzelner Länder wider. Die Ernährungsrichtlinien in Amerika empfehlen eine vegetarische Ernährung als eines der drei empfohlenen gesunden Ernährungsmuster [24]. Die kanadischen Richtlinien empfehlen Einzelpersonen „sich häufiger für proteinhaltige Lebensmittel zu entscheiden, die von Pflanzen stammen" [25]. Die Niederlande fordern, den Fleischkonsum auf nicht mehr als zwei Portionen pro Woche zu beschränken [26] und Belgien schlägt vor, pflanzliche Lebensmittel in den Mittelpunkt jeder Mahlzeit zu stellen und die Aufnahme von Tierprodukten zu begrenzen [27]. Chinesische Richtlinien fordern eine Reduzierung des Fleischkonsums um 50 % [28].

Fisch

Fisch wird von den Gesundheitsbehörden weithin als gute Quelle für Eiweiß und gesunde Fette beworben. Der Hauptgrund dafür ist der hohe Gehalt an Omega-3-Fettsäuren (Eicosapentaensäure [EPA] und Docosahexaensäure [DHA]) in Fisch, die angeblich das Risiko einer Herz-Kreislauf-Erkrankung reduzieren sollen [20, 24, 29]. Die wissenschaftliche Meinung ist jedoch geteilt. Eine Cochrane-Studie analysierte über 15.000 Publikationen zu diesem Thema und fand keinen signifikanten protektiven Effekt auf die Gesamtsterblichkeit durch kardiovaskuläre Ereignisse oder Krebs [30]. Eine kürzlich durchgeführte Literaturübersicht unterstützt dieses Ergebnis und zeigt

Tabelle 6.1 Ernährungsempfehlungen der internationalen Gesundheitsbehörden

JAHR	ORGANISATION	EMPFEHLUNGEN BEZOGEN AUF DEN KONSUM VON FLEISCH
2018	Weltgesundheitsorganisation – Europa [14]	→ Essen Sie Lebensmittel, die eher auf pflanzlicher- als auf tierischer Basis sind.
2015	Weltgesundheitsorganisation [15]	→ Begrenzen Sie Ihren Verzehr von fettigem Fleisch. → Verzehren Sie mehr Obst, Gemüse, Hülsenfrüchte, Vollkorn und Nüsse.
2009	Europäisches Informations-zentrum für Lebensmittel [16]	→ Begrenzen Sie den Verzehr von tierischen Pro-dukten, die viel Fett bzw. gesättigte Fettsäuren enthalten.
2017	„American Diabetes Association" [17]	→ Rät, auf den Konsum von rotem Fleisch zu verz-cihten.
2017	„Diabetes Canada" [18]	→ Falls tierische Produkte gewünscht sind, werden Fisch und magere Fleischsorten empfohlen.
2016	„Canadian Cardiovascular Society" [19]	→ Empfiehlt eine Ernährung, die reich an Gemüse, Obst, Vollkorngetreide, mehrfach ungesättigten und einfach ungesättigten Fettsäuren ist. → Empfiehlt die Portfolio-Diät.
2017	„HEART UK" [20]	→ Konsumieren Sie weniger rotes Fleisch.
2016	„European Atherosclerosis Society" [21]	→ Plädiert für eine mehr pflanzenbasierte Ernährung. → Empfiehlt die Portfolio-Diät.
2015	Internationale Agentur für Krebsforschung [22]	→ Verzehren Sie weniger rotes Fleisch.
2014	„American Heart Association" [23]	→ Verzehren Sie weniger Fleisch. → Reduzieren Sie fettiges/verarbeitetes Fleisch.

keinen gleichbleibenden protektiven Effekt einer Fischölsupplementierung auf die Herz-Kreislauf-Erkrankungen [31]. Positive Ergebnisse wurden unbestreitbar in Kohortenstudien erzielt, in denen die Teilnehmer über einen längeren Zeitraum verfolgt wurden. Allerdings können Schlussfolgerungen aus Studien dieser Art schwer zu ziehen sein [32, 33]. Zum Beispiel neigen Menschen, die Fisch essen, zu einem gesundheitsbewussten Lebensstil, nicht zu rauchen und sich insgesamt gesünder zu ernähren [34–36]. Als Folge dieser Faktoren kann kein eindeutiger kausaler Zusammenhang zwischen Fischkonsum und Gesundheit hergestellt werden. Darüber hinaus sammeln sich in Fischen zunehmende Mengen an Wasserverschmutzungen wie Quecksilber, Dioxine und PCBs an, die für die menschliche Gesundheit schädlich sein können [37]. Weiter haben einige Forschungsarbeiten gezeigt, dass der Verzehr von langkettigen n-3-Fettsäuren, die aus Fisch gewonnen werden, für Männer mit Angina pectoris nicht vorteilhaft ist [38].

Insgesamt scheint es, dass in Studien Empfehlungen, die den Fischkonsum bewerben, zu viel Aufmerksamkeit geschenkt und der Nutzen aufgezeigt wurde, jedoch es versäumt wurde, alle sich abzeichnenden Erkenntnisse über Risiken zu berücksichtigen. Es ist mehr Arbeit erforderlich, sowohl Fisch- als auch Fischölzusätze zu untersuchen, um festzustellen, ob der Verzehr wirklich Vorteile bringt. Diese Ergebnisse sollten auch mit Alternativen, wie z. B. Algenölzusätzen verglichen werden. Diese enthalten ebenfalls langkettige n-3-Fettsäuren. So könnten aussagekräftigere Schlussfolgerungen über den Nutzen des Fischverzehrs gemacht werden.

PRODUKTE TIERISCHEN URSPRUNGS: GUT, SCHLECHT ODER IRGENDWO DAZWISCHEN?

Milchprodukte

Milch ist eine reichhaltige Nährstoffquelle und wird in großem Umfang für die Knochengesundheit und die Vorbeugung von Frakturen im Zusammenhang mit der Knochendichte beworben. Die Ernährungsrichtlinien vieler Länder fördern in der Regel den Milchkonsum während der gesamten menschlichen Lebensspanne. Allerdings ist die Studienlage dafür möglicherweise nicht so eindeutig. Zwei große Kohortenstudien in Schweden mit insgesamt 106.772 Personen, die über einen Zeitraum von 20 Jahren durchgeführt wurden, ergaben, dass Milchkonsum mehr Schaden als Nutzen verursachen kann [39]. Insbesondere stellten sie fest, dass ein erhöhter Milchkonsum mit einer erhöhten Gesamtsterblichkeit und knochendichte-

Zwei große Kohortenstudien in Schweden ergaben einen Anstieg der Gesamtsterblichkeit und die Zunahme von durch die Knochendichte bedingte Hüftfrakturen bei Frauen in Verbindung mit hohem Milchkonsum.

bedingten Hüftfrakturen bei Frauen verbunden war. Es wird vermutet, dass diese Befunde auf d-Galaktose zurückzuführen sind. Dabei handelt es sich um eine Zuckerart aus Milch [39]. D-Galaktose hat in Tierversuchen gezeigt, dass sie den Alterungsprozess induziert, oxidative Stressschäden, Entzündungen, Neurodegeneration, eine verminderte Immunreaktion, Veränderungen der Gentranskription, Herz-Kreislauf-Erkrankungen, Krebs, Knochenschwund, Sarkopenie und andere Faktoren im Zusammenhang mit verkürzter Lebensdauer auslöst [40, 41]. Die Ergebnisse der „Nurses' Health Study" weisen darauf hin, dass der Milchkonsum in der vorpubertären Phase zu einer Zunahme von Hüftfrakturen im späteren Leben führte [42].

Im Gegensatz dazu fand eine kürzlich durchgeführte Meta-Analyse, die auch die schwedische Kohortenstudie umfasste, keine starken positiven oder negativen Zusammenhänge zwischen Gesamtsterblichkeit, Herz-Kreislauf-Erkrankungen und Milchkonsum [43]. Trotz dieser Ergebnisse kommen die Autoren zu dem Schluss, dass das Risiko aufgrund möglicher Publikationsverzerrungen nicht vollständig ausgeschlossen werden kann, da Studien, die keinen Effekt zeigen, selten veröffentlicht werden.

Es wurde auch ein Zusammenhang zwischen Milch und bestimmten Krebsarten als These aufgestellt [44, 45]. Der Milchkonsum stimuliert die Produktion einer Verbindung namens Insulinähnlicher Wachstumsfaktor (IGF-1), die die Entwicklung von Fortpflanzungskrebsarten zur Folge hat [44, 45]. Eine Studie fand heraus, dass Männer mit den höchsten IGF-1-Werten viermal häufiger an Prostatakrebs erkranken [46]. Dies steht im Einklang mit einer in Japan durchgeführten Studie, die einen 20-fachen Anstieg des Milchkonsums in Verbindung mit der weltweit am schnellsten wachsenden Rate von Prostatakrebs feststellte [47]. Auf der anderen Seite wurde der Verzehr von Milchprodukten mit einer verringerten Darmkrebsrate in Verbindung gebracht, dies möglicherweise aufgrund ihres Calciumgehalts [48].

In der japanischen Bevölkerung war ein 20-facher Anstieg des Milchkonsums mit der am schnellsten wachsenden Neuerkrankungsrate von Prostatakrebs in der Welt verbunden.

Während diese Studien eine zum Nachdenken anregende Perspektive auf die Rolle des Milchkonsums und der Gesundheit bieten, sind weitere Forschungsarbeiten erforderlich, um ein klareres Bild zu gewinnen. Es ist weiterhin festzustellen, ob Milchersatz wie Soja oder Mandeln die Ernährungsnische, die die Milch besetzt hat, besser füllen kann.

Eier

Eier sind ein weiteres Lebensmittel, das typischerweise als gesund empfunden wird. Wie im Fall der Milchprodukte hat die wissenschaftliche Gemeinschaft unterschiedliche Ansichten über ihre Auswirkungen auf die Gesundheit. Diese Debatte hat sich weitgehend auf die Tatsache konzentriert, dass Eier eine bedeutende Quelle von Cholesterin in der Nahrung sind. Ein Eigelb enthält die Menge Cholesterin, die fast einem 340 g-Hamburger entspricht [49]. Ursprünglich wurde angedeutet, dass der Verzehr einer cholesterinreichen Ernährung den individuellen Serumcholesterinspiegel erhöhen würde. Da ein hoher Gehalt an Low-Density-Lipoprotein-Cholesterin (LDL) ein Risikofaktor für Herzerkrankungen ist, wurde empfohlen, cholesterinreiche Nahrungsmittel zu meiden. Neuere Forschungen haben jedoch ergeben, dass bei den meisten Menschen das in Eiern enthaltene Cholesterin in der Nahrung nicht zu einem signifikanten Anstieg des eigenen Cholesterinspiegels führt [50 – 52]. Bei einem kleinen Prozentsatz der Menschen kann jedoch die Menge an Cholesterin, die in der Nahrung aus Quellen wie Eiern verzehrt wird, den Cholesterinspiegel erhöhen [53]. Dieser Effekt ist das Ergebnis einer genetischen Variation, die Menschen empfindlicher auf Cholesterin in der Nahrung reagieren lässt. Für diese Personen ist die hohe Menge an Cholesterin, die in Eiern enthalten ist, potenziell schädlich [53]. Doch selbst wenn Personen nicht über diese genetische Veranlagung verfügen, hat die Forschung ergeben, dass der Eierverzehr für Menschen mit einem Risiko für Herz-Kreislauf-Erkrankungen aufgrund der Produktion von TMAO schädlich sein kann (siehe Kapitel „Fleischkonsum und chronische Erkrankungen") [49].

Darüber hinaus wurde der Verzehr von Eiern bei Personen mit Diabetes mit einem erhöhten Risiko für Herz-Kreislauf-Erkrankungen in Verbindung gebracht [54]. Der Verzehr von Eiern wurde auch mit einer erhöhten Neuerkrankungsrate von Typ-2-Diabetes in Verbindung gebracht [54]. Diese Ergebnisse deuten darauf hin, dass ein gemäßigter Verzehr von Eiern bei den meisten Menschen keinen Einfluss auf den Cholesterinspiegel haben wird. Eine kürzlich durchgeführte Bevölkerungsstudie hat jedoch gezeigt, dass der Eierverzehr bei Personen mit bestimmten Risikofaktoren insgesamt unerwünschte Wirkungen hatte [55]. Daher sollte der Verzehr von Eiern bei bestimmten Gruppen wie Diabetikern, Personen mit einem Herz-Kreislauf-Erkrankungs-Risiko oder Personen mit einer spezifischen genetischen Veränderung vermieden werden.

PFLANZENBASIERTE ERNÄHRUNG UND UNSER PLANET

Die Verringerung der negativen Auswirkungen des Menschen auf die Umwelt ist wohl das wichtigste Thema unserer Zeit [56, 57]. Unser Handeln prägt nicht nur die Welt für künftige Generationen, sondern wirkt sich zunehmend auf die heute lebenden Menschen aus. Klimawandel und Umweltzerstörung führen dazu, dass Land von den steigenden Fluten schmelzender Polkappen und Gletscher verschluckt wird. Die Nahrungsmittelknappheit nimmt aufgrund von Massendürren zu und das Aussterben von Arten ist vergleichbar mit dem der Kreidezeit, in der die Dinosaurier ausstarben.

Der Klimawandel vollzieht sich in einem so raschen Tempo, dass er schon zu unseren Lebzeiten sichtbar wird. In Kanada lässt sich der Klimawandel an Ereignissen wie dem Verschwinden der Gletscher ablesen. Kanada ist die Heimat einiger der meistbesuchten Gletscher Nordamerikas, die wegen ihrer ikonischen Erhabenheit und der aufregenden Lebensräume, die sie bieten, bewundert werden. In Alberta schrumpfen die kolumbianischen Eisfelder mit einer Geschwindigkeit von über 5 m/Jahr und es wird erwartet, dass sie in den nächsten zehn Jahren vollständig verschwunden sein werden. Abgesehen von ihrer Funktion als beliebtes touristisches Reiseziel und Heimat für verschiedene Lebewesen hat der Verfall der Gletscher auch Auswirkungen auf die Wasserkraftwerke und die Wasserversorgungssysteme in tiefergelegenen Regionen. Schmelz- und Tauwetterzyklen beeinflussen den Wasserfluss. Die Schädigung unersetzbarer Ökosysteme wie Gletscher tritt weltweit immer häufiger auf. Wir leben in einer entscheidenden Zeit, um diese Veränderungen zu verhindern und die Auswirkungen des Klimawandels auf die Menschen und den Planeten einzudämmen. Eine der wichtigsten Möglichkeiten, wie der Einzelne seine Auswirkungen auf die Umwelt verringern kann, ist die Veränderung der Ernährung.

LANDWIRTSCHAFT UND DIE UMWELT

Für diejenigen, die glücklich sind, ist Essen ein regelmäßiger Bestandteil des täglichen Lebens. Doch wie viel wissen wir wirklich darüber, woher unsere Nahrung kommt? Im Lebensmittelgeschäft sind wir von der Realität des Obst- und Gemüseanbaus sowie der Tierzucht weit entfernt. Ein Rundgang durch den Laden zeigt Obst und Gemüse aus Samen, die Sie nie gepflanzt haben, in Erde, die Sie nie betreten haben. Milch- und Fleischprodukte sind bequem in ordentlich geformten Flaschen und Verpackungen angeordnet, die nicht als die Tiere erkennbar sind, von denen sie stammen. Die Entfernung, die viele von uns zu den Produkten haben, die wir konsumieren, macht es leicht, die enorme Arbeit und die enorme Menge an Ressourcen, die in die Zubereitung einer Mahlzeit fließen, zu übersehen. Auch wenn dieser Prozess weit von unserem Leben entfernt zu sein scheint, so sind wir doch sehr verbunden mit den Konsequenzen. Wenn wir die Auswirkungen unserer Lebensmittelwahl verstehen, kann es einfacher sein, Produkte auszusuchen, eben nicht nur nach Gesundheit und Geschmack, sondern auch nach ökologischen Faktoren. Einige der wichtigsten Umweltauswirkungen des Lebensmittelsystems sind die folgenden:

Die Distanz, die viele von uns zu den Produkten haben, macht es leicht, die enorme Arbeit und die große Menge an Ressourcen, die für die Zubereitung einer Mahlzeit benötigt werden, zu vergessen.

Wasser: Nutzung und Verschmutzung

Marine Ökosysteme werden durch die Landwirtschaft stark verschmutzt. Pestizide, Herbizide, Düngemittel und Dung werden von den Feldern weggespült und in den Wasserwegen abgelagert, was zu einer Kontamination führt. Dünger und Dung dienen der Ernährung massiver Algenblüten, die durch ihr schnelles und massives Wachstum anderen Wasserbewohnern Sauerstoff entziehen. Einige Algen produzieren Giftstoffe, die für Menschen und andere Tiere giftig sind. Einmal kontaminiert, sind Algenblüten extrem kostspielig und schwer zu kontrollieren.

In Kanada ist der Eriesee ein berühmtes Beispiel für die Probleme, die ein zu großer Nährstoffreichtum mit sich bringen kann. In den 1970er Jahren war die Verschmutzung so schlimm, dass Dr. Seuss in das Originalexemplar von „Der Lorax", einem bekannten Kinderbuch, den folgenden Satz einfügte: „Sie werden auf ihren Flossen laufen und auf der Suche nach etwas Wasser, das nicht so verdreckt ist, jämmerlich müde werden. Ich habe gehört, dass es oben im Eriesee genauso schlimm sein soll." Obwohl große Verbesserungen erzielt wurden, stellt der landwirtschaftliche Abfluss von Verunreinigungen nach wie vor ein Problem dar. Bis zum heutigen Tag wird der Eriesee noch immer von Algenblüten geplagt. Die Landwirtschaft in dieser Region nimmt immer mehr zu, was die Zukunft dieses Sees ungewiss macht [58]. Zusätzlich zu den Verschmutzungsproblemen ist auch die von der Landwirtschaft genutzte Wassermenge extrem hoch. Diese hohe Nutzung steigt immer mehr, da der Klimawandel die Dürre in vielen Regionen verschärft hat. In einer Zeit, in der Süßwasser immer mehr zu einem Problem wird, ist die Erhaltung der wenigen Süßwasserquellen, die wir haben, eine globale Priorität.

> „Sie laufen auf ihren Flossen und werden jämmerlich müde auf der Suche nach etwas Wasser, das nicht allzu verdreckt ist. Ich habe gehört, dass es oben im Eriesee genauso schlimm ist."
> *Dr. Seuss*

Was den Wasserverbrauch in der Landwirtschaft anbelangt, so benötigen pflanzliche Nahrungsmittel im Vergleich zu tierischen Produkten deutlich weniger. Diese Beobachtung trifft selbst dann zu, wenn man den Proteingehalt berücksichtigt. Abbildung 6.1 veranschaulicht, dass pro Gramm Eiweiß bei Milch, Huhn und Eiern etwa eineinhalb Mal mehr Wasser im Vergleich zu Hülsenfrüchten (Hülsenfrüchte und Bohnen) verbraucht werden [59]. Der größte Unterschied ist im Vergleich zwischen Rindern und Hülsenfrüchten zu erkennen: Rinder benötigen im Vergleich zu Hülsenfrüchten die sechsfache Menge an Wasser pro Gramm Protein [60, 61]. Zwar trifft es zu, dass Hülsenfrüchte im Gegensatz zu den tierischen Produkten, mit

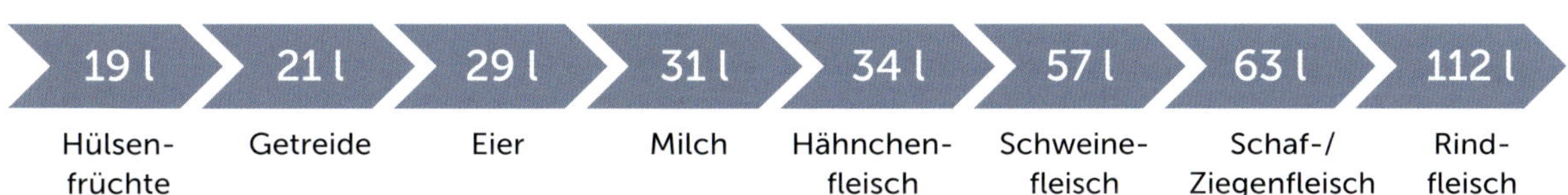

Abbildung 6.1 Wasserverbrauch pro Gramm Protein [63]

denen sie verglichen werden, keine vollständige Proteinquelle darstellen (wie in Kapitel 4 unter Tipps für den Verzehr von pflanzlicher Nahrung diskutiert), doch ist es möglich, Hülsenfrüchte mit anderen pflanzlichen Nahrungsmitteln zu kombinieren, um eine vollständige Proteinquelle zu bilden. Diese verbraucht dann in der Konsequenz weniger Wasser als die Rinderproduktion. Beispielsweise können Hülsenfrüchte, wie Kidneybohnen oder Kichererbsen mit einem Getreide wie Reis kombiniert werden, um ein vollständiges Proteinmuster zu bilden. Dieses Verfahren kann mit vielen anderen pflanzlichen Proteinquellen verwendet werden, um vollständige Proteine zu erzeugen, die weniger Wasser zur Produktion benötigen als tierische Quellen (weitere Kombinationen siehe Kapitel 4). Es ist auch wichtig zu beachten, dass Proteinmangel in den entwickelten Ländern unglaublich selten ist und eine pflanzliche Ernährung mit einem hohen Anteil an Obst, Gemüse, Hülsenfrüchten und Vollkorn für die meisten Menschen mehr als ausreichend Proteine liefert.

Treibhauseffekt

Treibhausgase (THG) sind atmosphärische Gase, die verhindern, dass Wärme entweichen kann. Wenn Sie schon einmal in ein Gewächshaus gegangen sind, haben Sie vielleicht bemerkt, dass es dort wärmer als in der Umgebung ist. Dieser Unterschied ist darauf zurückzuführen, dass das Glas zwar Wärme eindringen lässt aber verhindert, dass ein Teil davon wieder austritt. So kann sich Wärme ansammeln. Der „Treibhausgaseffekt" funktioniert in ähnlicher Weise.

Wenn Sonnenwärme in unsere Atmosphäre eindringt, wird sie auf der Oberfläche unseres Planeten durch Treibhausgase eingefangen. Das Vorhandensein an Treibhausgasen in unserer Atmosphäre hat dazu geführt, dass die Temperaturen des Planeten und seiner Ozeane steigen. Die wärmeren Temperaturen sind jedoch nicht die einzige Folge des Anstiegs der Treibhausgase. Der Klimawandel führt zu Veränderungen der Niederschlags- und Windmuster. Das führt in Kombination mit steigenden Temperaturen zur schrittweisen Veränderung des alltäglichen Wetters. Auf unserem derzeitigen Weg werden wir die Emissionsziele, die von Expertenorganisationen zur Mini-

In etwa 30 Jahren werden die Treibhausgas-Emissionen aus der Landwirtschaft und der Rodung von Land voraussichtlich um erstaunliche 80 % ansteigen – ein Anstieg, der der Treibhausgas-Produktion der gesamten Transportindustrie im Jahr 2010 entspricht!

mierung der negativen Auswirkungen des Klimawandels festgelegt wurden, nicht erreichen [62]. Wenn wir diese Ziele nicht erreichen, könnte dies verheerende Folgen für die Menschen und andere Lebensformen auf unserem Planeten haben.

Gegenwärtig ist die Nahrungsmittelproduktion für etwa ein Viertel der globalen Treibhausgas-Emissionen verantwortlich [64]. In 30 Jahren werden die Emissionen aus der Landwirtschaft und der Rodung von Land voraussichtlich um erschreckende 80 % zunehmen [65]. Ein Anstieg in dieser Größenordnung entspricht der THG-Produktion der gesamten Transportindustrie im Jahr 2010 [66]. Emissionen aus der Nahrungsmittelproduktion stammen aus einer Vielzahl von Quellen. Bevor die Nahrungsmittel den Betrieb verlassen, sind die Emissionen hauptsächlich das Ergebnis der Ausbringung von Dünger, der Produktion von Nutztieren und der Verbrennung fossiler Brennstoffe, die zum Antrieb von Maschinen wie Pflügen und Traktoren verwendet werden. Nach der Nahrungsmittelproduktion entsteht durch den Transport, die Verarbeitung, Lagerung, Zubereitung und Entsorgung von Nahrungsmitteln ein ganz neuer Satz von Emissionen. Während die Menge der Emissionen von Region zu Region variiert, sind Fleisch und Milchprodukte unabhängig von den Produktionsmethoden durchweg die größten Quellen von Treibhausgasen im Nahrungsmittelsektor [67] (siehe Infobox 6.1).

Im Vergleich zu anderen Ernährungsformen hat die pflanzliche Ernährung das höchste Potenzial zur Reduzierung der Pro-Kopf-Treibhausgas-Emissionen.

Im Vergleich zu anderen Ernährungsformen hat die pflanzliche Ernährung das höchste Potenzial für die Reduzierung der gesamten Pro-Kopf-THG-Emissionen (bis zu 20 %) [71]. Die großen Emissionsreduktionen bei einer pflanzlichen Ernährung sind vor allem auf die Eliminierung tierischer Produkte zurückzuführen. Rinder sind verantwortlich für 14 % der vom Menschen verursachten Treibhausgas-Emissionen [61]. Durch den Verdauungsprozess produzieren Rinder und andere Wiederkäuer auf natürliche Weise Methan. Dabei handelt es sich um ein Treibhausgas, das die 25-fache Potenz zum Einfangen von Wärme im Vergleich zu Kohlendioxid besitzt. Die Rinderproduktion trägt auch zu den Emissionen bei, die bei der Rodung von Weideland entstehen. Insbesondere wenn Wälder zur Rodung abgebrannt werden, entstehen weltweit jedes Jahr Milliarden Tonnen Kohlendioxid.

Infobox 6.1

GRASGEFÜTTERTE VS. GETREIDEGEFÜTTERTE RINDER

Mit Getreide gefütterte Rinder leben normalerweise in konzentrierten Futterplätzen oder in industrialisierten Systemen, in denen das Futter separat angebaut wird. Grasgefütterte Rinder werden auf einer Weide aufgezogen, die aus Gräsern und manchmal holzigen Sträuchern und Bäumen besteht. Industrielle Systeme lassen das Tier manchmal kurz vor der Schlachtung auf eine Weide, aber für den größten Teil seines Lebens wird es mit anderswo angebautem Futter gefüttert.

Entgegen der landläufigen Meinung verringert der Verzehr von grasgefütterten Rindern die Umweltbelastung im Vergleich zu getreidefütterten Rindern nicht [68]. Rinder, die in Systemen aufgezogen werden, in denen sie Getreide anstelle von Gras erhalten, verursachen normalerweise weniger Treibhausgas-Emissionen und verbrauchen weniger Energie pro Pfund Fleisch als Rinder, die auf der Weide aufgezogen werden. Die energiedichte Natur des Getreidefutters lässt Rinder viel schneller wachsen und macht sie daher früher schlachtreif [69]. Mit anderen Worten: Die Gesamtemissionen, die Kühe während eines Lebens in einem Weidesystem produzieren, sind größer als diejenigen, die in industriellen Systemen für die Fütterung und Unterbringung von Rindern verwendet werden, da diese Rinder eine kürzere Lebensdauer haben. Industrielle Systeme haben jedoch eine Reihe anderer Probleme, wie die massenhafte Ansammlung von Gülle und Abfall, den Einsatz von Antibiotika sowie Bedenken hinsichtlich des Wohlergehens der Tiere (siehe ethische Überlegungen). Man kann argumentieren, dass Randgebiete, in denen keine anderen Pflanzen angebaut werden können, einen Nettogewinn erzielen, wenn Vieh auf ihnen weidet, da dieser Ansatz in diesen Fällen die effizienteste Raumnutzung darstellt. Es mag sein, dass diese Anbaumethode den Nahrungsmittelertrag in einem bestimmten Gebiet maximiert, aber dennoch große Mengen an Treibhausgas-Emissionen erzeugt. Obwohl die Sträucher und Gräser in einem Weidesystem Kohlendioxid aus der Atmosphäre entfernen können, sind die Emissionen von Weidevieh höher als die Emissionen, die die Weide aufnehmen kann [70]. Darüber hinaus berücksichtigt dieses Argument nicht, dass Meeresgebiete der Lebensraum anderer, manchmal bedrohter Arten sind, oder dass diese Arten für die Gesundheit der Umwelt von wesentlicher Bedeutung sein können.

Landnutzung

Durch die Rodung von Wäldern oder Umwandelung anderer Landschaften in Flächen für den Anbau von Futtermitteln oder Weideflächen verändern wir nicht nur Ökosysteme, sondern auch die Fähigkeit eines Gebietes, Kohlendioxid aus der Atmosphäre zu entfernen oder zu binden. Dieser Effekt zeigt sich besonders deutlich in Gebieten, in denen Entwaldung stattgefunden hat. Während alle Pflanzen in der Lage sind, Kohlendioxid zu binden, sind Bäume aufgrund ihres langen Lebens und ihrer Größe prädestiniert dafür.

Überall auf der Welt werden viele Wald-Ökosysteme in landwirtschaftliche Nutzflächen umgewandelt, was zu einer schlechteren Fähigkeit zur Kohlenstoffbindung führt. Die landwirtschaftlich bedingte Entwaldung findet vorwiegend in Süd- und Mittelamerika statt, wobei die Waldflächen in Mittelamerika in den letzten 40 Jahren um 40 % zurückgegangen sind [72]. Ungefähr zwei Drittel der abgeholzten Flächen werden in Weideland umgewandelt [72]. In anderen Ländern mit begrenzten umwandelbaren Flächen hat die steigende Nachfrage nach Vieh zur Abhängigkeit von industrialisierten Systemen geführt, wobei Viehfutter oft aus anderen Ländern importiert wird [72]. Durch den Import von Futtermitteln verlagert sich jedoch die Umweltbelastung der Futtermittelproduktion von einem Land oder einer Region in ein anderes Land oder eine andere Region, wodurch die Kapazität der Futtermittelproduktion einer Region auf Kosten einer anderen ausgeweitet wird. Es hat sich gezeigt, dass der Verzehr pflanzlicher Nahrungsmittel im Vergleich zu anderen Ernährungsformen das höchste Potenzial für eine Reduzierung der Landnutzung hat (bis zu 60 %) [71].

26 % der freien Fläche der Erde ist von Viehweiden bedeckt.

Die weitaus größte Fläche, die von der Landwirtschaft genutzt wird, ist für die Viehzucht vorgesehen. 26 % der eisfreien Fläche der Erde ist von Viehweiden bedeckt und 33 % der Anbaufläche wird für Viehfutter verwendet [73]. Die für die Viehzucht erforderliche Fläche nimmt aufgrund der wachsenden Nachfrage zu [73]. Die Nutzung der begrenzten Landfläche auf diesem Planeten für die Viehzucht ist ineffizient, wenn für den menschlichen Verzehr geeignete Nutzpflanzen durch Nutzpflanzen für Viehfutter verdrängt werden. Der größte Teil der aus Futtermitteln gewonnenen Energie geht in den Körperfunktionen des Tieres wie Körperwärme und Atmen verloren. Typischerweise wird nicht mehr als ein Drittel und manchmal weniger als ein Zehntel des Energiewertes der Nahrung, die an ein Tier verfüttert wird, an den Endverbraucher weitergegeben [74]. Mit anderen Worten: Wir stecken mehr Ressourcen hinein als wir herausbekommen. Die Lebensmittel, die zur Verfütterung bestimmt sind, sind oft von hoher Qualität und für den menschlichen Verzehr geeignet. Wenn wir die Natur erhalten und gleichzeitig ein Nahrungsmittelsystem schaffen wollen, das in der Lage ist, die bis 2050 erwarteten 9 Milliarden Menschen zu ernähren, ist eine effiziente Raumnutzung von größter Bedeutung.

Artensterben

Wir teilen diesen Planeten mit einer Vielzahl ungewöhnlicher und spektakulärer Kreaturen. Der Verlust und die Vernichtung von Lebensräumen ist die Hauptursache für das Aussterben von Arten und machen weltweit 84 % der Arten aus, die einem Risiko ausgesetzt sind [75].

In Kanada, wie in vielen anderen Ländern, hat die Landwirtschaft die tiefgreifendsten Auswirkungen auf die Gefährdung der Arten. Etwa 70 % der Feuchtgebiete sind entwässert worden und von den verbleibenden sind 60–80 % mit Dünger und Pestiziden aus der Landwirtschaft stark verunreinigt. Dadurch können sie für die dort lebenden Arten zumeist nicht mehr als Lebensraum dienen. Dieser Verlust ist besonders bedeutsam, da Kanada schätzungsweise ein Viertel der auf dem Planeten verbliebenen Feuchtgebiete beherbergt [76]. Die kanadischen Wälder sind auch durch expandierende Städte und die daraus resultierende Notwendigkeit einer erhöhten Nahrungsmittelproduktion bedroht. Die karolingischen Wälder im Südwesten Ontarios sind die artenreichsten Gebiete des Landes und beherbergen 40 % der Brutvogelpopulation. Dieses Gebiet ist bereits weitgehend von landwirtschaftlichen Tätigkeiten und der Urbanisierung übernommen worden, sodass weniger als 5 % der ursprünglichen Waldfläche übriggeblieben sind. Der Artenverlust durch menschliche Aktivitäten ist, wie das Beispiel Kanadas zeigt, ein globales Phänomen, das weltweit in unterschiedlichem Ausmaß auftritt (Infobox 6.2).

> Der Verlust und die Vernichtung von Lebensräumen ist die Hauptursache für das Aussterben von Arten, von denen weltweit 84 % auf der Liste der gefährdeten Arten stehen.

Infobox 6.2

EIN GENAUERER BLICK AUF DEN ARTENVERLUST

In den letzten 50 Jahren ist das Artensterben mit einer in der Geschichte der Menschheit beispiellosen Geschwindigkeit und in einem seit 75 Millionen Jahren, seit der Ausrottung der Dinosaurier, nicht gekannten Ausmaß eingetreten. Dieses Massenaussterben hat viele Wissenschaftler dazu veranlasst, die moderne Epoche als das Anthropozän (aus dem Griechischen „Anthropos“: „Mensch“ abgeleitet) zu charakterisieren. Das Anthropozän ist gekennzeichnet durch eine Zeit des Massensterbens als Ergebnis menschlicher Aktivitäten. Die „Rote Liste“ der Weltnaturschutzorganisation IUCN dokumentiert diese Auslöschungen und klassifiziert Tiere nach dem Grad der Bedrohung, der sie ausgesetzt sind (international: *https://www.iucnredlist.org/;* Deutschland: *https://www.wwf.de/themen-projekte/weitere-artenschutzthemen/rote-liste-gefaehrdeter-arten*). Die Arten reichen von der geringsten Bedrohung, d.h. sie sind reichlich vorhanden und gesund, bis hin zu aussterbenden. Bedrohte Arten gibt es in einer Kategorie zwischen diesen beiden Extremen, nämlich Tiere, die z. B. gefährdet oder kritisch bedroht sind.

Auf globaler Ebene hat menschliches Handeln zum Verlust von Lebensräumen und zur Zerstörung von Lebensräumen geführt:

→ 91 % der bedrohten Pflanzen
→ 89 % der bedrohten Vögel
→ 83 % der bedrohten Säugetiere

Auch Schutzgebiete können sich dem menschlichen Einfluss nicht entziehen, insbesondere wenn die dort lebenden Tiere die für sie festgelegten neuen Grenzen nicht verstehen. Trotz der Schutzbemühungen sind die Schildkrötenpopulationen um Point Pelee im Süden Ontarios in Kanada rapide zurückgegangen.

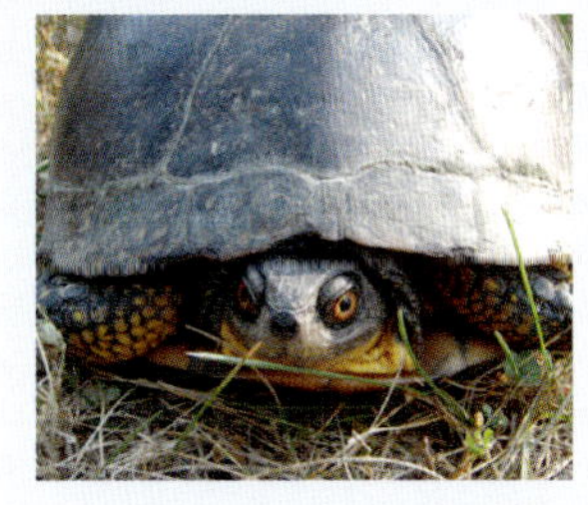

Die Blanding-Schildkröte (Emydoidea blandingii) ist für ein Tier dieser Größe eine extrem langlebige Spezies (sie werden oft über 70 Jahre alt). Einzigartig ist ihr aufklappbarer Panzer, den sie über Füße und Kopf vollständig schließen kann, um unwillkommene Besucher abzuwehren. Diese Anpassungsstrategien haben ihr gute Dienste geleistet, bis Straßen um ihre Nistplätze herum gebaut wurden und Pestizide das Wasser, in dem sie lebt, verschmutzten.

Jetzt ist sie nicht mehr in der Lage, sich an die schnellen Veränderungen um sie herum anzupassen und ihr Überleben ist bedroht. Viele solche Ereignisse finden weltweit statt, da menschliche Aktivitäten die Umwelt drastisch verändern. Es ist eine große Schande, dass das, was Hunderte Millionen Jahre für seine Entwicklung gebraucht hat, innerhalb einiger Generationen verschwindet.

DIÄTISCHE RICHTLINIEN

Die Ernährungsrichtlinien eines Landes werden als Teil der Schullehrpläne vermittelt, beeinflussen die Bundespolitik und bilden die Bausteine für ernährungsbezogene Programme wie Schulspeisen. Als Reaktion auf die dringende Notwendigkeit, die Auswirkungen der Ernährung auf die Umwelt aufzuzeigen, haben Länder auf der ganzen Welt begonnen, Nachhaltigkeit als Kriterium für die Wahl der Ernährung aufzunehmen. Betrachtet man die langfristige Perspektive so ist klar, dass Gesundheit und Nachhaltigkeit eng miteinander verbunden sind. Im Kern zielt die Nachhaltigkeit darauf ab, künftigen Generationen die gleiche, wenn nicht sogar eine bessere Lebensqualität zu sichern, als den heute Lebenden. Die weitere Zerstörung des Bodens, die Verschmutzung des Wassers und die Verschärfung des Klimawandels durch unsere landwirtschaftlichen Emissionen werden nicht möglich sein, wenn wir planen, unsere Kinder und unsere Kindeskinder mit den gleichen Möglichkeiten auf dieser Welt leben zu lassen, die viele von uns heute haben. Angesichts der enormen Auswirkungen, die die Ernährung auf die Umwelt hat, liegt es nahe, dass Nachhaltigkeit bei der Formulierung von Ernährungsempfehlungen für die Öffentlichkeit berücksichtigt wird.

Die Niederlande, Schweden, Katar, Brasilien, das Vereinigte Königreich und Deutschland haben Nachhaltigkeit in ihre offiziellen Ernährungsrichtlinien mitaufgenommen.

Ab 2018 haben die Niederlande, Schweden, Katar, Brasilien, das Vereinigte Königreich und Deutschland die Nachhaltigkeit in ihre Richtlinien aufgenommen. Nach und nach beginnen die Richtlinien, Nachhaltigkeit als Teil der Ernährungsberatung aufzunehmen. Dieser scheinbar langsame Übergang ist zum Teil auf die Art der Ernährungsrichtlinien zurückzuführen, die die Annahme neuer Empfehlungen verzögert. In vielen Ländern werden neue Richtlinien nur etwa alle 5 Jahre herausgegeben, was den Vorteil hat, dass die Richtlinien von vorübergehenden Trends abgeschirmt werden und Zeit für die Sammlung von Beweisen bleibt. Im Hinblick auf den Zusammenhang zwischen Ernährung und Nachhaltigkeit ging es jedoch nicht um die Quantität und Qualität der Evidenz. In diesem Fall kam der Hauptwiderstand nicht von der wissenschaftlichen Gemeinschaft, sondern von Lobbyisten. Für sie bedrohen diese Empfehlungen das Überleben der mit ihnen verbundenen Lebensmittelindustrie. Schweden und die Vereinigten Staaten sind Beispiele dafür, dass sich Lobbyisten der Aufnahme von Nachhaltigkeit in Ernährungsrichtlinien mit unterschiedlichen Ergebnissen widersetzt haben. Die aktuellen schwedischen Richtlinien enthalten Bewertungen der Nachhaltigkeit, während die amerikanischen Richtlinien dies nicht tun. Obwohl man heute davon ausgeht, dass Schweden einen der fortschrittlichsten Nachhaltigkeitsrahmen innerhalb seiner Richtlinien hat, sah sich das Land anfangs erheblichen Kämpfen ausgesetzt.

Schweden

Der erste Versuch, Nachhaltigkeit in die schwedischen Richtlinien aufzunehmen, fand 2008 statt, wurde allerdings erst 2014 realisiert. Diese Verzögerung wurde hauptsächlich dem Einfluss der Industrie zugeschrieben. Insbesondere die Fleischkonzerne mit großen Umweltauswirkungen leisteten starke Lobbyarbeit gegen diese Richtlinien. Die aktuellen schwedischen Richtlinien enthalten folgende Bewertung der Folgen des Fleischkonsums: „Von allen Lebensmitteln hat Fleisch den größten Einfluss auf unser Klima und unsere Umwelt. Deshalb ist es wichtig, dass wir den Fleischkonsum einschränken und darauf achten, welches Fleisch wir essen". Aus dieser Art von Aussage wird deutlich, warum die Fleischindustrie gegen die Einbeziehung der Nachhaltigkeit in den Richtlinien war. Milchproduzenten hatten ähnliche Einwände gegen die Aussagen der Richtlinien. Der Verbrauch von Milchprodukten soll nach den Richtlinien aus Umweltgründen auch eingeschränkt

> „Von allen Lebensmitteln hat Fleisch den größten Einfluss auf unser Klima und unsere Umwelt. Deshalb ist es wichtig, dass wir beim Fleisch sparen und vorsichtig sind, welches Fleisch wir essen." *Schwedische Ernährungsrichtlinien, 2014*

werden. Die Vorstände von Molkereikonzernen beantragten die Entfernung dieses Segments mit der Begründung, dass die Menschen nicht genügend Calcium erhalten würden. Dieses Anliegen wurde jedoch vom Ausschuss für Ernährungsrichtlinien abgelehnt und stattdessen wurde ein Anhang über pflanzliche Lebensmittel mit hohem Calciumgehalt hinzugefügt.

USA

Länder mit stärkeren Lobbygruppen, wie die Vereinigten Staaten, waren nicht in der Lage, den Einfluss dieser Interessengruppen bei der Erstellung von Ernährungsrichtlinien zu überwinden. Nachhaltigkeit wird in den amerikanischen Ernährungsrichtlinien nicht erwähnt, obwohl sie ein Hauptthema im *American Dietary Guidelines Advisory Report* ist. Dieser Bericht hat die Evidenzbasis für die Ernährungsrichtlinien geschaffen. Sogar rein gesundheitsbezogene Empfehlungen in Bezug auf den Fleischkonsum wurden stark abgeschwächt. Im vorläufigen Bericht wurden Empfehlungen zur Verringerung des Verzehrs von rotem Fleisch ausgesprochen, wohingegen im Abschlussbericht zur Erhöhung des Fleischkonsums aufgerufen wurde. Dieser Aspekt der derzeitigen amerikanischen Ernährungsrichtlinien kann als ein Versäumnis der Vereinigten Staaten angesehen werden. Ihre Politik begründet sich nicht auf Wissenschaft. Infolgedessen haben sich viele Mediziner geweigert, die aktuellen amerikanischen Ernährungsrichtlinien zu verwenden und sich stattdessen für den Vorbericht entschieden. Dr. David Katz, ein weltbekannter Ernährungsforscher und Gründungsdirektor des „Yale Griffin Prevention Research Centers", fasst die Situation kurz und bündig zusammen: „Wir werden von vermeidbaren chronischen Krankheiten überflutet. Wir fressen unsere eigene Gesundheit. Wir essen die Gesundheit unserer Kinder und ihre Nahrung auf, wir trinken ihr Wasser aus. Und wir verschlingen unseren Planeten. Dennoch wird uns hier gesagt, dass wir weitermachen sollen. Das ist es, was man bekommt, wenn es um Politik und nicht um Wissenschaft geht."

„Wir werden von vermeidbaren chronischen Krankheiten überflutet. Wir fressen unsere eigene Gesundheit auf. Wir verzehren die Gesundheit unserer Kinder und ihr Essen und trinken ihr Wasser. Wir verschlingen unseren Planeten. Dennoch wird uns hier gesagt, dass wir weitermachen sollen. Das bekommen Sie, wenn es eher um Politik als um Wissenschaft geht. *Dr. David Katz*

In einer Zeit, in der die Politik von Lobbygruppen bestimmt wird, wird es immer wichtiger, die verfügbaren wissenschaftlichen Informationen zu nutzen, um fundierte Entscheidungen für sich selbst zu treffen. Selbst wenn Sie in einem Land leben, das Nachhaltigkeit nicht in seine Richtlinien aufnimmt, gibt es viele Dinge die Sie tun können, um die Auswirkungen Ihrer Ernährung auf die Umwelt zu reduzieren.

WAS KÖNNEN SIE PERSÖNLICH TUN?

Wenn es um Lebensmittel geht, gibt es glücklicherweise große Überschneidungen zwischen einer gesunden Ernährung und einer weniger umweltschädlichen Ernährung. Der Verzehr einer pflanzlichen Ernährung mit einem hohen Anteil an Nüssen, Obst, Gemüse und Hülsenfrüchten wie die Portfolio-Diät ist eine Möglichkeit, weniger umweltschädlich und gesünder zu leben. Auch wenn eine Ernährungsumstellung allein den Klimawandel nicht lösen wird, ist sie dennoch ein Schritt in die richtige Richtung. Im Gegensatz zu vielen anderen Schritten, die unternommen werden müssen, hängt eine Ernährungsumstellung nicht davon ab, dass Regierungsbehörden oder Unternehmen Maßnahmen ergreifen. Auf diese Weise hat der Einzelne eine gewisse Autonomie über seine eigenen Umweltauswirkungen. Im Folgenden wird erörtert, wie das Ernährungsportfolio am nachhaltigsten umgesetzt werden kann.

Zusätzliche Informationen zum Auswärts-Essen-Gehen finden Sie durch Suchmaschinen wie Happy Cow. Dort sind Restaurants mit rein pflanzlichen Menüs in Städten auf der ganzen Welt zu finden: *https://www.happycow.net.*

Iss pflanzliche Nahrung

→ Essen Sie Portfolio-Lebensmittel im Zusammenhang mit einer pflanzlichen Ernährung.

→ Verringern oder eliminieren Sie den Verzehr von Lebensmitteln tierischen Ursprungs wie Rindfleisch, Milchprodukte, Schweinefleisch, Huhn, Eier und Fisch.

Die Portfolio-Diät ist in den Kontext einer pflanzlichen Ernährung eingebunden. Die pflanzliche Ernährung umfasst alle Lebensmittel, die nicht tierischen Ursprungs sind. Lebensmittel, die tierische Nebenprodukte wie Butter, Milch und Eier enthalten, gelten alle als tierische Produkte. Das Ziel einer Ernährung auf pflanzlicher Basis ist es, diese Produkte vollständig zu eliminieren. Dies kann jedoch schwierig sein. Für einige kann es hilfreicher sein, eine pflanzliche Ernährung als eine Richtung zu betrachten in die man gehen kann, wobei der Weg so breit oder schmal sein kann wie man es selbst entscheidet.

Eine pflanzliche Ernährungsumstellung hat das größte Potenzial zur Verringerung der Umweltbelastung in Ihrer Ernährung [77]. Im Vergleich zu anderen Essgewohnheiten hat die pflanzliche Ernährung das höchste Potenzial für die Reduzierung der Pro-Kopf-Treibhausgas-Emissionen, der Landnutzung und des Wasserverbrauchs. Je mehr pflanzliche Lebensmittel statt tierischer Produkte Sie essen, desto geringer sind Ihre Umweltauswirkungen. Die Befolgung der Portfolio-Diät im Zusammenhang mit einer pflanzlichen Ernährung wird sowohl den Nutzen für die Gesundheit als auch für die Umwelt maximieren (Infobox 6.3).

Kauf regional

→ Wenn möglich, konsumieren Sie lokal angebaute Portfolio-Lebensmittel.
→ Suchen Sie in Lebensmittelgeschäften und auf Märkten nach lokal angebauten Produkten.
→ Vermeiden Sie Lebensmittel aus Gewächshausanbau, indem Sie nach Möglichkeit saisonal einkaufen (Saisonführer für Ihre Region finden Sie online).
→ Prüfen Sie, wo Ihre Sojaprodukte herkommen. Versuchen Sie Gebiete zu meiden, in denen es zur Massenabholzung wie im Amazonas-Regenwald kommt.

Bei den meisten Nahrungsmitteln macht der für den Transport benötigte Treibstoff einen relativ geringen Teil der gesamten THG-Emissionen aus [70]. Der Transport von Nahrungsmitteln ermöglicht jedoch den Verzehr von Nahrungsmitteln, die nicht im eigenen Land natürlich produziert werden könnten, da lokale Produkte durch importierte ergänzt werden [70]. In diesem Sinne ist der Import von Nahrungsmitteln im Wesentlichen ein Export von Umweltzerstörung, da diese Länder nun mit einer Verringerung der Naturräume, Bodenerosion, Wasserverschmutzung und anderen damit verbundenen Auswirkungen zu kämpfen haben. Besonders problematisch kann diese Frage in Fällen sein, in denen reiche Länder bei der Produktion von Tierfutter stark von ärmeren Ländern abhängig sind, wodurch die lokale Wirtschaft verzerrt und lokale Ressourcen verbraucht werden [70]. Hinzu kommt, dass die Gesamtemissionen aus Nahrungsmittelimporten im Vergleich zu anderen Sektoren des Nahrungsmittelsystems zwar relativ gering

Infobox 6.3

FISCH UND NACHHALTIGKEIT

Empfehlungen, den Fischkonsum zu erhöhen, stellen einen scheinbaren Widerspruch zwischen Gesundheit und Nachhaltigkeit dar. Wie jedoch in „Ernährung und Gesundheit auf pflanzlicher Basis" erörtert, sind die gesundheitlichen Vorteile des Fischkonsums möglicherweise nicht so erheblich wie allgemein angenommen. Klar ist, dass die steigende Nachfrage ein Artensterben verursacht. Fische haben die größte Gesamtzahl bedrohter Arten. Allein im Mittelmeer sind 56 % der Fischarten vom Aussterben bedroht, die nur in dieser Region vorkommen [63]. Die weltweiten Fischfänge sind seit den 1950er Jahren rückläufig, was zu einem exponentiellen Zusammenbruch der Fischerei geführt hat [78, 79]. In Kanada zum Beispiel führte die Überfischung bekanntlich zum Zusammenbruch der Kabeljaufischerei und zu Massenarbeitslosigkeit [80]. Diese Knappheit hat die Nachfrage nicht gedämpft und ganz im Gegenteil einen großen Importmarkt für Fisch angeheizt. Das führte zu einer Belastung der Ernährungssysteme in ärmeren Ländern [81]. Dieser neue Markt hat die Preise in diesen Ländern in die Höhe getrieben und das, was früher ein Grundnahrungsmittel war, zu Luxusgütern gemacht [81].

Fischfarmen sind als nachhaltige Alternative zu wild gefangenem Fisch vorgeschlagen worden, doch diese haben ihre eigenen Probleme. Zuchtfische werden in der Regel in nicht natürlichen Ökosystemen gehalten. Die Offshore-Fischerei wurde mit der Verbreitung von Krankheiten und Parasiten sowie mit der Wasserverschmutzung durch Abfälle in Verbindung gebracht [82]. Fleischfressende Fische wie Lachs und Roter Thunfisch werden typischerweise mit kleinen, in der Wildnis gefangenen Fischen gefüttert und üben weiterhin Druck auf die Wildfischbestände aus [83]. Typischerweise werden 2,5–5 kg Nahrung benötigt, um 1 kg fleischfressende Zuchtfische zu produzieren [83]. Wie bei den anderen in diesem Kapitel besprochenen industriellen Systemen ist die Energie, die in das System eingebracht wird, geringer als das was für den Endverbraucher herauskommt. Insgesamt gesehen können weder Zuchtfische noch wild gefangene Fische den für eine nachhaltige Lösung notwendigen Umweltschutz gewährleisten. Die derzeitigen gesundheitsbezogenen Angaben zu Fisch und die begleitende Verzehrempfehlung reichen möglicherweise nicht aus, um die Umweltschäden zu rechtfertigen, die der Fischkonsum verursacht.

sind, dass aber mit zunehmender Bevölkerung die Emissionen zunehmen werden, sodass diese derzeit minimalen Emissionen erheblich werden können [70]. Der Kauf frischer Produkte in lokalen Lebensmittelgeschäften oder auf Märkten wird dazu beitragen, die Transportkosten niedrig zu halten. Allerdings ist es wichtig zu beachten, dass in Gewächshäusern angebaute Lebensmittel, selbst wenn sie lokal angebaut werden, oft große Mengen an Energie zum Heizen und für andere Wartungsarbeiten verbrauchen. Um die Umweltbelastung beim Kauf von Produkten aus Gewächshausanbau zu minimieren, sollte nach einer Form der Umweltzertifizierung gesucht werden, die besagt, dass der umweltbelastende Einfluss des Gewächshauses durch Anreize wie z. B. nachhaltige Energieerzeugung reduziert wurde [84]. In einigen Fällen kann es vorteilhafter sein, importierte Produkte zu konsumieren als solche aus Gewächshäusern.

Die Befolgung des Ernährungsportfolios im Zusammenhang mit einer pflanzlichen Ernährung erfordert den Verzehr großer Mengen von frischem Obst und Gemüse. Pflanzliche Ernährungsformen bieten eine große Flexibilität in Bezug auf den Einkauf, sodass sie für viele verschiedene Regionen geeignet sind. Während die Mehrheit der Lebensmittel des Ernährungsportfolios lokal in verschiedenen Regionen erhältlich ist, sind einige Lebensmittel mit Ballaststoffen wie Okra, Auberginen und Flohsamen auf kleinere Anbaugebiete beschränkt und möglicherweise nicht lokal erhältlich [85]. Während die Emissionen, die durch den Anbau und Transport dieser Nahrungsmittel entstehen, immer noch geringer sind als beim Anbau und Transport tierischer Produkte, verlagert der Import von Nahrungsmitteln die Produktionslast auf andere Länder. Wenn möglich, sollten Sie versuchen, lokale Quellen für diese Diät-Komponenten zu finden.

Vermeiden Sie stark verarbeitetes oder verpacktes Essen

→ Kaufen Sie Vollwertnahrungsmittel und konzentrieren Sie sich dabei auf eine Ernährung, die reich an Obst, Gemüse und Hülsenfrüchten ist.
→ Wenn Sie Fleischanaloga wie Sojaburger mögen, versuchen Sie, abwechselnd Hülsenfrüchte und Fleischanaloga als Hauptproteinquellen für jede Mahlzeit zu verwenden.
→ Vermeiden Sie vorverpacktes Obst und Gemüse.
→ Bringen Sie beim Einkaufen Ihre eigene Tasche mit.

Der Verzicht auf stark verarbeitete Lebensmittel insbesondere, wenn große Mengen Salz und Zucker hinzugefügt wurden, kann sowohl Ihrer eigenen Gesundheit als auch der Umwelt zugutekommen. Die Umweltauswirkungen von verarbeiteten Lebensmitteln variieren zwischen den Produkten und hängen vom Grad ihrer Verarbeitung sowie von der verwendeten Energiequelle ab. Wenn die für die Verarbeitung verwendete Energie aus Wind- oder Sonnenenergie stammt, ist es weniger wahrscheinlich, dass die Produkte eine große Auswirkung auf die Umwelt haben, als wenn sie mit traditionelleren Methoden wie der Verbrennung fossiler Brennstoffe erzeugt werden. Dennoch ist es in einem Supermarkt nicht immer ersichtlich, wo die Produkte hergestellt werden und welche Energiekosten für verarbeitete Lebensmittel anfallen.

Die Portfolio-Diät verwendet viele Vollwertnahrungsmittel wie Nüsse, Hülsenfrüchte, Vollkorngetreide, Obst und Gemüse, die einen geringen Verarbeitungsaufwand erfordern. Viele dieser Lebensmittel können mit einem minimalen Verpackungsaufwand gekauft werden, insbesondere trockene Lebensmittel wie Nüsse, Gerste, Flohsamenschalen und Hülsenfrüchte, die in Großmärkten erhältlich sind. Die Portfolio-Diät enthält auch eine kleine Menge an verarbeiteten Produkten wie Tofu, Sojamilch, Sojafleisch-Analoga und Pflanzensterin-Margarine. Obwohl die Vermeidung von Kunststoffverpackungen bei diesen Produkten eine größere Herausforderung darstellt, ist der Energieverbrauch für die Herstellung dieser Produkte immer noch geringer als bei ihren tierischen Äquivalenten. In Studien, in denen Huhn (das Fleisch mit der geringsten Umweltbelastung) mit einer Vielzahl von pflanzlichen Ersatzprodukten verglichen wurde, hatten Sojaprodukte neben Hülsenfrüchten die geringste Umweltbelastung [86] (Infobox 6.4).

Sojamilch ist ebenfalls ein Grundnahrungsmittel im Ernährungsportfolio. Obwohl sie verarbeitet werden muss, ist sie im Vergleich zu Milchalternativen immer noch weniger umweltbelastend. Bei der Vorverarbeitung hat Sojamilch gegenüber Molkereiprodukten viele Umweltvorteile. Eingeschlossen sind: Ein geringerer Flächenverbrauch, weniger Emissionen pro Liter Produkt und ein geringerer Wasserbedarf [87]. Nach einer angemessenen Haltbarkeitsverarbeitung muss Sojamilch meistens nicht gekühlt werden, was ihren Energieverbrauch senkt und ihre Haltbarkeit verlängert.

Es ist wahrscheinlich, dass die Nachhaltigkeit von Fleisch- und Milchersatzprodukten in Zukunft noch weiter vorangetrieben wird. Initiativen wie

Infobox 6.4

VERURSACHT TOFU ENTWALDUNG?

Der Sojabohnenanbau nimmt rapide zu, besonders in Regionen wie Südamerika [72]. Diese Expansion hat zu großflächiger Entwaldung geführt [72]. Da Sojaprodukte wie Tofu, Tempeh und Sojamilch zu den Grundnahrungsmitteln vieler pflanzlicher Nahrungsmittel gehören, darunter auch der Portfolio-Diät, wächst die Besorgnis darüber, woher das Soja bezogen werden soll. Der Großteil des heute angebauten Sojas wird jedoch an Tiere verfüttert [72]. Es ist wichtig zu beachten, dass die Expansion der Sojaindustrie nicht auf die wachsende Nachfrage nach Sojaprodukten für den menschlichen Verzehr zurückzuführen ist, sondern auf die wachsende Nachfrage nach Tierfutter [72]. Bei nachhaltigem Anbau sind Sojaprodukte eine gute Option für umweltbewusste Verbraucher. Im Vergleich zu Milch benötigen sie weniger Landnutzung, erzeugen weniger Treibhausgas-Emissionen und benötigen weniger Wasser. Einige Marken, die sich aktiv für die Bereitstellung nachhaltiger Sojaprodukte einsetzen, sind Alpro®, Eden Soy®, Sunrise Soy Foods® und Provamel®. Versuchen Sie, Marken auf Websites wie: *https://utopia.de/ratgeber/ernaehrung-vegan-regional/* oder */buyersguides* zu suchen, um mehr über die von Ihnen konsumierten Produkte zu erfahren.

„Plant Meat Matters" an der Universität Wageningen versuchen, Fleischanaloga zu optimieren. Dies soll nicht nur im Hinblick auf eine besser vergleichbare Textur, sondern auch um die Umweltauswirkungen ihrer Herstellung geschehen. Darüber hinaus wird sich die Industrie zunehmend der wachsenden Nachfrage an nachhaltigen Produkten bewusst. „Impossible Foods™", entwickelt vom emeritierten Stanford-Professor Dr. Patrick Brown, produziert nachhaltige Burger auf pflanzlicher Basis. „Impossible Foods™" wird nicht nur als Fleisch-ähnlichstes Produkt auf dem Markt gefeiert, sondern ist auch bestrebt, die Umweltauswirkungen seiner Produkte kontinuierlich zu reduzieren. Dies geschieht, indem es sich auf nachhaltige Beschaffung, Minimierung des Wasserverbrauchs und die Reduzierung von Emissionen und Abfall konzentriert. Das ehrgeizige Endziel ist die Abfallfreiheit in der Zukunft. Alpro®, ein großes Analogunternehmen für Molkereiprodukte, das Sojamilch, Sojajoghurt usw. herstellt, schließt auch Nachhaltigkeit als Teil des Unternehmensauftrags ein. Zu diesen Zielen gehören die lokale Beschaffung von Soja sowie die Reduzierung der Gesamtemissionen und des Wasserverbrauchs.

Reduzieren Sie Ihren Lebensmittelabfall

→ Machen Sie wöchentlich oder täglich kleine Lebensmitteleinkäufe.
→ Planen Sie Mahlzeiten im Voraus.
→ Kaufen Sie haltbares Obst und Gemüse wie getrocknete Hülsenfrüchte, Äpfel und Kohlgemüse (Kohl, Brokkoli, Blumenkohl), da sie langsamer schlecht werden.
→ Kaufen Sie nicht lange haltbare Lebensmittel wie Kopfsalat, frische Kräuter und Beeren in Mengen, die schnell verzehrt werden können.

Weltweit wird ein Drittel aller produzierten Lebensmittel verschwendet. Verschwendung von Lebensmitteln bedeutet, dass alle Treibhausgase, die Landnutzung und der Wasserverbrauch, die in die Herstellung dieser Lebensmittel geflossen sind, im Wesentlichen umsonst waren. Ein Großteil dieser Verschwendung ist weitgehend unvermeidbar und geschieht schon während der Ernte. In reicheren Ländern wie Nordamerika und Europa fallen jedoch mehr als 40 % der Lebensmittelabfälle beim Endverbraucher an [88].

Um die Lebensmittelabfälle zu Hause zu minimieren, können viele Strategien angewandt werden. Das Einfrieren von Lebensmitteln hat relativ geringe Energiekosten und kann eine nützliche Strategie sein, um die Lebensdauer von Speiseresten oder schnell verderblichen Lebensmitteln zu verlängern. Kleine, häufige Ausflüge zum Einkaufen und die Planung von Mahlzeiten im Voraus können ebenfalls dazu beitragen, die Verschwendung von Lebensmitteln für nicht lange haltbare Waren zu reduzieren. Eine effiziente Lebensmittelplanung kann den Kauf von Lebensmitteln für bestimmte Rezepte oder ganz allgemein den Kauf von kurzlebigen Lebensmitteln wie Salat, Beeren und frischen Kräutern in Mengen umfassen, die Sie in den nächsten Tagen verzehren können. Es sollten auch größere Mengen langlebiger Gemüse und Früchte wie Äpfel, Orangen, diverse Kohlsorten und getrocknete Hülsenfrüchte für den späteren Verzehr miteingeplant werden.

EINE GRÜNE ZUKUNFT SCHAFFEN

Die Ressourcen auf diesem Planeten sind endlich und die derzeitigen Verbrauchsmuster sind auf dem Weg, die planetarischen Grenzen zu überschreiten. Wir verbrauchen die Ressourcen mit einer Geschwindigkeit, die ihre Fähigkeit zur Regeneration übersteigt. Zweifellos wird der technologische Fortschritt zur Lösung dieser Probleme beitragen. Diese Fortschritte werden jedoch nicht in der Lage sein, ausreichende Veränderungen in dem erforderlichen Zeitrahmen herbeizuführen. Was Sie tagtäglich kaufen, ist eine der Möglichkeiten, wie Sie den größten Einfluss auf die Gesundheit und das Glück zukünftiger Generationen haben können. Wenn wir die Nachhaltigkeit berücksichtigen, werden wir uns auf eine Zukunft zubewegen, in der die Gesundheit der jetzigen wie auch der künftigen Generationen erhalten bleibt.

ETHISCHE BETRACHTUNGEN

Neben den gesundheitlichen Vorteilen und der gesteigerten Nachhaltigkeit bietet uns der Verzehr einer pflanzlichen Ernährung die Chance, objektiver über das Leben der Tiere nachzudenken, die bisher auf unserem Teller gelandet sind. Es ist kein Zufall, dass dieser Abschnitt der letzte in diesem Buch ist. Was folgt ist völlig fakultativer Lesestoff für diejenigen, die daran interessiert sind, über Gesundheit und Nachhaltigkeit hinaus weitere Gründe für eine pflanzliche Ernährung zu finden. Die Landwirtschaft ist heute nicht mehr dieselbe wie früher. Es ist nicht mehr üblich, kleine Familienbetriebe zu haben. Die Notwendigkeit hat die landwirtschaftlichen Praktiken verändert, da die Nachfrage nach landwirtschaftlichen Produkten gestiegen ist. Wahrscheinlich haben sich auch die Tiere, die wir heute züchten, verändert. Physisch haben wir sie verändert, um effizientere Produzenten von Produkten zu sein. Geistig sind sie im Großen und Ganzen gleichgeblieben. Die sich abzeichnende Forschungsarbeit über das Innenleben landwirtschaftlicher Nutztiere und wie sich diese Informationen mit der gegenwärtigen landwirtschaftlichen Praxis überschneiden, wird in den kommenden Abschnitten weiter diskutiert.

TIERISCHES BEWUSSTSEIN

Die Unterschiede zwischen Menschen und anderen Tieren stehen thematisch seit Tausenden von Jahren im Zentrum der Wissenschaft und Philosophie. Um 400 v. Chr. definierte Platon auf spielerische Weise den Menschen als das einzige Lebewesen, das auf zwei Beinen geht und keine Federn hat [89]. Als Antwort darauf brachte Diogenes, ein zeitgenössischer Philosoph Platons, ein rasiertes Huhn in Platons Hörsaal und ließ es frei. Dann rief er der Klasse zu: „Seht! Ich habe euch den Mann Platons gebracht." Platon änderte seine Definition zu einer Kreatur, die auf zwei Beinen geht, nackt ist und breite Nägel hat. In den folgenden Jahrhunderten haben viele Theorien versucht herauszufinden, was den Menschen vom Rest des Lebens auf der Erde unterscheidet. Bei näherer Betrachtung scheint es jedoch mehr Ähnlichkeiten als Unterschiede zu geben. Voltaire sagte berühmterweise, als er sich gegen operative Eingriffe an lebenden Tieren (bevor es die Betäubung gab) aussprach: „Hat die Natur dafür gesorgt, dass dieses Tier die ganze Gefühlsmaschinerie nur deshalb besitzt, damit es überhaupt keine hat?"

„Hat die Natur dafür gesorgt, dass dieses Tier die gesamte Gefühlsmaschinerie nur deshalb besitzt, damit es überhaupt keine hat?" *Voltaire*

Tiere sind zu vielen Dingen fähig, von denen man einst glaubte, dass sie ausschließlich menschlich sind. Tiere empfinden Schmerz und Vergnügen, haben aber auch komplexere Gemeinsamkeiten in ihrer Denkweise, bekannt als kognitive Fähigkeiten. Zu diesen Fähigkeiten gehört die Bildung starker sozialer Bindungen, Sprache, Selbsterkenntnis und Problemlösung, um nur einige zu nennen [90–93]. Die vielen Ähnlichkeiten zwischen Menschen und anderen Tieren sind das Ergebnis einer gemeinsamen und miteinander verflochtenen evolutionären Vergangenheit, die in unterschiedlichem Maße mit allem Leben auf der Erde präsent ist.

Eine weit verbreitete Vorstellung ist, dass Menschen an der Spitze der Pyramide des Intellekts sitzen, mit anderen Lebewesen darunter. Diese enge Sichtweise berücksichtigt jedoch keine Formen der Erfahrung, die mit unserer eigenen unvergleichbar sind. Dies wird umschrieben in *„The inner life of animals"*, einem Buch des führenden Primatologen Dr. Frans de Waal: „Sie würden sich nicht für weniger intelligent als ein Eichhörnchen halten nur, weil Sie nicht in der Lage sind, sich an den Standort hunderter vergrabener Nüsse zu erinnern. Und Sie würden Ihre Wahrnehmung der Umgebung nicht besser einschätzen als die einer echoortenden Fledermaus." Anstatt Erfahrung und Intellekt als Einbahnstraße nach oben zu betrachten, würde Dr. Frans de Waal uns veranlassen, sie als eine Straße mit vielen Abzweigungen zu sehen [94].

In Anlehnung an das Innenleben der Tiere, aus einem Buch des führenden Primatologen Dr. Frans de Waal: „Sie würden sich nicht für weniger intelligent als ein Eichhörnchen halten, nur weil Sie nicht in der Lage sind, sich an den Standort von Hunderten vergrabener Nüsse zu erinnern."

Während die Forschung, die die Wahrnehmung anderer Tiere untersucht, sich im Laufe der Jahre weiterentwickelt hat, so ist die landwirtschaftliche Forschung von Nutztieren stagniert. Sie konzentriert sich weiterhin vorwiegend auf Aspekte, die mit ihrer Produktivität zusammenhängen. Entgegen der landläufigen Meinung hat die Domestizierung von Nutztieren dazu geführt, dass sie sich weder geistig noch verhaltensmäßig stark von ihren wilden Vorfahren unterscheiden. Tatsächlich haben die wenigen Forschungsarbeiten an landwirtschaftlichen Nutztieren gezeigt, dass sie zu komplexen geistigen Funktionen fähig sind. Dr. Lori Marino, eine Neurowissenschaftlerin und führende Expertin auf dem Gebiet des Verhaltens und der Intelligenz von Tieren, hat mehrere umfangreiche Studien zum Bewusstsein bei Nutztieren durchgeführt [91, 92, 95]. Die Fähigkeiten der häufigsten Nutztiere, darunter Hühner, Schweine und Kühe, werden hier diskutiert.

Hühner

Hühner wurden vom roten Dschungelhuhn domestiziert (Gallus gallus), das in Indien und Südostasien beheimatet ist. Wie das rote Dschungelhuhn versammeln sich die Hühner vorzugsweise in kleinen Gruppen. Wie von geselligen Tieren nicht anders zu erwarten, hat sich gezeigt, dass sie die Fähigkeit besitzen, bekannte und unbekannte Hühner zu erkennen und zu unterscheiden [96]. Diese Art des Erkennens deutet auf eine Grundlage für die Bildung sozialer Beziehungen hin, die für in Gruppen lebende Tiere typisch sind [91]. Wenn Sie z. B. jemanden, mit dem Sie eine positive Interaktion hatten, nicht erkennen könnten, wären Sie nicht in der Lage, ihn aufzusuchen, oder wenn er Ihnen in der Vergangenheit Schaden zugefügt hat, könnten Sie ihm in Zukunft nicht ausweichen. Zusätzlich zu vielen anekdotischen Geschichten hat die Forschung gezeigt, dass Hühner ausgeprägte und oft farbenfrohe Persönlichkeiten haben, die unterschiedlich ausgeprägte Züge wie Neugier und Kühnheit aufweisen [91]. Hühner haben starke materielle Instinkte und erfahren ein hohes Maß an Stress, wenn ihre Küken als in Gefahr wahrgenommen werden. Im Gegensatz zu Menschen haben Hühner die einzigartige Fähigkeit, gleichzeitig ihre Augen auf nahe und ferne Gegenstände zu richten [97]. Sie sind auch in der Lage, zusätzliche Farben im Spektrum zu sehen, sodass die Welt, die sie sehen, wahrscheinlich ganz anders aussieht als unsere eigene [97].

> Hühner haben starke mütterliche Instinkte und erfahren ein hohes Maß an Stress, wenn ihre Küken als gefährdet wahrgenommen werden.

Schweine

Schweine sind hochsoziale Tiere, die, wie das Wildschwein von dem sie abstammen, ebenfalls bevorzugt in kleinen Gruppen leben [98]. Wie viele andere soziale Tiere spielen Schweine gerne miteinander, indem sie sich an Kämpfen oder Verfolgungsspielen beteiligen. Dieses Verhalten, zusammen

Wie viele andere soziale Tiere spielen Schweine gerne miteinander, indem sie sich an Kampf- oder Jagdspielen beteiligen. Dieses Verhalten, zusammen mit einer Neigung zum Spielen mit Spielzeug, ähnelt dem Spiel von Hunden [99].

mit einer Neigung zum Spielen mit Spielzeug, ähnelt der Spielweise von Hunden [99]. Schweine haben einen bemerkenswerten Geruchssinn, der viel feiner ist als der des Menschen. Mit ihrer fein abgestimmten Schnauze sind sie in der Lage, die Welt durch eine olfaktorische Linse zu betrachten und diesen Geruchssinn in vielerlei Hinsicht zu nutzen. Unter anderem auch um sich in sozialen Situationen zurechtzufinden, indem sie die Stimmungen ihrer Mitschweine während spannungsgeladener Begegnungen erschnüffeln [100].

Rinder

Rinder stammen ursprünglich von dem heute ausgestorbenen Auerochsen (Bos primigenius) ab [101]. Der Auerochse war eine Spezies mit einer langen Beziehung zum Menschen. Obwohl die Domestikation viel weiter zurückliegt, gibt es Hinweise darauf, dass Auerochsen vor über 2.000 Jahren in der römischen Kultur eine Rolle spielten, wo sie die während der Schlacht eingesetzt wurden [101]. Auerochsen existierten in der Wildnis bis in die 1600er Jahre, als sie bis zur Ausrottung gejagt wurden [101]. Über das Verhalten und das Bewusstsein des Auerochsen ist wenig bekannt, sodass das Rind zusammen mit seinen anderen Nachkommen die Lücken füllte. Rinder sind soziale Tiere. Obwohl es unklar ist, was genau eine „natürliche" Herdengröße sein kann, sind sie in der Lage, in kleineren Herden die stärksten Bindungen zu bilden. Diese Bindungen treten oft im verminderten Maß auf, wenn die Herden eine größere Größe erreichen [102].

Kleinere Herden können eine größere Chance für Interaktion bieten, ähnlich wie das Leben in einer Kleinstadt im Vergleich zu einer Großstadt.

Kühe haben ausgeprägte Persönlichkeitsmerkmale wie gesellig, ängstlich, kontaktfreudig und abenteuerlustig. Innerhalb von Herden zeigen Kühe eine Vorliebe für die Gesellschaft bestimmter Individuen und neigen dazu, andere zu meiden [103]. Interessanterweise neigen sie dazu, Beziehungen mit anderen ähnlich veranlagten Tieren zu suchen [104, 105]. Beziehungen und Gesellschaft sind in Zeiten der Not besonders wichtig, da Untersuchungen gezeigt haben, dass sowohl Kühe als auch Bullen durch die Anwesenheit anderer Rinder beruhigt werden [106].

Es wurde sogar festgestellt, dass Kühe eine Bindung zu Tieren außerhalb ihrer eigenen Art haben können, z. B. Schafen oder Hunden [107–109]. Kühe haben auch die Fähigkeit, Bindungen mit Menschen einzugehen, obwohl angesichts der Natur der meisten Interaktionen zwischen diesen Spezies Bindungen in diesem Zusammenhang schwierig sind. Wenn Beziehungen positiv sind, genießen Kühe Interaktionen, wie z. B. hinter den Ohren gekrault zu werden und suchen diese Aufmerksamkeit, ähnlich wie es bei einer Katze oder einem Hund der Fall sein könnte [110].

Beziehungen und Gesellschaft sind in Zeiten der Not besonders wichtig, da Untersuchungen gezeigt haben, dass sowohl Kühe als auch Bullen durch die Anwesenheit anderer Rinder beruhigt werden.

Unbestritten ist der menschliche Geist komplex und hat viele erstaunliche Dinge sowohl im Guten als auch im Schlechten vollbracht. Dieser Abschnitt sollte einige dieser vielen Dinge hervorheben. Eigenschaften, die wir mit anderen Tieren teilen und einige der neugierigen und faszinierenden Eigenschaften, die wir nicht haben. Wie Charles Darwin einmal sagte: „Der geistige Unterschied zwischen dem Menschen und den höheren Tieren, so groß er auch ist, ist sicherlich ein gradueller Unterschied und kein Unterschied der Art." Dank des Intellekts, den wir besitzen, sind wir in der Lage, die Gedanken und Gefühle anderer Spezies zu betrachten. Für diejenigen, die das Glück haben, Zugang zu einer zuverlässigen und erschwinglichen Nahrungsmittelversorgung zu haben, besteht die Möglichkeit das, was gegessen wird, nach einer Reihe ethisch-moralischer Werte auszuwählen und nicht rein aus der Notwendigkeit heraus.

„Der geistige Unterschied zwischen dem Menschen und den höheren Tieren, so groß er auch ist, ist sicherlich ein Unterschied des Grades und nicht der Art." *Charles Darwin*

DER AKTUELLE STAND DER VIEHZUCHT

Industrialisierte Landwirtschaft

Die industrialisierte Landwirtschaft, die oft als konventionelle Landwirtschaft bezeichnet wird, ist durch eine hohe Konzentration von Tieren pro Flächeneinheit gekennzeichnet. Das Futter für die Versorgung der Tiere in diesen Betrieben wird an einem separaten Ort angebaut und zu den Tieren transportiert. Diese werden unter beengten Bedingungen gehalten, den sogenannten *„Feedlots“*. Manchmal werden diese Futterplätze auf industrialisierten Farmen in Kombination mit Weiden und Ausläufen verwendet. Für viele Tiere in diesem System, insbesondere für Hühner, ist der Zugang ins Freie jedoch extrem selten. Industrialisierte Haltungssysteme werden für die Aufzucht von Tieren immer beliebter. Laut einem 20 Jahre alten Bericht der Ernährungs- und Landwirtschaftsorganisation der Vereinten Nationen (FAO) trug die industrialisierte Landwirtschaft zu 72 % der weltweiten Geflügelproduktion und 55 % der Schweinefleischproduktion bei. Rund 66 % des weltweiten Eierangebots und kleine Mengen Rindfleisch werden so produziert [111]. Seit 2013 sind 87 % des Geflügels, 91 % der Hühnereier, 76 % des Schweinefleischs und 6 % der Fleischproduktion großer Wiederkäuer wie Rinder in industriellen landwirtschaftlichen Betrieben entstanden [112] (Abb. 6.2). Im Hinblick auf große Wiederkäuer wie

Weltweit gibt es mehr Kühe in Industriebetrieben als Menschen in Kanada.

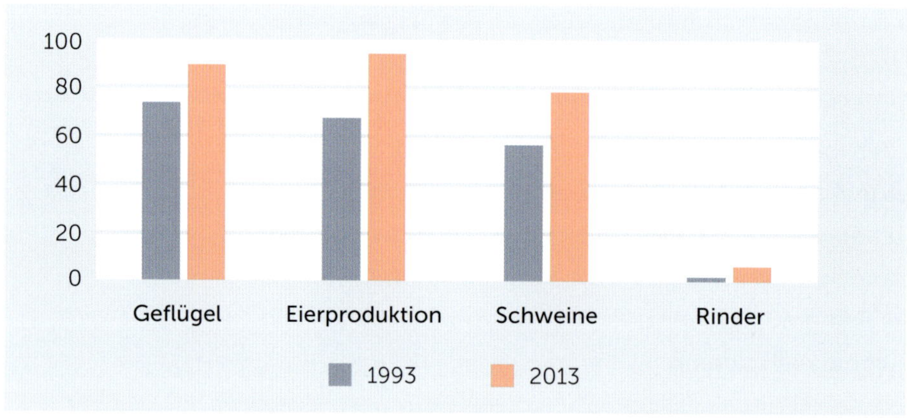

Abbildung 6.2 Veränderung der industriellen Nutztierhaltung von 1993–2013 in Prozent

Rinder scheinen 6 % immer noch eine geringe Menge zu sein, doch um diese Zahl zu relativieren, sind 6 % der weltweiten Rinderproduktion mehr als die menschliche Population Kanadas. Eine so hohe Konzentration von Tieren auf engstem Raum, wie es in Massentierhaltungsbetrieben der Fall ist, beeinträchtigt in der Regel die Lebensqualität und kann auch zur Verbreitung von Krankheiten führen. Siehe Infobox 6.5 für weitere Informationen.

Bedingungen innerhalb der industriellen Tierhaltung

Das rasante Wachstum der industriellen Landwirtschaft ist angesichts der Bedingungen, denen die Tiere innerhalb des Systems ausgesetzt sind, besonders beunruhigend. In industriellen Landwirtschaftsbetrieben ist es üblich, dass Hühner ihr ganzes Leben im Stall verbringen. Für Fleischhühner, die gezüchtet wurden, um schnell an Masse zu gewinnen, beträgt die Zeit vom Schlüpfen bis zur Schlachtung etwa 41 Tage [117]. Diese schnelle Wachstumsrate kann dazu führen, dass ihre Knochen mit dem beschleunigten Entwicklungstempo nicht Schritt halten können, sodass sie unter dem Gewicht ihres Körpers brechen [117]. Aufgrund der hohen Dichte, in der Hühner gehalten werden, bleiben Verletzungen oft unbemerkt, wodurch sie anfällig für schmerzhafte Infektionen sind [118]. Die außergewöhnlichen sensorischen Fähigkeiten und der Mangel an räumlichem Sehen bei Hühnern werden in den beengten, typischerweise überdachten Umgebungen zum Problem. So zum Beispiel bei den „Batterie-Hühnern". Langeweile und soziale Spannungen in dieser Haltungsform führen dazu, dass Hühner sich selbst verstümmeln, z. B. durch Federrupfen und Kannibalismus [119].

Die Schnabelspitze eines Huhns wird wie Finger verwendet, da sie nicht nur zum Aufheben von Dingen verwendet wird, sondern auch extrem berührungsempfindlich ist und zum Erkennen verschiedener Texturen verwendet wird.

Schweine in industrialisierten Betrieben werden oft in dicht gedrängten Ställen ohne Zugang ins Freie gehalten, was die Erkundung der komplexen Geruchswelt, in der sie sich sonst bewegen würden, erschwert. Ammoniak und andere Gase, die durch Kot und Urin freigesetzt werden, können so stark sein, dass Verbrennungsläsionen in der Lunge auftreten. Diese können die Anfälligkeit für Lungenentzündungen erhöhen [113]. In natürlicheren Umgebungen wie Auslaufbuchten bauen Säue typischerweise Nester für ihre Ferkel aus Stroh und anderen Isoliermaterialien [120]. Bis auf wenige Ausnahmen gilt es in allen amerikanischen Bundesstaaten und europäischen

Infobox 6.5

GESUNDHEITS- UND UMWELTAUSWIRKUNGEN VON INDUSTRIELLEN LANDWIRTSCHAFTSBETRIEBEN

Industrielle Landwirtschaftsbetriebe tragen zu einer Vielzahl von Umwelt- und Gesundheitsproblemen bei. Die oft große Trennung zwischen dem Ort, an dem Futtermittel angebaut wird, und dem Ort, an dem das Vieh gehalten wird, bedeutet, dass der anfallende Dünger den Bedarf an Dünger in einer Region bei weitem übersteigen kann [113]. Um diesen Überlauf auszugleichen, wird Dung oft in so genannten „Lagunen" gelagert, die im Wesentlichen große, offene Gruben sind. Diese Mistlagunen laufen häufig über, was die Ökosysteme von Seen und Flüssen extrem schädigt und viele darin lebende Arten bedroht [113]. Krankheiten können auch durch Fäkalien verbreitet werden, was diese Verschmutzung zu einem Problem für die öffentliche Gesundheit macht [114].

Sowohl antibiotikaresistente, bakterielle Infektionen als auch Virusinfektionen wie die Schweine- und die Vogelgrippe können durch infizierte Tierfäkalien sowie durch unsachgemäß gekochtes und behandeltes Fleisch auf den Menschen übertragen werden [114, 115]. Viele Antibiotika, die einst die meisten bakteriellen Infektionen behandeln konnten, werden zunehmend unwirksam [114]. Diese bakteriellen Infektionen, die gegen Antibiotika resistent sind, werden als „Superbakterien" bezeichnet. An Orten wie der Agrarindustrie, wo die Tiere mit einem stetigen Strom von Antibiotika gefüttert werden, wurden diese Probleme geschaffen. In industrialisierten Lebensmittelsystemen werden Antibiotika nicht nur an kranke, sondern auch an gesunde Tiere verabreicht, um das Wachstum der Gesamtpopulation zu verbessern [116]. Dieser großflächige Einsatz hat Bakterien wie Salmonellen die Möglichkeit gegeben, eine Antibiotikaresistenz zu entwickeln [114]. Virusinfektionen können extrem gefährlich sein, wobei die Vogelgrippe in über 50 % der Fälle beim Menschen zum Tod führt [115]. Genauso wie sich eine Infektion in einem dicht besiedelten Gebiet wie einer Stadt schneller ausbreitet, wird sich die Krankheit auch schneller ausbreiten, wenn die Tiere unter Bedingungen hoher Dichte gehalten werden, wie in industriellen Systemen.

Ländern als Standard in der industriellen Landwirtschaft, Säue in Boxen zu halten. Dadurch sind sie gezwungen ihre Ferkel in einem Bereich aufzuziehen, der nicht groß genug ist, um sich umzudrehen oder aufzustehen [120]. In industrialisierten Systemen halten sich die eingepferchten Tiere aus hygienischen Gründen typischerweise in Bereichen mit nackten Beton- oder Schlitzböden auf, die für ihre Klauen schmerzhaft sein und zu einer Deformierung führen können [113].

In freiheitlicheren Umgebungen, wie der Freilandhaltung, bauen Säue Nester für ihre Ferkel in der Regel aus Stroh und andere Isoliermaterialien.

Die Aufzucht von Rindern in industrialisierten Systemen ist oft mit einer Form der geschlossenen Quartierhaltung verbunden. In den USA hat dies oft zu einem Stalltrakt geführt, in dem Bewegung und normale soziale Interaktion mit anderen Kühen verhindert wird [121]. Tiere im Stall zu halten und sie von der Weide fernzuhalten bedeutet, dass zuerst Nahrung geerntet und dann an die Rinder verfüttert werden muss. Diese Futtermittel sind oft reich an Getreide, ein Nahrungsmittel, an dessen Verzehr das Verdauungssystem der Kuh nicht gut angepasst ist und häufig zu Magen-Darm-Beschwerden wie Durchfall, Azidose und anderen schweren und unangenehmen Störungen führt [122]. Wie Schweine und Hühner verbringen Rinder oft die meiste Zeit ihres Lebens auf harten Betonböden, ganz anders als die weichen, grasbewachsenen Weiden, auf denen sie sich entwickelt haben [121]. Obwohl dies aus hygienischen Gründen geschieht, kann das Leben auf einem harten Boden zu ernsthaften Gesundheitsproblemen wie Lahmen und Fußverletzungen führen, was Schmerzen und Infektionen zur Folge hat [121].

Die selektive Zucht von Milchkühen für die Milchproduktion kann zusammen mit unhygienischen Bedingungen zu Mastitis führen. Dabei handelt es sich um einen schmerzhaften Zustand, der durch einen blockierten Milchfluss verursacht wird [121]. Ein wenig diskutierter Aspekt der Milchindustrie ist ihre Rolle bei der Tierversorgung für die Kalbfleischindustrie. Damit Kühe, wie jedes Säugetier, weiterhin Milch produzieren können, müssen sie weiterhin Nachwuchs bekommen. Männliche Kälber können keine Milch produzieren und die Aufzucht für Rindfleisch ist wirtschaftlich nicht rentabel. Dieser wirtschaftliche Umstand macht sie typischerweise zum Schicksal der Kalbfleischindustrie [123]. Kalbfleisch wird weitgehend als das Aushängeschild der grausamen Tierbehandlung angesehen. Um zu verhindern, dass das Fleisch zäh wird, werden Kälber oft in Stallhaltung gehalten, wo es wenig bis gar keinen Platz gibt, um sich zu bewegen und „zähe" Muskeln zu bekommen [124]. Sie verbringen ihr Leben im Inneren und sind nicht in der Lage, ein natürliches Verhalten zu entwickeln [124]. Die Entnahme der Kälber aus der Obhut der Mutterkuh kann für beide Individuen sehr traumatisch sein insbesondere, wenn sie vor dem natürlichen Absetzen der Kälber erfolgt. Kühe gehen starke mütterliche Bindungen mit ihren Nachkommen ein und werden, wenn sie getrennt werden, unerbittlich nach ihnen rufen. Sie zeigen auch Anzeichen intensiver körperlicher Belastung wie übermäßiges Wasserlassen und Durchfall sowie sich wiederholende Verhaltensweisen wie Kopfschütteln [125]. Kälber zeigen ähnliche Anzeichen von Stress,

Kühe gehen starke mütterliche Bindungen mit ihren Nachkommen ein und wenn sie getrennt werden, rufen sie unerbittlich nach ihnen.

wenn sie von ihren Müttern getrennt werden. In Studien, in denen Kälber bis ins Erwachsenenalter aufgezogen wurden, wurden diejenigen, die nicht gesäugt wurden, ängstlichere Kühe und hatten eine schlechtere soziale Integration mit Gleichaltrigen [126]. Interessanterweise ist dies mit Humanstudien vergleichbar in denen Kinder, die gestillt wurden, später im Leben seltener psychische Gesundheitsprobleme hatten [127]. Als Ergebnis von Aufklärungskampagnen haben viele Einrichtungen der Kalbfleischproduktion ihre Tierschutzstandards stark verbessert. Insbesondere in Regionen, in denen die Kälberkisten gesetzlich verboten sind und die Verbraucher Unterstützung erhalten. Es gibt jedoch noch viel zu tun, um eine humane Behandlung aller Tiere zu gewährleisten. Der Verzicht auf Milch-, Kalbfleisch-, Hühner- und Schweinefleischprodukte ist eine Möglichkeit, wie Sie etwas bewirken können.

VORANTREIBER DER INDUSTRIELLEN VIEHWIRTSCHAFT

Warum wird also die industrielle Landwirtschaft immer mehr zur Norm, wenn es um die Tierzucht geht? Zwar spielen sicherlich viele Faktoren eine Rolle, aber die Nachfrage für billigere Produkte ist die Hauptantriebskraft. Diese Forderung hat die Landwirte in eine schwierige Lage gebracht, in der sie sich entscheiden müssen, ob sie sich auf eine industrialisierte Landwirtschaft umstellen oder keine wettbewerbsfähigen Preise erzielen wollen. In Gebieten, in denen Industriefarmen gebaut werden, wird der relative Preis eines Produkts nach unten getrieben und infolgedessen steigt die Menge des Produkts, das für den Lebensunterhalt verkauft werden muss. Diese Situation hat viele Kleinbauern verdrängt, die nicht in der Lage waren, ihre Praktiken zu industrialisieren und auf dem Markt zu konkurrieren [128]. In Ländern, in denen Kleinbauern für den Großteil der Nahrungsmittelproduktion verantwortlich sind, hat die Zunahme der industriellen Systeme viele dieser Menschen stark benachteiligt [129].

NICHT-INDUSTRIELLE VIEHWIRTSCHAFT

In vielen Ländern sind viele Kleinbauern durch die Zunahme industrieller Systeme benachteiligt worden. Verschiedene Betriebe haben unterschiedliche Tierschutzgrade und es wäre falsch zu sagen, dass alle Betriebe die in den obigen Abschnitten erörterten Standards einhalten, ob industriell oder nicht. Viele Landwirte kümmern sich sehr um die Tiere, die sie aufziehen und versuchen ihnen das Leben so angenehm wie möglich zu machen. Um einen höheren Tierschutzstandard aufrechtzuerhalten, sind verschiedene landwirtschaftliche Methoden wie biologische und biodynamische Ansätze erforderlich. Zu diesen Standards gehören Beschränkungen der Tierdichte und der Zugang zum Auslauf [130, 131]. Es sei jedoch darauf hingewiesen, dass Tiere selbst unter den besten Bedingungen, unter denen sie relativ wild leben können, typischerweise immer noch einen Bruchteil ihrer na-

In vielen Ländern sind Kleinbauern durch die Zunahme von Industriesystemen benachteiligt worden.

türlichen Lebensspanne verbringen und es ist fraglich, ob es wirklich eine humane Tötungsmethode gibt.

ABSCHLIESSENDE WORTE

Die individuelle Lebensmittelwahl hat die Macht durch eine Verschiebung der Nachfrage einen Welleneffekt im Lebensmittelsystem zu erzeugen. Das Wohlergehen und Überleben vieler Arten hängt von unseren individuellen Entscheidungen ab. Während Regierungen und Lebensmittelunternehmen im Lebensmittelsystem eine Verantwortung für die Herbeiführung von Veränderungen haben, so können individuelle Entscheidungen die stärksten Faktoren für Veränderungen sein. Der Kapitalismus mag viele Defizite haben, aber ein Vorteil ist die Fähigkeit Veränderungen durch Nachfrage zu bewirken. Diese Fähigkeit kann genutzt werden, um Anreize für die Produktion gesünderer, umweltbewussterer und ethisch erzeugter Lebensmittel zu schaffen. Dieses Kapitel soll den Menschen keine Reihe moralischer Urteile aufzwingen, wir haben es hier lediglich als einen Gesichtspunkt dargestellt. Auch wenn nicht jeder Aspekt, der hier diskutiert wurde, auf jeden zutrifft, so soll dies doch einen zusätzlichen Anreiz bieten, die gesunde Ernährung und die Wahl des Lebensstils, die die Portfolio-Diät darstellt, beizubehalten.

ANHANG

GLOSSAR

Apolipoprotein A1 ist ein Lipoprotein hoher Dichte (high density lipoprotein HDL) und damit eine Art von Cholesterin. Es ermöglicht den Abbau und Transport von arteriellem Cholesterin zur Leber. Das Verhältnis von Apolipoprotein B zu A1 wird als Indikator für das Risiko einer koronaren Herzerkrankung (KHK) verwendet.

Apolipoprotein B ist ein Lipoprotein geringer Dichte (low density lipoprotein *LDL*) (sowie VLDL, IDL und Chylomikronen). Seine Rolle im Körper ist nicht vollends geklärt, obwohl es als essentielles organisierendes Protein innerhalb der Transportstrukturen im Blut bekannt ist. Das Verhältnis von Apolipoprotein B zu A1 wird als Indikator für das Risiko einer koronaren Herzerkrankung (KHK) verwendet.

Ballaststoffe sind Kohlenhydrate und Lignin (Biopolymere) pflanzlichen Ursprungs, die vom Dünndarm nicht verdaut und aufgenommen werden können, sondern nahezu unverdaut ausgeschieden werden.

Der **beratende Ausschuss** für Ernährungsrichtlinien **2015** (Dietary Guidelines Advisory Committee 2015 *DGAC*) setzt sich aus national anerkannten medizinischen Forschern zusammen. Es handelt sich um Akademiker, die für die Durchsicht der Literatur zur Entwicklung neuer Ernährungsrichtlinien verantwortlich sind. Ernährungsgewohnheiten werden von der DGAC 2015 definiert als „die Mengen, Proportionen, Vielfalt oder Kombinationen verschiedener Lebensmittel und Getränke in Diäten und die Häufigkeit, mit der sie gewöhnlich konsumiert werden".

Beta-Glucan ist eine Art löslicher Ballaststoff, der nachweislich den Cholesterinspiegel im Serum senkt. Er kommt in Lebensmitteln wie Hafer oder Gerste vor.

Der **Blutdruck** wird der Druck bezeichnet, welcher in den großen Arterien auf die Gefäßwand wirkt. Der systolische Druck ist der höhere Wert und entsteht, wenn sich das Herz zusammenzieht. Der diastolische Druck ist der tiefere Wert, welcher bei entspanntem Herzmuskel vorliegt. Der normale Ruheblutdruck beträgt 120/80 mmHg (systolisch/diastolisch).

Body-Mass-Index (BMI) ist die Körper-Masse (englisch mass, umgangssprachlich Gewicht) eines Menschen in Kilogramm geteilt durch seine Größe im Quadrat. Er ist lediglich ein grober Richtwert, da er weder Statur und Geschlecht noch die individuelle Zusammensetzung der Körper-Masse aus Fett- und Muskelgewebe eines Menschen berücksichtigt.

Cholesterin (diätetisch) bezieht sich auf das in der Nahrung enthaltene Cholesterin und unterscheidet sich vom körpereigenen Cholesterin, das durch den Körper produziert wird. Cholesterin in der Nahrung ist in tierischen Produkten wie Fleisch, Geflügel, Eiern und Milchprodukten enthalten. In pflanzlichen Produkten ist kein Cholesterin enthalten.

Cholesterin (körpereigen) ist das im Serum vorhandene Lipidmolekül. Cholesterin ist ein wesentlicher Bestandteil der Zellmembranen. Beim Menschen wird genügend Cholesterin von der Leber synthetisiert (körpereigenes Cholesterin) und es ist nicht erforderlich, Cholesterin über die Nahrung aufzunehmen. Cholesterin dient auch als Vorläufer für verschiedene Hormone, Gallensäuren und Vitamin D.

Cholesterinester sind chemische Verbindungen aus Cholesterin und verschiedenen Fettsäuren, die mit Arteriosklerose assoziiert werden und Bestandteil der menschlichen Nahrung sind.

Chylomikronen sind große Lipoproteinpartikel, die Triglyceride, Cholesterin und fettlösliche Vitamine aus dem Darm über die Darmlymphgefäße in den Blutkreislauf und dann zur Leber bringen.

C-reaktives Protein (CRP) ist ein Akutphasenprotein, das im Plasma als Marker für Entzündungen gemessen wird. Erhöhte Werte von CRP wurden mit einem erhöhten Risiko für Diabetes, Herzerkrankungen und Bluthochdruck in Verbindung gebracht.

Diätrichtlinien für Amerikaner (Dietary Guidelines for Americans *DGA*) sind eine Reihe von Richtlinien, die Amerikanern helfen sollen, sich gesünder zu ernähren. Diese werden hauptsächlich von politischen Entscheidungsträgern bestimmt und von Angehörigen der Gesundheitsberufe angewandt. Die aktuellste Ausgabe (2015–2020) bietet 5 übergreifende Leitlinien.

Der **Dickdarm** (auch Kolon genannt) ist der letzte Teil des Verdauungstrakts, der nach dem Dünndarm beginnt und am After endet. Er ist für die Aufnahme von Wasser, kurzkettigen Fettsäuren, Mineralien, Vitamin K und einer Vielzahl anderer Verbindungen verantwortlich. Er enthält auch Mikroorganismen (Bakterien usw.), von deren Zusammensetzung heute angenommen wird, dass diese die Physiologie des Menschen stark beeinflussen können.

Der **Dünndarm** verbindet den Magen mit dem Dickdarm und besteht aus dem Zwölffingerdarm, dem Jejunum und dem Ileum. Die durchschnittliche Länge beträgt etwa 6 m. Der Zwölffingerdarm ist mit absorbierenden Zellen ausgekleidet, die die Zotten (fingerartige Strukturen) bedecken. Er erhält Verdauungssäfte aus der Bauchspeicheldrüse und Galle aus der Leber, die die Verdauung unterstützen.

Einfach ungesättigte Fettsäuren (MonoUnsaturated Fatty Acids, kurz: **MUFA**) sind Fettsäuren, die eine Doppelbindung als funktionelle Gruppe aufweisen. Zu den Nahrungsquellen, die solche ungesättigten Fettsäuren enthalten, zählen Olivenöl, Oliven, Avocado und viele Nüsse.

Enterozyten (Saumzellen) sind die weitaus häufigsten Zellen des Dünndarm*epithels* und als solche für die *Resorption* unterschiedlicher Stoffe aus der Nahrung zuständig.

Evidenzbasierte Diät ist eine Diät, deren Wirksamkeit zum Erreichen eines bestimmten Ziels wissenschaftlich erwiesen ist.

Fleischimitat ist ein pflanzliches Produkt, das Textur und Geschmack von Fleisch imitiert.

Food and Agriculture Organization (FAO) Ernährungs- und Landwirtschaftsorganisation der Vereinten Nationen mit dem Ziel der Beseitigung von Welthunger.

Die **Framingham-Risikogleichung** sagt das kardiovaskuläre Risiko einer Person für 10 Jahre voraus. Es sind, je nach Gesundheitszustand des Einzelnen, verschiedene Berechnungsmethoden möglich. Zu den Parametern der meisten Berechnungen gehören Geschlecht, Alter, Blutdruck, Gesamt-HDL-Verhältnis, Rauchen und das Vorhandensein von Diabetes.

Galle ist eine braun-gelbe Flüssigkeit, die von der Leber produziert und in der Gallenblase gespeichert wird. Nach einer Mahlzeit entleert die

Gallenblase die Galle in den Zwölffingerdarm, um die Verdauung von Fetten und die Aufnahme fettlöslicher Vitamine zu unterstützen. Sie besteht aus Gallensalzen, Cholesterin, Phospholipiden und Bilirubin. Die meisten Gallensalze werden im Ileum wieder resorbiert, während ein Teil über den Kot verloren geht.

Gesättigte Fettsäuren (Saturated Fatty Acids, kurz: *SFA*) sind Fettsäuren ohne Doppelbindungen. Nahrungsquellen für SFA's sind z. B. Rindfleisch, Lamm, Schmalz, Butter und Eigelb.

Gesamtmortalität ist die Gesamtzahl von Todesfällen aller Todesursachen über einen bestimmten Zeitraum.

Der **glykämische Index (GI)** ist die relative Rangfolge der Kohlenhydrate in Lebensmitteln, je nachdem wie stark sie den Glukosespiegel im Blut verändern. Er ist ein Maß für die Qualität des Kohlenhydrats. Teilweise wird dafür auch die Bezeichnung „Glyx" verwendet. Je höher der Wert ist, desto mehr Zucker ist im Blut.

Die **glykämische Last (GL)** basiert sowohl auf der Qualität (GI) als auch auf der Menge des Kohlenhydrats in einem Lebensmittel.

Hochdichtes Lipoprotein (High density lipoprotein **HDL**) sind Moleküle, die Cholesterinester als funktionelle Gruppen tragen und als herzschonend gelten. Sie gelten als verantwortlich für den umgekehrten Cholesterintransport, d.h. die Rückführung des Cholesterins von der Arterienwand zur Leber. Die Apolipoproteine (Apo) A1, A2, C1–3, D und E werden mit HDL-Partikeln in Verbindung gebracht.

Hülsenfrüchte sind die essbaren Samen von Hülsenfrüchten wie Kichererbsen, Linsen, Kidneybohnen und weiße Bohnen.

Hypercholesterinämie ist eine Fettstoffwechselstörung, die durch einen Überschuss an Cholesterin im Blutkreislauf gekennzeichnet ist.

Eine **Hyperlipidämie** ist eine Fettstoffwechselstörung, bei der bestimmte Lipoproteine und die von ihnen transportierten Lipide (Cholesterin, Triglyzeride) im Blut erhöht sind.

Kardiovaskuläre Erkrankungen sind Krankheiten des Herz-Kreislauf-Systems. Sie gehen vom Gefäßsystem und/oder vom Herzen aus und haben als gemeinsame pathologische Ursache die Arteriosklerose.

Karzinogen ist ein krebserregender Stoff.

Kohlenhydrate sind Energiequellen für den Körper, die aus Zuckermolekülen bestehen. Der Körper kann Kohlenhydrate selbst herstellen, indem er Fett abbaut. Grundsätzlich werden drei Arten von Kohlenhydraten unterschieden: Monosaccharide, Disaccharide und Polysaccharide.

Kohortenstudie ist ein beobachtendes Studiendesign mit dem Ziel, einen Zusammenhang zwischen einer oder mehreren Expositionen und dem Auftreten einer Krankheit aufzudecken. Dabei werden mehrere Personengruppen (Kohorten) über einen gewissen Zeitraum untersucht, um die Ursache-Wirkungs-Verhältnisse zu beobachten.

Komplette Proteine enthalten alle neun essentiellen Aminosäuren, die in der menschlichen Ernährung benötigt werden. Sojabohnen und Quinoa sind Beispiele pflanzlicher Quellen für komplette Proteine. Zu tierischen Eiweißquellen gehören vor allem Fisch, Geflügel und rotes Fleisch.

Kontrollgruppe ist eine Gruppe von Personen in einer Studie, deren Voraussetzungen mit denen der Versuchsgruppe identisch sind. Es wird allerdings nicht jede Behandlung oder Intervention von ihr durchlaufen. Ihre Ergebnisse werden mit denen der Versuchsgruppe verglichen, um festzustellen, ob ein Behandlungseffekt vorliegt.

Die **koronare Herzkrankheit (KHK)** umfasst nur Erkrankungen der Koronararterien wie Herzinfarkt, Angina pectoris etc.

Kraftfutter ist ein System der Landwirtschaft, bei dem die Tiere mit energiereichen Futtermitteln gefüttert werden, um schnell Masse zu gewinnen. Es besteht typischerweise aus Futtermitteln, die lange Transportwege benötigen. Die Betriebe, die solches Futter verwenden, werden auch als Fabrikbetriebe oder Kraftfutterbetriebe bezeichnet.

Kurzkettige Fettsäuren (Short Chain Fatty Acids, kurz: *SCFA*) werden durch Gärung unverdaulicher Nahrungsmittel im Dickdarm gebildet, z. B. Aceton, Propionat und Butyrat.

Das **LDL/HDL-Verhältnis** gibt Aufschluss darüber, ob ein erhöhtes Risiko für Herz-Kreislauf-Erkrankungen vorliegt.

Lipoproteine geringer Dichte (Low Density Lipoprotein **LDL**) oder auch „schlechtes Cholesterin“ sind Fett-Eiweiß-Verbindungen, die fettlösliche Substanzen wie Cholesterin binden und durch den Blutkreislauf transportieren. Es gilt als gefäßverkalkungsfördernd. Die Apolipoproteine (Apo) B100 und C3 werden mit LDL-Partikeln in Verbindung gebracht.

Lipoproteine mit sehr geringer Dichte (Very Low Density Lipoprotein **VLDL**) beinhalten endogen synthetisierte Triglyceride und in geringerem Maße Cholesterin. Sie gelten als atherogen. Die wichtigsten VLDLs sind die Apolipoproteine B-100, CI–III und E.

Lovastatin ist ein Arzneimittel zur Behandlung hoher Cholesterinwerte.

Mediterrane Ernährung ist eine Diät, die auf typischen Lebensmitteln basiert, die in der Mittelmeerregion gegessen werden. Sie besteht hauptsächlich aus Früchten, Gemüse, Obst, Hülsenfrüchten, Nüssen, Olivenöl, Vollkorn, Fisch und kleinen Mengen magerem Fleisch.

Mehrfach ungesättigte Fettsäuren (PolyUnsaturated Fatty Acids, kurz: **PUFA**) sind Fettsäuren, die mehr als eine Doppelbindung enthalten. Von dieser Stoffklasse werden Linol- und Linolensäure als essentiell für den menschlichen Körper angesehen. Beispiele für Lebensmittel, die PUFA's enthalten, sind Pflanzenöle, Walnüsse, Lachs und Chiasamen.

Meta-Analyse ist eine Studie, bei der Daten aus mehreren unabhängigen Studien zum gleichen Thema kombiniert werden, um zu bestimmen, ob ein allgemeiner Trend oder ein Effekt der Behandlung vorliegt.

Beim **metabolischen Syndrom** treten gewisse Krankheiten gleichzeitig auf und erhöhen das Risiko von Herz-Kreislauf-Erkrankungen sowie Typ-2-Diabetes. Zum Beispiel: Bluthochdruck, hohe Cholesterin- oder Triglyceridwerte, hoher Blutzucker, Fettleibigkeit usw.

Mizellen sind im Verdauungstrakt Lipide, die sich in einer wässrigen Lösung tropfenförmig anordnen.

Myokardinfarkt ist ein anderer Begriff für einen Herzinfarkt. Er tritt auf, wenn die Blutzufuhr zu einem Teil des Herzens verlangsamt wird oder aufhört. Das Herz kann dadurch irreparabel geschädigt werden.

Oxidiertes LDL ist LDL, das durch freie Radikale geschädigt wird. Dadurch wird eine schädliche Art von Cholesterin produziert.

Pflanzensterine/(Phytosterine) sind natürlich vorkommende Substanzen in der Pflanzenwand und ähneln dem Cholesterin in menschlichen Zellen. Sie kommen natürlicherweise in pflanzlichen Lebensmitteln wie Blattgemüse, Nüssen, Samen und pflanzlichen Ölen vor. Die durchschnittliche Aufnahme dieser Stoffe liegt zwischen etwa 200–300 mg/Tag, während eine vegetarische Ernährung bis zu 700 mg/Tag enthalten kann.

Pflanzliche (vegane) Ernährung beinhaltet ausschließlich pflanzliche und keine tierischen Lebensmittel wie Milch, Fleisch oder Fisch.

Phytochemikalien findet man in Pflanzen und dienen ihnen zur Bekämpfung von Krankheitserregern und Raubtieren. Weiterhin erhöhen sie ihre Wettbewerbsfähigkeit gegenüber anderen Pflanzen. Viele gesundheitliche Vorteile wurden ihrem Konsum zugeschrieben.

Portfolio-Diät ist eine Diät auf pflanzlicher Basis zur Senkung des LDL-Spiegels und anderer Risikofaktoren für Herz-Kreislauf-Erkrankungen. Zu den Nahrungsbestandteilen gehören pflanzliches Eiweiß, Pflanzensterine, zähflüssige Ballaststoffe und Nüsse/Samen.

Bei **Stoffwechselstudien** wird die gesamte Nahrung den Probanden über die Dauer der Studie vorgegeben.

Texturiertes Soja (Textured vegetable protein **TVP**) wird klassischerweise aus entfettetem Sojamehl hergestellt, das zu Sojafleisch oder Soja-Schnetzel geformt wird. Oft als Fleischersatz verwendet.

Treibhausgas (THG) ist ein Gas, das Infrarotstrahlung absorbiert und somit zum Treibhauseffekt beiträgt. Beispiele für Treibhausgase sind z. B. Wasserdampf, Kohlendioxid, Ozon und Methan.

Trimethylamin-N-Oxid (TMAO) tritt auf, wenn Substanzen aus tierischen Lebensmitteln (insbesondere Cholin und Carnitin) im Darm bakteriell verdaut werden.

Vegane Ernährung umfasst nur pflanzliche Lebensmittel und enthält keine tierischen Lebensmittel wie Milchprodukte, Fleisch oder Fisch.

Vegetarische Ernährung funktioniert auf pflanzlicher Basis, die auch Milchprodukte (lacto-vegetarisch) und/oder Eier (ovo-vegetarisch) enthalten kann.

Viskose Ballaststoffe sind Nahrungsfasern, die beim Mischen mit Wasser eine zähflüssige Lösung bilden. Beispiele für diese Ballaststoffe sind Pektin, Guarkernmehl, Flohsamenschalen und Konjak-Glukomannan. Zu den Nahrungsmitteln, die reich an Ballaststoffen sind, gehören Hafer, Gerste, Flohsamen, Auberginen und Okra.

Vollkorn enthält das Endosperm (Nährgewebe), die Kleie und den Keim des Korns. Dazu gehören Körner wie Hafer, Gerste, Roggen, Mais, Quinoa etc.

Vollweizen enthält das Endosperm (Nährgewebe), die Kleie und den Keim des Weizenkorns.

QUELLEN

EINLEITUNG

1 Jenkins DJ, Kendall CW, Faulkner DA et al. Long-term effects of a plant-based dietary portfolio of cholesterol-lowering foods on blood pressure. Eur J Clin Nutr 2008; 62(6): 781–8. DOI: 10.1038/sj.ejcn.1602768

2 Jenkins DJ, Jones PJ, Lamarche B et al. Effect of a dietary portfolio of cholesterol-lowering foods given at 2 levels of intensity of dietary advice on serum lipids in hyperlipidemia: a randomized controlled trial. J Am Med Assoc 2011; 306(8): 831–9. DOI: 10.1001/jama.2011.1202

3 Jenkins DJ, Kendall CW, Marchie A et al. Direct comparison of a dietary portfolio of cholesterol-lowering foods with a statin in hypercholesterolemic participants. Am J Clin Nutr 2005; 81(2): 380–7. DOI: 10.1093/ajcn.81.2.380

4 Anderson TJ, Grégoire J, Pearson GJ et al. 2016 Canadian Cardiovascular Society Guidelines for the management of dyslipidemia for the prevention of cardiovascular disease in the adult. Can J Cardiol 2016; 32(11): 1263–82. DOI: 10.1016/j.cjca.2016.07.510

5 Catapano AL, Graham I, De Backer G et al. 2016 ESC/EAS guidelines for the management of dyslipidaemias. Rev Esp Cardiol 2017; 70(2): 115. DOI: 10.1016/j.rec.2017.01.002

6 Heart UK. The Portfolio Diet; 2006. Online unter: *https://heartuk.org.uk/files/uploads/documents/huk_fs_d01_theportfoliodiet.pdf*

7 Gigleux I, Jenkins DJ, Kendall CW et al. Comparison of a dietary portfolio diet of cholesterol-lowering foods and a statin on LDL particle size phenotype in hypercholesterolaemic participants. Br J Nutr 2007; 98(6): 1229–36. DOI: 10.1017/S0007114507781461

8 Lamarche B, Desroches S, Jenkins DJ et al. Combined effects of a dietary portfolio of plant sterols, vegetable protein, viscous fibre and almonds on LDL particle size. Br J Nutr 2004; 92(4): 657–63. DOI: 10.1079/bjn20041241

9 Lopez-Garcia E, Schulze MB, Meigs JB et al. Consumption of trans fatty acids is related to plasma biomarkers of inflammation and endothelial dysfunc-

tion. J Nutr 2005; 135(3): 562–6. DOI: 10.1093/jn/135.3.562

10 Lu H, Ouyang W, Huang C. Inflammation, a key event in cancer development. Mol Cancer Res 2006; 4(4): 221–33. DOI: 10.1158/1541–7786.MCR-05–0261

11 Jenkins DJ, Jones PJ, Frohlich J et al. The effect of a dietary portfolio compared to a DASH-type diet on blood pressure. Nutr Metab Cardiovasc Dis 2015; 25(12): 1132–9. DOI: 10.1016/j.numecd.2015.08.006

12 Salas-Salvado J, Bullo M, Babio N et al. Reduction in the incidence of type 2 diabetes with the Mediterranean diet: results of the PREDIMED-Reus nutrition intervention randomized trial. Diabetes Care 2011; 34(1): 14–9. DOI: 10.2337/dc10–1288

KAPITEL 1

1 Atkins R. Dr. Atkins' new diet revolution. Scranton, Pennsylvania: Harp-Peren Publishing; 1998

2 Jenkins DJ, Wong JM, Kendall CW et al. The effect of a plant-based low-carbohydrate („Eco-Atkins") diet on body weight and blood lipid concentrations in hyperlipidemic subjects. Arch Intern Med 2009; 169(11): 1046–54. DOI: 10.1001/archinternmed.2009.115

3 Appel LJ, Moore TJ, Obarzanek E et al. A clinical trial of the effects of dietary patterns on blood pressure. N Engl J Med 1997; 336(16): 1117–24. DOI: 10.1056/NEJM199704173361601

4 Appel LJ, Sacks FM, Carey VJ et al. Effects of protein, monounsaturated fat, and carbohydrate intake on blood pressure and serum lipids. JAMA 2005; 294(19): 2455–64. DOI: 10.1001/jama.294.19.2455

5 Jenkins DJ, Wolever TM, Taylor RH et al. Glycemic index of foods: a physiological basis for carbohydrate exchange. Am J Clin Nutr 1981; 34(3): 362–6. DOI: 10.1093/ajcn/34.3.362

6 Fidanza F, Puddu V, Imbimbo AB et al. Coronary heart disease in seven countries. VII Five-year experience in rural Italy. Circulation 1970; 41(4 Suppl): I63–75. DOI: 10.1161/01.cir.41.4s1.i-63

7 Aravanis C, Corcondilas A, Dontas AS et al. Coronary heart disease in seven countries. IX The Greek islands of Crete and Corfu. Circulation 1970; 41(4 Suppl): I88–100. PMID: 5442787

8 Adamsson V, Reumark A, Cederholm T et al. What is a healthy Nordic diet? Foods and nutrients in the NORDIET study. Food Nutr Res 2012; 56: 18189. DOI: 10.3402/fnr.v56i0.18189

9 Shimazu T, Kuriyama S, Hozawa A et al. Dietary patterns and cardiovascular disease mortality in Japan: a prospective cohort study. Int J Epidemiol 2007; 36(3): 600–9. DOI: 10.1093/ije/dym005

10 Ornish DD. Dr. Dean Ornish's program for reversing heart disease. New York: Random House Publishing Group; 2010

11 Jenkins DJ, Kendall CW, Marchie A et al. Effects of a dietary portfolio of cholesterol-lowering foods vs. lovastatin on serum lipids and C-reactive protein. JAMA 2003; 290(4): 502–10. DOI: 10.1001/jama.290.4.502

12 Pritikin N, McGrady PM. The Pritikin program for diet and exercise. East Melbourne: Schwartz Publishing; 1980

13 Wang F, Zheng J, Yang B et al. Effects of vegetarian diets on blood lipids: a systematic review and meta-analysis of randomized controlled trials. J Am Heart Assoc 2015; 4(10): e002408. DOI: 10.1161/JAHA.115.002408

14 Sears B, Lawren B. Enter the zone. Manhattan: HarperCollins; 1995

15 Khan SS, Ning H, Wilkins JT et al. Association of body mass index with lifetime risk of cardio-vascular disease and compression of morbidity. JAMA Cardiol 2018; 3(4): 280. DOI: 10.1001/jamacardio.2018.0022

16 Fontana L, Hu FB. Optimal body weight for health and longevity: bridging basic, clinical, and population research. Aging Cell 2014; 13(3): 391–400. DOI: 10.1111/acel.12207

17 National Institutes of Health. Weight management techniques. In: The practical guide: identification, evaluation, and treatment of overweight and obesity in adults. NIH Publication 2000, S. 26–7.

18 Bangalore S, Fayyad R, Laskey R et al. Body-weight fluctuations and outcomes in coronary disease. N Engl J Med 2017; 376(14): 1332–40. DOI: 10.1056/NEJMoa1606148

19 Jensen MD, Ryan DH, Apovian CM et al. 2013 AHA/ACC/TOS guideline for the management of overweight and obesity in adults: a report of the American College of Cardiology/American Heart Association Task Force on Practice Guidelines and The Obesity Society. Circulation 2014; 129(25 Suppl 2): S102–38. DOI: 10.1161/01.cir.0000437739.71477.ee

20 WHO Expert Consultation. Appropriate Body-Mass Index for Asian populations and its implications for policy and intervention strategies. Lancet 2004; 363(9403): 157–63. DOI: 10.1016/S0140–6736(03)15268–3

21 Rush EC, Goedecke JH, Jennings C et al. BMI, fat and muscle differences in urban women of five ethnicities from two countries. Int J Obes 2007; 31(8): 1232–9. DOI: 10.1038/sj.ijo.0803576

22 Aloia JF, Vaswani A, Mikhail M et al. Body composition by dual-energy X-ray absorptiometry in black compared with white women. Osteoporos

Int 1999; 10(2): 114–9. DOI: 10.1007/s001980050204

23 Chiu M, Austin PC, Manuel DG et al. Deriving ethnic-specific BMI cutoff points for assessing diabetes risk. Diabetes Care 2011; 34(8): 1741–8. DOI: 10.2337/dc10–2300

24 Johnston BC, Kanters S, Bandayrel K et al. Comparison of weight loss among named diet programs in overweight and obese adults. JAMA 2014; 312(9): 923. DOI: 10.1001/jama.2014.10397

25 Mozaffarian D, Hao T, Rimm EB et al. Changes in diet and lifestyle and long-term weight gain in women and men. N Engl J Med 2011; 364(25): 2392–404. DOI: 10.1056/NEJMoa1014296

26 Anton SD, Hida A, Heekin K et al. Effects of popular diets without specific calorie targets on weight loss outcomes: systematic review of findings from clinical trials. Nutrients 2017; 9(8): 822. DOI: 10.3390/nu9080822

27 Mansoor N, Vinknes KJ, Veierød MB et al. Effects of low-carbohydrate diets v. low-fat diets on body weight and cardiovascular risk factors: a meta-analysis of randomised controlled trials. Br J Nutr 2016; 115(3): 466–79. DOI: 10.1017/S0007114515004699

28 Jenkins DJ, Wong JM, Kendall CW et al. Effect of a 6-month vegan low-carbohydrate („Eco-Atkins") diet on cardiovascular risk factors and body weight in hyperlipidaemic adults: a randomised controlled trial. BMJ Open 2014; 4(2): e003505. DOI: 10.1136/bmjopen-2013–003505

29 Jenkins DJ, Jones PJ, Lamarche B et al. Effect of a dietary portfolio of cholesterol-lowering foods given at 2 levels of intensity of dietary advice on serum lipids in hyperlipidemia: a randomized controlled trial. JAMA 2011; 306(8): 831–9. DOI: 10.1001/jama.2011.1202

30 Turner-McGrievy GM, Jenkins DJ, Barnard ND et al. Decreases in dietary glycemic index are related to weight loss among individuals following therapeutic diets for type 2 diabetes. J Nutr 2011; 141(8): 1469–74. DOI: 10.3945/jn.111.140921

31 Jenkins DJ, Kendall CW, McKeown-Eyssen G et al. Effect of a low–glycemic index or a high–cereal fiber diet on type 2 diabetes. JAMA 2008; 300(23): 2742. DOI: 10.1001/jama.2008.808

32 Willett W, Manson J, Liu S. Glycemic index, glycemic load, and risk of type 2 diabetes. Am J Clin Nutr 2002; 76(1): 274S–80S. DOI: 10.1093/ajcn/76.1.274S

33 Bhupathiraju SN, Tobias DK, Malik VS et al. Glycemic index, glycemic load, and risk of type 2 diabetes: results from 3 large US cohorts and an updated meta-analysis. Am J Clin Nutr 2014; 100(1): 218–32. DOI: 10.3945/ajcn.113.079533

34 The University of Sydney. Glycemic Index; 2017. Online unter: *http://www.glycemicindex.com/*

35 Elhayany A, Lustman A, Abel R et al. A low carbohydrate Mediterranean diet improves cardiovascular risk factors and diabetes control among overweight patients with type 2 diabetes mellitus: a 1-year prospective randomized intervention study. Diabetes Obes Metab 2010; 12(3): 204–9. DOI: 10.1111/j.1463–1326.2009.01151.x

36 Austel A, Ranke C, Wagner N et al. Weight loss with a modified Mediterranean-type diet using fat modification: a randomized controlled trial. Eur J Clin Nutr 2015; 69(8): 878–84. DOI: 10.1038/ejcn.2015.11

37 Gardner CD, Kiazand A, Alhassan S et al. Comparison of the Atkins, Zone, Ornish, and LEARN diets for change in weight and related risk factors among overweight premenopausal women. JAMA 2007; 297(9): 969. DOI: 10.1001/jama.297.9.969

38 Poulsen SK, Due A, Jordy AB et al. Health effect of the New Nordic Diet in adults with increased waist circumference: a 6-mo randomized controlled trial. Am J Clin Nutr 2014; 99(1): 35–45. DOI: 10.3945/ajcn.113.069393

39 Huang RY, Huang CC, Hu FB et al. Vegetarian diets and weight reduction: a meta-analysis of randomized controlled trials. J Gen Intern Med 2016; 31(1): 109–16. DOI: 10.1007/s11606–015–3390–7

40 Rapsomaniki E, Timmis A, George J et al. Blood pressure and incidence of twelve cardiovascular diseases: lifetime risks, healthy life-years lost, and age-specific associations in 1·25 million people. Lancet 2014; 383(9932): 1899–911. DOI: 10.1016/S0140–6736(14)60685–1

41 Schnall PL, Schwartz JE, Landsbergis PA et al. Relation between job strain, alcohol, and ambulatory blood pressure. Hypertension 1992; 19(5): 488–94. DOI: 10.1161/01.hyp.26.3.413

42 Whelton PK, Carey RM, Aronow WS et al. 2017 ACC/AHA/AAPA/ABC/ACPM/AGS/APhA/ASH/ ASPC/NMA/PCNA Guideline for the prevention, detection, evaluation, and management of high blood pressure in adults: a report of the American College of Cardiology/American Heart Association Task Force on Clinical Practice Guidelines. Hypertension 2018; 71(6): 1269–1324. DOI: 10.1161/HYP.0000000000000066

43 Sheps SG. Pulse pressure: an indicator of heart health? Mayo Clinic; 2016. Online unter: *https://www.mayoclinic.org/diseases-conditions/high-blood-pressure/expert-answers/pulse-pressure/faq-20058189*

44 Whelton PK, Carey RM, Aronow WS et al. 2017 ACC/AHA/AAPA/ABC/ACPM/AGS/APhA/ASH/ ASPC/NMA/PCNA Guideline for the prevention, detection, evaluation, and management of high blood pressure in adults: a report of the American College of Cardiology/American Heart Association Task Force on Clinical Practice Guidelines. Hypertension 2018; 71(6): 1269–1324. DOI: 10.1161/HYP.0000000000000066

45 Selassie A, Wagner CS, Laken ML et al. Progression is accelerated from prehypertension to hypertension in blacks. Hypertension 2011; 58(4): 579–87. DOI: 10.1161/HYPERTENSIONAHA.111.177410

46 Franklin SS, Larson MG, Khan SA et al. Does the relation of blood pressure to coronary heart disease risk change with aging? The Framingham Heart Study. Circulation 2001; 103(9): 1245–9. DOI: 10.1161/01.cir.103.9.1245

47 Wang NY, Young JH, Meoni LA et al. Blood pressure change and risk of hypertension associated with parental hypertension: The Johns Hopkins Precursors Study. Arch Intern Med 2008; 168(6): 643. DOI: 10.1001/archinte.168.6.643

48 Root MM, Dawson HR. DASH-like diets high in protein or monounsaturated fats improve metabolic syndrome and calculated vascular risk. Int J Vitam Nutr Res 2013; 83(4): 224–31. DOI: 10.1024/0300–9831/a000164

49 Svetkey LP, Sacks FM, Obarzanek E et al. The DASH diet, sodium intake and blood pressure trial (DASH-sodium): rationale and design. DASH-Sodium Collaborative Research Group. J Am Diet Assoc 1999; 99(8 Suppl): S96–104. DOI: 10.1016/s0002–8223(99)00423-x

50 Institute of Medicine. Sodium Intake in Populations: Assessment of Evidence. Washington, DC: The National Academies Press; 2013

51 National Academies of Sciences Engineering and Medicine. Consensus study report: dietary reference intakes for sodium and potassium; 2019. Online unter: *https://www.nap.edu/resource/25353/030519DRISodiumPotassium.pdf*

52 Song EK, Moser DK, Dunbar SB et al. Dietary sodium restriction below 2 g per day predicted shorter event-free survival in patients with mild heart failure. Eur J Cardiovasc Nurs 2014; 13(6): 541–8. DOI: 10.1177/1474515113517574

53 Taylor RS, Ashton KE, Moxham T et al. Reduced dietary salt for the prevention of cardiovascular disease: a meta-analysis of randomized controlled trials (Cochrane review). Am J Hypertens 2011; 24(8): 843–53. DOI: 10.1038/ajh.2011.115

54 Jenkins DJ, Jones PJ, Frohlich J et al. The effect of a dietary portfolio compared to a DASH-type diet on blood pressure. Nutr Metab Cardiovasc Dis 2015; 25(12): 1132–9. DOI: 10.1016/j.numecd.2015.08.006

55 Hernáez Á, Castañer O, Elosua R et al. Mediterranean diet improves high-density lipoprotein function in high-cardiovascular-risk individualsclinical perspective. Circulation 2017; 135(7): 633–43. DOI: 10.1161/CIRCULATIONAHA.116.023712

56 Evans CE, Greenwood DC, Threapleton DE et al. Glycemic index, glycemic load, and blood pressure: a systematic review and meta-analysis of randomized controlled trials. Am J Clin Nutr 2017; 105(5): 1176–90. DOI: 10.3945/ajcn.116.143685

57 Ndanuko RN, Tapsell LC, Charlton KE et al. Dietary patterns and blood pressure in adults: a systematic review and meta-analysis of randomized controlled trials. Adv Nutr 2016; 7(1): 76–89. DOI: 10.3945/an.115.009753

58 Wightman JD, Heuberger RA. Effect of grape and other berries on cardiovascular health. J Sci Food Agric 2015; 95(8): 1584–97. DOI: 10.1002/jsfa.6890

59 Reynolds K, Chin A, Lees KA et al. A meta-analysis of the effect of soy protein supplementation on serum lipids. Am J Cardiol 2006; 98(5): 633–40. DOI: 10.1016/j.amjcard.2006.03.042

60 Khan K, Jovanovski E, Ho HVT et al. The effect of viscous soluble fiber on blood pressure: a systematic review and meta-analysis of randomized controlled trials. Nutr Metab Cardiovasc Dis 2018; 28(1): 3–13. DOI: 10.1016/j.numecd.2017.09.007

61 Downs JR, Clearfield M, Weis S et al. Primary prevention of acute coronary events with lovastatin in men and women with average cholesterol levels: results of AFCAPS/TexCAPS. Air Force/Texas Coronary Atherosclerosis Prevention Study. JAMA 1998; 279(20): 1615–22. DOI: 10.1001/jama.279.20.1615

62 Ford I, Murray H, McCowan C et al. Long-term safety and efficacy of lowering low-density lipoprotein cholesterol with statin therapy 20-year follow-up of west of Scotland coronary prevention study. Circulation 2016; 133(11): 1073–80. DOI: 10.1161/CIRCULATIONAHA.115.019014

63 Ford I, Murray H, Packard CJ et al. West of Scotland Coronary Prevention Study Group. Long-term follow-up of the West of Scotland Coronary Prevention Study. N Engl J Med 2007; 357(15): 1477–86. DOI: 10.1056/NEJMoa065994

64 Montori VM, Devereaux PJ, Adhikari NK et al. Randomized trials stopped early for benefit: a systematic review. JAMA 2005; 294(17): 2203–9. DOI: 10.1001/jama.294.17.2203

65 Packard CJ, Ford I. Long-term follow-up of lipid-lowering trials. Curr Opin Lipidol 2015; 26(6): 572–9. DOI: 10.1097/MOL.0000000000000230

66 Ridker PM, Danielson E, Fonseca FA et al. Rosuvastatin to prevent vascular events in men and women with elevated C-reactive protein. N Engl J Med 2008; 359(21): 2195–207. DOI: 10.1056/NEJMoa0807646

67 Sever PS, Dahlöf B, Poulter NR et al. Prevention of coronary and stroke events with atorvastatin in hypertensive patients who have average or lower-than-average cholesterol concentrations, in the Anglo-Scandinavian Cardiac Outcomes Trial–Lipid Lowering

Arm (ASCOT-LLA): a multicentre randomised controlled trial. Lancet 2003; 361(9364): 1149–58. DOI: 10.1016/S0140–6736(03)12948–0

68 Vallejo-Vaz AJ, Robertson M, Catapano AL et al. Low-density lipoprotein cholesterol lowering for the primary prevention of cardiovascular disease among men with primary elevations of low-density lipoprotein cholesterol levels of 190 mg/dL or above: analyses from the WOSCOPS (West of Scotland Coronary P). Circulation 2017; 136(20): 1878–91. DOI: 10.1161/CIRCULATIONAHA.117.027966

69 Rosenson RS, Brewer HB, Davidson WS et al. Cholesterol efflux and atheroprotection: advancing the concept of reverse cholesterol transport. Circulation 2012; 125(15): 1905–19. DOI: 10.1161/CIRCULATIONAHA.111.066589

70 Katcher HI, Hill AM, Lanford JL et al. Lifestyle approaches and dietary strategies to lower LDLholesterol and triglycerides and raise HDLholesterol. Endocrinol Metab Clin N Am 2009; 38(1): 45–78. DOI: 10.1016/j.ecl.2008.11.010

71 Roussell MA, Kris-Etherton P. Effects of lifestyle interventions on high-density lipoprotein cholesterol levels. J Clin Lipidol 2007; 1(1): 65–73. DOI: 10.1016/j.jacl.2007.02.005

72 Walldius G, Jungner I. Apolipoprotein B and apolipoprotein A-I: risk indicators of coronary heart disease and targets for lipid-modifying therapy. J Intern Med 2004; 255(2): 188–205. DOI: 10.1046/j.1365–2796.2003.01276.x

73 Anderson TJ, Grégoire J, Pearson GJ et al. Pocket Guide: Dyslipidemia Guidelines Primary Panel; Canadian Cardiovascular Society; 2016. Online unter: *https://www.ccs.ca*

74 Meadows TA, Bhatt DL, Hirsch AT et al. Ethnic differences in the prevalence and treatment of cardiovascular risk factors in US outpatients with peripheral arterial disease: insights from the reduction of atherothrombosis for continued health (REACH) registry. Am Heart J 2009; 158(6): 1038–45. DOI: 10.1016/j.ahj.2009.09.014

75 Jenkins DJ, Kendall CW, Marchie A et al. Direct comparison of a dietary portfolio of cholesterol-lowering foods with a statin in hypercholesterolemic participants. Am J Clin Nutr 2005; 81(2): 380–7. DOI: 10.1093/ajcn.81.2.380

76 Labonté MÈ, Jenkins DJ, Lewis GF et al. Adding MUFA to a dietary portfolio of cholesterol-lowering foods reduces apoAI fractional catabolic rate in subjects with dyslipidaemia. Br J Nutr 2013; 110(3): 426–36. DOI: 10.1017/S000711451200534X

77 Adamsson V, Reumark A, Fredriksson IB et al. Effects of a healthy Nordic diet on cardiovascular risk factors in hypercholesterolaemic subjects: a randomized controlled trial (NORDIET). J Intern Med 2011; 269(2): 150–9. DOI: 10.1111/j.1365–2796.2010.02290.x

78 Obarzanek E, Sacks FM, Vollmer WM et al. Effects on blood lipids of a blood pressure–lowering diet: the Dietary Approaches to Stop Hypertension (DASH) Trial. Am J Clin Nutr 2001; 74(1): 80–9. DOI: 10.1093/ajcn/74.1.80

79 Jenkins DJ, Kendall CW, Faulkner DA et al. Long-term effects of a plant-based dietary portfolio of cholesterol-lowering foods on blood pressure. Eur J Clin Nutr 2008; 62(6): 781–8. DOI: 10.1038/sj.ejcn.1602768

80 Dansinger ML, Gleason JA, Griffith JL et al. Comparison of the Atkins, Ornish, Weight Watchers, and Zone diets for weight loss and heart disease risk reduction: a randomized trial. JAMA 2005; 293(1): 43–53. DOI: 10.1001/jama.293.1.43

81 Sullivan S, Samuel S. Effect of short-term pritikin diet therapy on the metabolic syndrome. J Cardiometab Syndr 2006; 1(5): 308–12. DOI: 10.1111/j.1559-4564.2006.05732.x

82 Anderson TJ, Grégoire J, Pearson GJ et al. 2016 Canadian Cardiovascular Society guidelines for the management of dyslipidemia for the prevention of cardiovascular disease in the adult. Can J Cardiol 2016; 32(11): 1263–82. DOI: 10.1016/j.cjca.2016.07.510

83 Kannel WB, McGee DL. Diabetes and cardiovascular disease. The Framingham study. JAMA 1979; 241(19): 2035–8. DOI: 10.1001/jama.241.19.2035

84 Ridker PM, Glynn RJ, Hennekens CH. C-reactive protein adds to the predictive value of total and HDL cholesterol in determining risk of first myocardial infarction. Circulation 1998; 97(20): 2007–11. DOI: 10.1161/01.cir.97.20.2007

85 Ridker PM, Buring JE, Shih J et al. Prospective study of C-reactive protein and the risk of future cardiovascular events among apparently healthy women. Circulation 1998; 98(8): 731–3. DOI: 10.1161/01.cir.98.8.731

86 Jensen MD, Ryan DH, Apovian CM et al. 2013 AHA/ACC/TOS guideline for the management of overweight and obesity in adults: a report of the American College of Cardiology/American Heart Association Task Force on Practice Guidelines and The Obesity Society. Circulation 2014; 129(25 Suppl 2): S102–38. DOI: 10.1161/01.cir.0000437739.71477.ee

87 Jaacks LM, Kapoor D, Singh K et al. Vegetarianism and cardiometabolic disease risk factors: differences between South Asian and US adults. Nutrition 2016; 32(9): 975–84. DOI: 10.1016/j.nut.2016.02.011

88 Chen ST, Maruthur NM, Appel LJ. The effect of dietary patterns on estimated coronary heart disease risk: results from the dietary approaches to stop hypertension (DASH) trial. Circ Cardiovasc Qual Outcomes 2010; 3(5): 484–9. DOI: 10.1161/CIRCOUTCOMES.109.930685

KAPITEL 2

1 Ramsay LE, Yeo WW, Jackson PR. Dietary reduction of serum cholesterol concentration: time to think again. BMJ 1991; 303(6808): 953–7. DOI: 10.1136/bmj.303.6808.953

2 Jenkins DJ, Kendall CW, Jackson CJ et al. Effects of high- and low-isoflavone soyfoods on blood lipids, oxidized LDL, homocysteine, and blood pressure in hyperlipidemic men and women. Am J Clin Nutr 2002; 76(2): 365–72. DOI: 10.1093/ajcn/76.2.365

3 Jenkins DJ, Kendall CW, Marchie A et al. Dose response of almonds on coronary heart disease risk factors: blood lipids, oxidized low-density lipoproteins, lipoprotein(a), homocysteine, and pulmonary nitric oxide: a randomized, controlled, crossover trial. Circulation 2002; 106(11): 1327–32. DOI: 10.1161/01.cir.0000028421.91733.20

4 Law MR. Plant sterol and stanol margarines and health. West J Med 2000; 173(1): 43–7. DOI: 10.1136/ewjm.173.1.43

5 Olson BH, Anderson SM, Becker MP et al. Psyllium-enriched cereals lower blood total cholesterol and LDL cholesterol, but not HDL cholesterol, in hypercholesterolemic adults: results of a meta-analysis. J Nutr 1997; 127(10): 1973–80. DOI: 10.1093/jn/127.10.1973

6 Downs JR, Clearfield M, Weis S et al. Primary prevention of acute coronary events with lovastatin in men and women with average cholesterol levels: results of AFCAPS/TexCAPS. Air Force/Texas Coronary Atherosclerosis Prevention Study. JAMA 1998; 279(20): 1615–22. DOI: 10.1001/jama.279.20.1615

7 Heart Protection Study Collaborative Group. MRC/BHF Heart Protection Study of cholesterol lowering with simvastatin in 20536 high-risk individuals: a randomised placebocontrolled trial. Lancet 2002; 360(9326): 7–22. DOI: 10.1016/S0140–6736(02)09327–3

8 Nayor M, Vasan RS. Recent Update to the US Cholesterol Treatment Guidelines: A Comparison with International Guidelines. Circulation 2016; 133(18): 1795–806. DOI: 10.1161/CIRCULATIONAHA.116.021407

9 Sacks FM, Lichtenstein A, Van Horn L et al. Soy protein, isoflavones, and cardiovascular health: An American Heart Association Science Advisory for professionals from the Nutrition Committee. Circulation 2006; 113(7): 1034–44. DOI: 10.1161/CIRCULATIONAHA.106.171052

10 Erdman JW Jr. AHA Science Advisory: Soy Protein and Cardiovascular Disease: A Statement for Healthcare Professionals from the Nutrition Com-

mittee of the AHA. Circulation 2000; 102(20): 2555–9. DOI: 10.1161/01.cir.102.20.2555

11 FDA, n.d. *https://www.fda.gov*

12 Jenkins DJ, Kendall CW, Marchie A et al. Effects of a dietary portfolio of cholesterol-lowering foods vs lovastatin on serum lipids and C-reactive protein. JAMA 2003; 290(4): 502–10. DOI: 10.1001/jama.290.4.502

13 Jenkins DJ, Chiavaroli L, Wong JM et al. Adding monounsaturated fatty acids to a dietary portfolio of cholesterol-lowering foods in hypercholesterolemia. CMAJ 2010; 182(18): 1961–7. DOI: 10.1503/cmaj.092128

14 Grundy SM. Comparison of monounsaturated fatty acids and carbohydrates for lowering plasma cholesterol. N Engl J Med 1986; 314(12): 745–8. DOI: 10.1056/NEJM198603203141204

15 Mensink RP, Zock PL, Kester AD et al. Effects of dietary fatty acids and carbohydrates on the ratio of serum total to HDL cholesterol and on serum lipids and apolipoproteins: a meta-analysis of 60 controlled trials. Am J Clin Nutr 2003; 77(5): 1146–55. DOI: 10.1093/ajcn/77.5.1146

16 Estruch R, Ros E, Salas-Salvadó J et al. Primary Prevention of Cardiovascular Disease with a Mediterranean Diet Supplemented with Extra-Virgin Olive Oil or Nuts. N Engl J Med 2018; 378(25): e34. DOI: 10.1056/NEJMoa1800389

17 Robins SJ, Collins D, Wittes JT et al. Relation of gemfibrozil treatment and lipid levels with major coronary events: VA-HIT: a randomized controlled trial. JAMA 2001; 285(12): 1585–91. DOI: 10.1001/jama.285.12.1585

18 Jenkins DJ, Jones PJ, Lamarche B et al. Effect of a dietary portfolio of cholesterol-lowering foods given at 2 levels of intensity of dietary advice on serum lipids in hyperlipidemia. JAMA 2011; 306(8): 831–9. DOI: 10.1001/jama.2011.1202

19 Chiavaroli L, Nishi SK, Khan TA et al. Portfolio Dietary Pattern and Cardiovascular Disease: A Systematic Review and Meta-analysis of Controlled Trials. Prog Cardiovasc Dis 2018; 61(1): 43–53. DOI: 10.1016/j.pcad.2018.05.004

20 Anderson TJ, Gregoire J, Pearson GJ et al. Canadian cardiovascular society guidelines for the management of dyslipidemia for the prevention of cardiovascular disease in the adult. Can J Cardiol 2016; 32: 1263–82. DOI: 10.1016/j.cjca.2016.07.510

21 Jenkins DJ, Kendall CW, Burris L et al. The Portfolio Diet: an evidence-based eating plan for lower cholesterol; 2017. Online unter: *https://ccs.ca/app/uploads/2020/11/Portfolio_Diet_Scroll_editable_eng.pdf*

22 Sievenpiper JL, Chan CB, Dworatzek PD et al. Nutrition therapy. Can J Diabetes 2018; 42(Suppl. 1): S64–S79. DOI: 10.1016/j.jcjd.2017.10.009

23 Stroes ES, Thompson PD, Corsini A et al. Statin-associated muscle symptoms: impact on statin therapy-European Atherosclerosis Society Consensus Panel Statement on Assessment, Aetiology and Management. Eur Heart J 2015; 36: 1012–22. DOI: 10.1093/eurheartj/ehv043

24 Heart UK: The ultimate cholesterol lowering plan; 2019. Online unter: *https://www.heartuk.org.uk/downloads/factsheets/uclp-fact-sheet-oct2019-150dpi.pdf*

25 Heart UK: The cholesterol charity. Portfolio diet; 2014.

26 Jenkins AL, Jenkins DJ, Wolever TM et al. Comparable postprandial glucose reductions with viscous fiber blend enriched biscuits in healthy subjects and patients with diabetes mellitus: acute randomized controlled clinical trial. Croat Med J 2008; 49(6): 772–82. DOI: 10.3325/CMJ.2008.49.722

27 Jenkins DJ, Kendall CW, Marchie A et al. Direct comparison of a dietary portfolio of cholesterol-lowering foods with a statin in hypercholesterolemic participants. Am J Clin Nutr 2005; 81(2): 380–7. DOI: 10.1093/ajcn.81.2.380

28 Wolever TM, Jenkins DJ, Vuksan V et al. Beneficial effect of a low glycaemic index diet in type 2 diabetes. Diabet Med 1992; 9(5): 451–8. DOI: 10.1111/j.1464–5491.1992.tb01816.x

29 Salas-Salvadó J, Bulló M, Estruch R et al. Prevention of diabetes with Mediterranean diets. Ann Intern Med 2014; 160(1): 1–10. DOI: 10.7326/M13–1725

30 Kannel WB, McGee DL. Diabetes and cardiovascular disease. The Framingham study. JAMA 1979; 241(19): 2035–8. DOI: 10.1001/jama.241.19.2035

31 Waters DD, Ho JE, DeMicco DA et al. Predictors of new-onset diabetes in patients treated with atorvastatin. J Am Coll Cardiol 2011; 57(14): 1535–45. DOI: 10.1016/j.jacc.2010.10.047

KAPITEL 3

1 Slavin J. Fiber and prebiotics: mechanisms and health benefits. Nutrients 2013; 5(4): 1417–35. DOI: 10.3390/nu5041417

2 Armstrong MJ, Carey MC. Thermodynamic and molecular determinants of sterol solubilities in bile salt micelles. J Lipid Res 1987; 28(10): 1144–55. PMID: 3681139

3 Brown AW, Hang J, Dussault PH et al. Phytosterol ester constituents affect micellar cholesterol solubility in model bile. Lipids 2010; 45(9): 855–62. DOI: 10.1007/s11745–010–3456–6

4 Klett EL, Lu K, Kosters A et al. A mouse model of sitosterolemia: absence of Abcg8/sterolin-2 results in failure to secrete biliary cholesterol. BMC Med 2004; 2(1): 5. DOI: 10.1186/1741–7015–2-5

5 Salen G, Ahrens EH, Grundy SM. Metabolism of β-sitosterol in man. J Clin Investig 1970; 49(5): 952–67. DOI: 10.1172/JCI106315

6 Field FJ, Born E, Mathur SN. Effect of micellar beta-sitosterol on cholesterol metabolism in CaCo-2 cells. J Lipid Res 1997; 38(2): 348–60. Online unter: *http://www.ncbi.nlm.nih.gov/pubmed/9162754*

7 Bouic PJ. The role of phytosterols and phytosterolins in immune modulation: a review of the past 10 years. Curr Opin Clin Nutr Metab Care 2001; 4: 471–5. DOI: 10.1097/00075197–200111000–0 0001

8 van Rensburg SJ, Daniels WM, van Zyl JM et al. A comparative study of the effects of cholesterol, beta-sitosterol, beta-sitosterol glucoside, dehydroepiandrosterone sulphate and melatonin on in vitro lipid peroxidation. Metab Brain Dis 2000; 15: 257–65. DOI: 10.1023/A:1011167023695

9 Gylling H, Plat J, Turley S et al. European Atherosclerosis Society Consensus Panel on Phytosterols. Plant sterols and plant stanols in the management of dyslipidaemia and prevention of cardiovascular disease. Atherosclerosis 2014; 232(2): 346–60. DOI: 10.1016/j.atherosclerosis.2013.11.043

10 Jenkins DJ, Wolever TM, Leeds AR et al. Dietary fibres, fibre analogues, and glucose tolerance: importance of viscosity. Br Med J 1978; 1(6124): 1392–4. DOI: 10.1136/bmj.1.6124.1392

11 Bourdon I, Yokoyama W, Davis P et al. Postprandial lipid, glucose, insulin, and cholecystokinin responses in men fed barley pasta enriched with beta-glucan. Am J Clin Nutr 1999; 69(1): 55–63. DOI: 10.1093/ajcn/69.1.55

12 Sample CE, Ness GC. Regulation of the activity of 3-hydroxy-3-methylglutaryl coenzyme A reductase by insulin. Biochem Biophys Res Commun 1986; 137(1): 201–7. DOI: 10.1016/0006–291x(86)91196–4

13 Howarth NC, Saltzman E, Roberts SB. Dietary fiber and weight regulation. Nutr Rev 2001; 59(5): 129–39. DOI: 10.1111/j.1753–4887.2001.tb07001.x

14 Kritchevsky D, Story JA. Binding of bile salts in vitro by nonnutritive fiber. J Nutr 1974; 104(4): 458–62. DOI: 10.1093/jn/104.4.458

15 Kritchevsky D, Story JA. Letter: In vitro binding of bile acids and bile salts. Am J Clin Nutr 1975; 28(4): 305–6. DOI: 10.1093/ajcn/28.4.305

16 Gelissen IC, Brodie B, Eastwood MA. Effect of Plantago ovata (psyllium) husk and seeds on sterol metabolism: studies in normal and ileostomy subjects. Am J Clin Nutr 1994; 59(2): 395–400. DOI: 10.1093/ajcn/59.2.395

17 Jenkins DJ, Kendall CW, Jackson CJ et al. Effects of high- and low-isoflavone soyfoods on blood lipids, oxidized LDL, homocysteine, and blood pressure in hyperlipidemic men and women. Am J Clin Nutr 2002; 76(2): 365–72. DOI: 10.1093/ajcn/76.2.365

18 Jenkins DJ, Wolever TM, Rao AV et al. Effect on blood lipids of very high intakes of fiber in diets low in saturated fat and cholesterol. N Engl J Med 1993; 329(1): 21–6. DOI: 10.1056/NEJM199307013290104

19 Glore SR, van Treeck D, Knehans AW et al. Soluble fiber and serum lipids: a literature review. J Am Diet Assoc 1994; 94(4): 425–36. DOI: 10.1016/0002-8223(94)90099-x

20 Haskell WL, Spiller GA, Jensen CD et al. Role of water-soluble dietary fiber in the management of elevated plasma cholesterol in healthy subjects. Am J Cardiol 1992; 69(5): 433–9. DOI: 10.1016/0002-9149(92)90980-d

21 Vahouny GV, Tombes R, Cassidy MM et al. Dietary fibers: V. Binding of bile salts, phospholipids and cholesterol from mixed micelles by bile acid sequestrants and dietary fibers. Lipids 1980; 15(12): 1012–8. DOI: 10.1007/bf02534316

22 Gunness P, Gidley MJ. Mechanisms underlying the cholesterol-lowering properties of soluble dietary fibre polysaccharides. Food Funct 2010; 1(2): 149. DOI: 10.1039/c0fo00080a

23 Blackburn NA, Redfern JS, Jarjis H et al. The mechanism of action of guar gum in improving glucose tolerance in man. Clin Sci (Lond) 1984; 66(3): 329–36. DOI: 10.1042/cs0660329

24 Wong JM, de Souza R, Kendall CW et al. Colonic health: fermentation and short chain fatty acids. J Clin Gastroenterol 2006; 40(3): 235–43. DOI: 10.1097/00004836-200603000-00015

25 Rigaud D, Paycha F, Meulemans A et al. Effect of psyllium on gastric emptying, hunger feeling and food intake in normal volunteers: a double-blind study. Eur J Clin Nutr 1998; 52(4): 239–45. DOI: 10.1038/sj.ejcn.1600518

26 Muehlbauer PM, Thorpe D, Davis A et al. Putting evidence into practice: evidence-based interventions to prevent, manage, and treat chemotherapy-and radiotherapy-induced diarrhea. Clin J Oncol Nurs 2009; 13(3): 336–41. DOI: 10.1188/09.CJON.336-341

27 FDA Department of Health and Human Services. CFR-Code of Federal Regulations Title 21: 173.255 Methylene chloride. Online unter: *https://www.accessdata.fda.gov/scripts/cdrh/cfdocs/cfcfr/cfrsearch.cfm?fr=173.255*

28 Health Canada List of Dietary Fibres Reviewed and Accepted by Health Canada's Food Directorate. Online unter: *https://www.canada.ca/en/health-canada/services/publications/food-*

nutrition/list-reviewed-accepted-dietary-fibres.html

29 Jenkins DJ, Jones PJ, Lamarche B et al. Effect of a dietary portfolio of cholesterol-lowering foods given at 2 levels of intensity of dietary advice on serum lipids in hyperlipidemia: a randomized controlled trial. JAMA 2011; 306(8): 831–9. DOI: 10.1001/jama.2011.1202

30 Njike VY, Costales VC, Petraro P et al. The resulting variation in nutrient intake with the inclusion of walnuts in the diets of adults at risk for type 2 diabetes: a randomized, controlled, crossover trial. Am J Health Promot 2019; 33(3): 430–8. DOI: 10.1177/0890117118791120

31 Estruch R, Ros E, Salas-Salvadó J et al. PREDIMED Study Investigators. Primary prevention of cardiovascular disease with a Mediterranean diet supplemented with extra-virgin olive oil or nuts. N Engl J Med 2018; 378(25): e34. DOI: 10.1056/NEJMoa1800389

32 Sabaté J, Oda K, Ros E. Nut consumption and blood lipid levels: a pooled analysis of 25 intervention trials. Arch Intern Med 2010; 170(9): 821–7. DOI: 10.1001/archinternmed.2010.79

33 Jenkins DJ, Kendall CW, Marchie A et al. Dose response of almonds on coronary heart disease risk factors: blood lipids, oxidized low-density lipoproteins, lipoprotein(a), homocysteine, and pulmonary nitric oxide: a randomized, controlled, crossover trial. Circulation 2002; 106(11): 1327–32. DOI: 10.1161/01.cir.0000028421.91733.20

34 Chiavaroli L, Nishi SK, Khan TA et al. Portfolio dietary pattern and cardiovascular disease: a systematic review and meta-analysis of controlled trials. Prog Cardiovasc Dis 2018; 61(1): 43–53. DOI: 10.1016/j.pcad.2018.05.004

35 Rashid S, Watanabe T, Sakaue T et al. Mechanisms of HDL lowering in insulin resistant, hypertriglyceridemic states: the combined effect of HDL triglyceride enrichment and elevated hepatic lipase activity. Clin Biochem 2003; 36(6): 421–9. DOI: 10.1016/s0009–9120(03)00078-x

36 Lewis GF. Determinants of plasma HDL concentrations and reverse cholesterol transport. Curr Opin Cardiol 2006; 21(4): 345–52. DOI: 10.1097/01.hco.0000231405.76930.a0

37 Tall AR. Cholesterol efflux pathways and other Potenzial mechanisms involved in the athero-protective effect of high-density lipoproteins. J Intern Med 2008; 263(3): 256–73. DOI: 10.1111/j.1365–2796.2007.01898.x

38 Lewis GF, Rashid S, Uffelman KD et al. Mechanism of HDL Lowering in Insulin Resistant States. Diabetes and Cardiovascular Disease 2001; S. 273–7. DOI: 10.1007/978–1-4615–1321–6_34

39 Nälsén C, Vessby B, Berglund L et al. Dietary (n-3) fatty acids reduce plasma F2-isoprostanes but not prostaglandin F2alpha in healthy humans. J Nutr

2006; 136(5): 1222–8. DOI: 10.1093/jn/136.5.1222

40 Tall AR. Plasma high density lipoproteins. Metabolism and relationship to atherogenesis. J Clin Investig 1990; 86(2): 379–84. DOI: 10.1172/JCI114722

41 Reaven PD, Witztum JL. Oxidized low density lipoproteins in atherogenesis: role of dietary modification. Annu Rev Nutr 1996; 16(1): 51–71. DOI: 10.1146/annurev.nu.16.070196.000411

42 Kris-Etherton PM, Hu FB, Ros E et al. The role of tree nuts and peanuts in the prevention of coronary heart disease: multiple Potenzial mechanisms. J Nutr 2008; 138(9): 1746S–51S. DOI: 10.1016/j.mad.2013.11.011

43 Njike VY, Yarandi N, Petraro P et al. Inclusion ofwalnut in the diets of adults at risk for type 2 diabetes and their dietary pattern changes: a randomized, controlled, cross-over trial. BMJ Open Diabetes Res Care 2016; 4(1): e000293. DOI: 10.1136/bmjdrc-2016–000293

44 Blomhoff R, Carlsen MH, Andersen LF et al. Health benefits of nuts: Potenzial role of antioxidants. Br J Nutr 2006; 96(Suppl 2): S52–60. DOI: 10.1017/bjn20061864

45 Chen CY, Milbury PE, Lapsley K et al. Flavonoids from almond skins are bioavailable and act synergistically with vitamins C and E to enhance hamster and human LDL resistance to oxidation. J Nutr 2005; 135(6): 1366–73. DOI: 10.1093/jn/135.6.1366

46 Viguiliouk E, Kendall CW, Blanco Mejia S et al. Effect of tree nuts on glycemic control in diabetes: a systematic review and meta-analysis of randomized controlled dietary trials. PLoS One 2014; 9(7): e103376. DOI: 10.1371/journal.pone.0103376

47 Blanco Mejia S, Kendall CW, Viguiliouk E et al. Effect of tree nuts on metabolic syndrome criteria: a systematic review and meta-analysis of randomised controlled trials. BMJ Open 2014; 4(7): e004660. DOI: 10.1136/bmjopen-2013–004660

48 Berryman CE, West SG, Fleming JA et al. Effects of daily almond consumption on cardiometabolic risk and abdominal adiposity in healthy adults with elevated LDLholesterol: a randomized controlled trial. J Am Heart Assoc 2015; 4(1): e000993. DOI: 10.1161/JAHA.114.000993

49 Canadian Food Inspection Agency. Acceptable disease risk reduction claims and therapeutic claims– HealthClaims–Food; 2018. Online unter: *http://www.inspection.gc.ca/food/general-food-requirements-and-guidance/labelling/for-industry/health claims/eng/1392834838383/1392834887794?chap=7s8c7*

50 Food and Drug Administration. Labeling and nutrition – Health claim notification for the substitution of saturated fat in the diet with unsaturated fatty acids and reduced risk of heart disease. Center for Food Safety and Applied Nutrition; 2016. Online unter: *https://www.federalregister.gov/documents/2016/12/19/2016-29997/food-labeling-health-claims-dietary-saturated-fat-and-cholesterol-and-risk-of-coronary-heart-disease*

51 Livingstone K. Authorised EU health claim for MUFA and PUFA in replacement of saturated fats. In: Foods, nutrients and food ingredients with authorised EU health claims. Amsterdam: Elsevier Verlag, 2018. S. 87–100. DOI: 10.1016/B978-0-08-100922-2.00006-1

52 Guasch-Ferré M, Zong G, Willett WC et al. Associations of monounsaturated fatty acids from plant and animal sources with total and cause-specific mortality in two US prospective cohort studies. Circ Res 2019; 124(8): 1266–75. DOI: 10.1161/CIRCRESAHA.118.313996

53 Katz DL, Doughty KN, Geagan K et al. Perspective: the public health case for modernizing the definition of protein quality. Adv Nutr 2019; 10(5): 755–64. DOI: 10.1093/advances/nmz023

54 Anderson JW, Johnstone BM, Cook-Newell ME. Meta-analysis of the effects of soy protein intake on serum lipids. N Engl J Med 1995; 333(5): 276–82. DOI: 10.1056/NEJM199508033330502

55 Sirtori CR, Agradi E, Conti F et al. Soybean-protein diet in the treatment of type-II hyperlipoproteinaemia. Lancet 1977; 1(8006): 275–7. DOI: 10.1016/s0140-6736(77)91823-2

56 Ha V, Sievenpiper JL, de Souza RJ et al. Effect of dietary pulse intake on established therapeutic lipid targets for cardiovascular risk reduction: a systematic review and meta-analysis of randomized controlled trials. Can Med Assoc J 2014; 186(8): E252–62. DOI: 10.1503/cmaj.131727

57 Maki KC, Butteiger DN, Rains TM et al. Effects of soy protein on lipoprotein lipids and fecal bile acid excretion in men and women with moderate hypercholesterolemia. J Clin Lipidol 2010; 4(6): 531–42. DOI: 10.1016/j.jacl.2010.09.001

58 Torres N, Torre-Villalvazo I, Tovar AR. Regulation of lipid metabolism by soy protein and its implication in diseases mediated by lipid disorders. J Nutr Biochem 2006; 17(6): 365–73. DOI: 10.1016/j.jnutbio.2005.11.005

59 Harland JI, Haffner TA. Systematic review, meta-analysis and regression of randomised controlled trials reporting an association between an intake of circa 25g soya protein per day and blood cholesterol. Atherosclerosis 2008; 200(1): 13–27. DOI: 10.1016/j.atherosclerosis.2008.04.006

60 Reynolds K, Chin A, Lees KA et al. A meta-analysis of the effect of soy protein supplementation on serum lipids. Am J Cardiol 2006; 98(5): 633–40. DOI: 1016/j.amjcard.2006.03.042

61 Zhan S, Ho SC. Meta-analysis of the effects of soy protein containing isoflavones on the lipid profile. Am J Clin Nutr 2005; 81(2): 397–408. DOI: *10.1093/ajcn.81.2.397*

62 Padhi EM, Ramdath DD. A review of the relationship between pulse consumption and reduction of cardiovascular disease risk factors. J Funct Foods 2017; 38: 635–43. DOI: 10.1016/j.jff.2017.03.043

63 Rochfort S, Panozzo J. Phytochemicals for health, the role of pulses. J Agric Food Chem 2007; 55(20): 7981–94. DOI: 10.1021/jf071704w

64 Bouchenak M, Lamri-Senhadji M. Nutritional quality of legumes, and their role in cardiometabolic risk prevention: a review. J Med Food 2013; 16(3): 185–98. DOI: 10.1089/jmf.2011.0238

65 Hutchins AM, Winham DM, Thompson SV. Phaseolus beans: impact on glycaemic response and chronic disease risk in human subjects. Br J Nutr 2012; 108(S1): S52–65. DOI: 10.1017/S0007114512000761

66 Ros E, Hu FB. Consumption of plant seeds and cardiovascular health. Circulation 2013; 128(5): 553–65. DOI: 10.1161/CIRCULATIONAHA.112.001119

67 Rebello CJ, Greenway FL, Finley JW. Whole grains and pulses: a comparison of the nutritional and health benefits. J Agric Food Chem 2014; 62(29): 7029–49. DOI: 10.1021/jf500932z

68 Jenkins DJ, Chiavaroli L, Wong JM et al. Adding monounsaturated fatty acids to a dietary portfolio of cholesterol-lowering foods in hypercholesterolemia. CMAJ 2010; 182(18): 1961–7. DOI: 10.1503/cmaj.092128

69 Jenkins DJ, Mirrahimi A, Srichaikul K et al. Soy protein reduces serum cholesterol by both intrinsic and food displacement mechanisms. J Nutr 2010; 140(12): 2302S–11S. DOI: 10.3945/jn.110.124958

70 Hu X, Gao J, Zhang Q et al. Soy fiber improves weight loss and lipid profile in overweight and obese adults: a randomized controlled trial. Mol Nutr Food Res 2013; 57(12): 2147–54. DOI: 10.1002/mnfr.201300159

71 Kim SJ, de Souza RJ, Choo VL et al. Effects of dietary pulse consumption on body weight: a systematic review and meta-analysis of randomized controlled trials. Am J Clin Nutr 2016; 103(5): 1213–23. DOI: 10.3945/ajcn.115.124677

72 Bouchenak M, Lamri-Senhadji M. Nutritional quality of legumes, and their role in cardiometabolic risk prevention: a review. J Med Food 2013; 16(3): 185–98. DOI: 10.1089/jmf.2011.0238

73 Sievenpiper JL, Kendall CW, Esfahani A et al. Effect of non-oil-seed pulses on glycaemic control: a systematic review and meta-analysis of randomised controlled experimental trials in people with and without diabetes. Diabetologia 2009; 52(8): 1479–95. DOI: 10.1007/s00125–009–1395–7

74 Ramdath DD, Padhi EM, Sarfaraz S et al. Beyond the cholesterol-lowering effect of soy protein: a review of the effects of dietary soy and its constituents on risk factors for cardiovascular disease. Nutrients 2017; 9(4). DOI: 10.3390/nu9040324

75 Albuquerque RC, Baltar VT, Marchioni DM. Breast cancer and dietary patterns: a systematic review. Nutr Rev 2014; 72(1): 1–17. DOI: 10.1111/nure.12083

76 van Die MD, Bone KM, Williams SG et al. Soy and soy isoflavones in prostate cancer: a systematic review and meta-analysis of randomized controlled trials. BJU Int 2014; 113(5b): E119–30. DOI: 10.1111/bju.12435

77 Wu J, Zeng R, Huang J et al. Dietary protein sources and incidence of breast cancer: a dose-response meta-analysis of prospective studies. Nutrients 2016; 8(11): 730. DOI: 10.3390/nu8110730

78 Zhang GQ, Chen JL, Liu Q et al. Soy intake is associated with lower endometrial cancer risk. Medicine 2015; 94(50): e2281. DOI: 10.1097/MD.0000000000002281

79 Franco OH, Chowdhury R, Troup J et al. Use of plant-based therapies and menopausal symptoms. JAMA 2016; 315(23): 2554. DOI: 10.1001/jama.2016.8012

80 Health Canada. Summary of Health Canada's Assessment of a Health Claim about soy protein and cholesterol lowering. In: Bureau of Nutritional Sciences, Food Directorate, Health Products and Food Branch; 2015. S. 1–12. Online unter: https://www.canada.ca/en/health-canada/services/food-nutrition/food-labelling/health-claims/assessments/summary-assessment-health-claim-about-protein-cholesterol-lowering.html.

81 Du Bois C. The story of soy. London: Reaktion Book; 2018

82 Food and Agriculture Organization. Genetically Modified Crops; 2014. Online unter: *http://www.fao.org/3/i2490e/i2490e04d.pdf*

83 Centers for Disease Control and Prevention. CDC-NIOSH 1988 OSHA PEL project documentation: list by chemical name: n-HEXANE, 1988. Online unter: *https://www.cdc.gov/niosh/pel88/110–54.html*

84 Environmental Protection Agency. Toxicological Review of n-Hexane; 2005. Summary Report. CAS No. 110–54–3. Online unter: *https://cfpub.epa.gov/ncea/iris/iris_documents/documents/toxreviews/0486tr.pdf*

85 US Food and Drug Administration. Food additives & ingredients-food additive status list; 2018. Online unter: *https://www.fda.gov/food/food-additives-petitions/food-additive-status-list*

KAPITEL 4

1 Eftekhari MH, Mozaffari-Khosravi H, Shidfar F et al. Relation between body iron status and cardiovascular risk factors in patients with cardiovascular disease. Int J Prev Med 2013; 4(8): 911–6. PMID: 24049617

KAPITEL 6

1 Bernstein AM, Sun Q, Hu FB et al. Coronary heart disease major dietary protein sources and risk of coronary heart disease in women. Circulation 2010; 122(9): 876–83. DOI: 10.1161/CIRCULATIONAHA.109.915165

2 Pan A, Sun Q, Bernstein AM et al. Changes in red meat consumption and subsequent risk of type 2 diabetes mellitus. JAMA Intern Med 2013; 173(14): 1328. DOI: 10.1001/jamainternmed.2013.6633

3 Pan A, Sun Q, Bernstein AM et al. Red meat consumption and mortality. Arch Intern Med 2012; 172(7): 555. DOI: 10.1001/archinternmed.2011.2287

4 Clarys P, Deliens T, Huybrechts I et al. Comparison of nutritional quality of the vegan, vegetarian, semi-vegetarian, pesco-vegetarian and omnivorous diet. Nutrients 2014; 6(3): 1318–32. DOI: 10.3390/nu6031318

5 Tilman D, Clark M. Global diets link environmental sustainability and human health. Nature 2014; 515(7528): 518–22. DOI: 10.1038/nature13959

6 Daniel CR, Cross AJ, Koebnick C et al. Trends in meat consumption in the USA. Public Health Nutr 2011; 14(4): 575–83. DOI: 10.1017/S1368980010002077

7 Craig WJ. Nutrition concerns and health effects of vegetarian diets. Nutr Clin Pract 2010; 25(6): 613–20. DOI: 10.1177/0884533610385707

8 Seldin MM, Meng Y, Qi H et al. Trimethylamine N-oxide promotes vascular inflammation through signaling of mitogen-activated protein kinase and nuclear factor-κB. J Am Heart Assoc 2016; 5(2): e002767. DOI: 10.1161/JAHA.115.002767

9 Tang WH, Wang Z, Levison BS et al. Intestinal microbial metabolism of phosphatidylcholine and cardiovascular risk. N Engl J Med 2013; 368(17): 1575–84. DOI: 10.1056/NEJMoa1109400

10 Oellgaard J, Winther SA, Hansen TS et al. Trimethylamine N-oxide (TMAO) as a new Potenzial therapeutic target for insulin resistance and cancer. Curr Pharm

Des 2017; 23(25): 3699–712. DOI: 10.2174/1381612823666170622095324

11 Dambrova M, Latkovskis G, Kuka J et al. Diabetes is associated with higher trimethylamine N-oxide plasma levels. Exp Clin Endocrinol Diabetes 2016; 124(4): 251–6. DOI: 10.1055/s-0035–1569330

12 Farvid MS, Cho E, Chen WY et al. Adolescent meat intake and breast cancer risk. Int J Cancer 2015; 136(8): 1909–20. DOI: 10.1002/ijc.29218

13 Bouvard V, Loomis D, Guyton KZ et al. Carcinogenicity of consumption of red and processed meat. Lancet Oncol 2015; 16: 1599–600. DOI: 10.1016/S1470–2045(15)00444–1

14 World Health Organization. A healthy lifestyle; 2018. Online unter: *http://www.euro.who.int/en/health-topics/disease-prevention/nutrition/a-healthy-lifestyle*

15 World Health Organization. Diet; 2020. Online unter: *https://www.who.int/news-room/fact-sheets/detail/healthy-diet*

16 The European Food Information Council. Food-based dietary guidelines in Europe; 2009. Online unter: *http://www.eufic.org/en/healthy-living/article/food-based-dietary-guidelines-in-europe*

17 American Diabetes Association®. Protein Foods; 2017. Online unter: *http://www.diabetes.org/food-and-fitness/food/what-can-i-eat/making-healthy-food-choices/meat-and-plant-based-protein.html*

18 Canadian Diabetes Association. Basic meal planning | Diabetes Canada; 2021. Online unter: *http://www.diabetes.ca/diabetes-and-you/healthy-living-resources/diet-nutrition/basic-meal-planning*

19 Canadian Cardiovascular Society-Medical. Nutritional requirements for adults: nutrition tools by CCS medical; 2017. Online unter: *https://www.albertahealthservices.ca/assets/info/nutrition/if-nfs-ng-heart-healthy.pdf*

20 HEART UK. Low cholesterol diet | High cholesterol foods | HEART UK | Expert advice from HEART UK. June 15, 2017. Online unter: *https://www.heartuk.org.uk/low-cholesterol-foods/choose-low-cholesterol-foods*

21 Catapano AL, Graham I, De Backer G et al. 2016 ESC/EAS guidelines for the management of dyslipidaemias. Rev Esp Cardiol (Engl Ed) 2017; 70(2): 115. DOI: 10.1016/j.rec.2017.01.002

22 World Health Organization. IARC Monographs evaluate consumption of red meat and processed meat and cancer risk. Int Agency Res Cancer; 2015. S. 1–2. Online unter: *http://www.who.int/features/qa/cancer-red-meat/en/*

23 American Heart Association. What is a healthy diet? Recommended serving infographic; 2017. Online unter: *https://healthyfor-good.heart.org/eat-smart/*

infographics/what-is-a-healthy-diet-recommended-serving-infographic

24 The Offical Dietary Guidleines for Americans. 2015–2020 Dietary Guidelines for Americans; 2015. Online unter: *https://health.gov/our-work/food-nutrition/previous-dietary-guidelines/2015.*

25 Government of Canada. Canada's Food Guide; 2019. Online unter: *https://food-guide.canada.ca/en/*

26 The Official Dutch Dietary Guidelines. Richtlijnen Schijf van Vijf; 2020. Online unter: *https://www.voedingscentrum.nl/Assets/Uploads/voedingscentrum/Documents/Professionals/Schijf%20van%20Vijf/Richtlijnen%20Schijf%20van%20Vijf.pdf*

27 Belgium Dietary Guidelines. Gezonde voeding: de praktische gidsen; 2017. Online unter: *http://www.fao.org/nutrition/education/food-dietary-guidelines/regions/countries/belgium/en/*

28 Chinese Dietary Guidelines. Core Recommendations—Dietary Guidelines for Chinese Residents; 2016. Online unter: *http://dg.cnsoc.org/article/04/8a2389fd5520b4f30155be01beb82724.html*

29 European Food Information Council. Food-Based Dietary Guidelines in Europe: (EUFIC); 2009. Online unter: *http://www.eufic.org/en/healthy-living/article/food-based-dietary-guidelines-in-europe*

30 Hooper L, Thompson RL, Harrison RA et al. Risks and benefits of omega 3 fats for mortality, cardiovascular disease, and cancer: systematic review. BMJ 2006; 332(7544): 752–60. DOI: 10.1136/bmj.38755.366331.2F

31 Rizos EC, Elisaf MS. Does supplementation with omega-3 PUFAs add to the prevention of cardiovascular disease? Curr Cardiol Rep 2017; 19(6): 47. DOI: 10.1007/s11886–017–0856–8

32 Hu FB, Bronner L, Willett WC et al. Fish and omega-3 fatty acid intake and risk of coronary heart disease in women. JAMA 2002; 287(14): 1815–21. DOI: 10.1001/jama.287.14.1815

33 Mozaffarian D, Rimm EB. Fish intake, contaminants, and human health. JAMA 2006; 296(15): 1885. DOI: 10.1001/jama.296.15.1885

34 Ascherio A, Rimm EB, Stampfer MJ et al. Dietary intake of marine n-3 fatty acids, fish intake, and the risk of coronary disease among men. N Engl J Med 1995; 332(15): 977–83. DOI: 10.1056/NEJM199504133321501

35 Iso H, Rexrode KM, Stampfer MJ et al. Intake of fish and omega-3 fatty acids and risk of stroke in women. JAMA 2001; 285(3): 304–12. DOI: 10.1001/jama.285.3.304

36 Morris MC, Manson JE, Rosner B et al. Fish consumption and cardiovascular disease in the physicians' health study: a prospective study. Am J Epidemiol

1995; 142(2): 166–75. DOI: 10.1093/oxfordjournals.aje.a117615

37 Domingo JL. Nutrients and chemical pollutants in fish and shellfish. Balancing health benefits and risks of regular fish consumption. Crit Rev Food Sci Nutr 2016; 56(6): 979–88. DOI: 10.1080/10408398.2012.742985

38 Burr ML, Ashfield-Watt PA, Dunstan FD et al. Lack of benefit of dietary advice to men with angina: results of a controlled trial. Eur J Clin Nutr 2003; 57(2): 193–200. DOI: 10.1038/sj.ejcn.1601539

39 Michaëlsson K, Wolk A, Langenskiöld S et al. Milk intake and risk of mortality and fractures in women and men: cohort studies. BMJ (Clinical Research Ed) 2014; 349: g6015. DOI: 10.1136/BMJ.G6015

40 Cui X, Wang L, Zuo P et al. D-Galactose-caused life shortening in Drosophila melanogaster and Musca domestica is associated with oxidative stress. Biogerontology 2004; 5(5): 317–26. DOI: 10.1007/s10522–004–2570–3

41 Cui X, Zuo P, Zhang Q et al. Chronic systemic D-galactose exposure induces memory loss, neurodegeneration, and oxidative damage in mice: protective effects of R-α-lipoic acid. J Neurosci Res 2006; 83(8): 1584–90. DOI: 10.1002/jnr.20845

42 Feskanich D, Willett WC, Stampfer MJ et al. Milk, dietary calcium, and bone fractures in women: a 12-year prospective study. Am J Public Health 1997; 87(6): 992–7. DOI: 10.2105/ajph.87.6.992

43 Mullie P, Pizot C, Autier P. Daily milk consumption and all-cause mortality, coronary heart disease and stroke: a systematic review and meta-analysis of observational cohort studies. BMC Public Health 2016; 16(1): 1236. DOI: 10.1186/s12889–016–3889–9

44 Malekinejad H, Rezabakhsh A. Hormones in dairy foods and their impact on public health—a narrative review article. Iran J Public Health 2015; 44(6): 742–58. PMID: 26258087

45 Voskuil DW, Vrieling A, van't Veer LJ et al. The insulin-like growth factor system in cancer prevention: Potenzial of dietary intervention strategies. Cancer Epidemiol Biomark Prev 2005; 14(1): 195–203. PMID: 16041870

46 Chan JM, Stampfer MJ, Giovannucci E et al. Plasma insulin-like growth factor-I and prostate cancer risk: a prospective study. Science 1998; 279(5350): 563–6. DOI: 10.1126/science.279.5350.563

47 Hsing AW, Tsao L, Devesa SS. International trends and patterns of prostate cancer incidence and mortality. Int J Cancer 2000; 85(1): 60–7. DOI: 10.1002/(sici)1097–0215(20000101)85:1<60::aid-ijc11>3.0.co;2-b

48 Aune D, Lau R, Chan DSM et al. Dairy products and colorectal cancer risk: a systematic review and meta-analysis of cohort studies. Ann Oncol 2012; 23(1): 37–45. DOI: 10.1093/annonc/mdr269

49 David Spence J. Dietary cholesterol and egg yolk should be avoided by patients at risk of vascular disease. J Transl Intern Med 2016; 4(1): 20–4. DOI: 10.1515/jtim-2016-0005

50 Fernandez ML. Dietary cholesterol provided by eggs and plasma lipoproteins in healthy populations. Curr Opin Clin Nutr Metab Care 2006; 9(1): 8–12. DOI: 10.1097/01.mco.0000171152.51034.bf

51 Howell WH, McNamara DJ, Tosca MA et al. Plasma lipid and lipoprotein responses to dietary fat and cholesterol: a meta-analysis. Am J Clin Nutr 1997; 65(6): 1747–64. DOI: 10.1093/ajcn/65.6.1747

52 Hu FB, Stampfer MJ, Rimm EB et al. A prospective study of egg consumption and risk of cardiovascular disease in men and women. JAMA 1999; 281(15): 1387–94. DOI: 10.1001/jama.281.15.1387

53 Weggemans RM, Zock PL, Tai ES et al. ATP binding cassette G5 C1950G polymorphism may affect blood cholesterol concentrations in humans. Clin Genet 2002; 62(3): 226–9. DOI: 10.1034/j.1399-0004.2002.620307.x

54 Shin JY, Xun P, Nakamura Y et al. Egg consumption in relation to risk of cardiovascular disease and diabetes: a systematic review and meta-analysis. Am J Clin Nutr 2013; 98(1): 146–59. DOI: 10.3945/ajcn.112.051318

55 Zhong VW, Van Horn L, Allen NB. Dietary cholesterol or egg consumption and cardiovascular outcomes-reply. JAMA 2019; 322(5): 467. DOI: 10.1001/jama.2019.7228

56 World Health Organization. COP24 Special Report: Special Report Health and Climate. In: WHO.World Health Organization; 2018

57 Willett W, Rockström J, Loken B et al. Food in the Anthropocene: the EAT–Lancet commission on healthy diets from sustainable food systems. Lancet 2019; 393(10170): 447–92. DOI: 10.1016/S0140-6736(18)31788-4

58 Watson SB, Miller C, Arhonditsis G et al. The re-eutrophication of Lake Erie: harmful algal blooms and hypoxia. Harmful Algae. 2016; 56: 44–66. DOI: 10.1016/j.hal.2016.04.010

59 Mekonnen MM, Hoekstra AY. Value of water research report series no. 48 volume 1: main report value of water; 2010. Online unter: *http://waterfootprint.org/media/downloads/Report-48-WaterFootprint-AnimalProducts-Vol1.pdf*

60 FAO. Livestocks long shadow: environmental issues and options; 2006. Online unter: *http://ftp.fao.org/docrep/fao/010/a0701e/a0701e.pdf*

61 FAO. Key facts and findings; 2017. Online unter: *http://www.fao.org/news/story/en/item/197623/icode/*

62 IPCC. Summary for policymakers. In: Global Warming of 1.5 °C. An IPCC special report on the impacts of global warming of 1.5 °C above pre-industrial levels and related global greenhouse gas emission pathways, in the context of strengthening the global response to the threat of climate change, sustainable development, and efforts to eradicate poverty. IPCC SR15; 2018. Online unter: *http://www.ipcc.ch/report/sr15/*

63 IUCN. Red list of Mediterranean endemic freshwater fish. 20081–2. Online unter: *https://www.iucn.org/downloads/freshwater_lr.pdf*

64 FAO. Agriculture, forestry and other land use emissions by sources and removals by sinks; 2014. Online unter: Retrieved from, *http://www.fao.org/docrep/019/i3671e/i3671e.pdf*

65 Tilman D, Clark M. Global diets link environmental sustainability and human health. Nature 2014; 515(7528): 518–22. DOI: 10.1038/nature13959

66 The IPCC. Climate change 2014 mitigation of climate change working group III contribution to the fifth assessment report of the intergovernmental panel on climate change. New York: Cambridge University Press; 2014

67 European Commission. Environmental Impact of Products (EIPRO). Institute for prospective technological studies european science and technology observatory; 2006. Online unter: *http://ec.europa.eu/environment/ipp/pdf/eipro_report.pdf*

68 Garnett T, Godde C, Muller A et al. Grazed and confused? Ruminating on cattle, grazing systems, methane, nitrous oxide, the soil carbon sequestration question – and what it all means for greenhouse gas emissions. Food Climate Research Network; 2017. Online unter: *https://www.oxfordmartin.ox.ac.uk/downloads/reports/fcrn_gnc_report.pdf*

69 Capper JL. Is the grass always greener? Comparing the environmental impact of conventional, natural and grass-fed beef production systems. Animals 2012; 2(4): 127–43. DOI: 10.3390/ani2020127

70 Garnett T. Where are the best opportunities for reducing greenhouse gas emissions in the food system (including the food chain)? Food Policy 2011; 36: S23–32. DOI: 10.1016/j.foodpol.2010.10.010

71 Hallstrom E, Carlsson-Kanyama A, Borjesson P. Environmental impact of dietary change: a systematic review. J Clean Prod 2015; 91: 1–11. DOI: 10.1016/j.jclepro.2014.12.008

72 FAO. Cattle ranching and deforestation. In: The Livestock Policy Brief, Vol. 3; 2005. S. 1–8. Online unter: *http://www.fao.org/3/a-a0262e.pdf*

73 FAO. Livestock and landscapes. Online unter: *http://www.fao.org/docrep/018/ar591e/ar591e.pdf*

74 Singer P, Mason J. The way we eat: why our food choices matter. Anim Liberation Philos Policy J 2006; IV(1): 1–8. DOI: 9781605296074

75 Venter O, Brodeur NN, Nemiroff L et al. Threats to Endangered species in Canada. BioScience 2006; 56(11): 903–10. DOI: 10.1641/0006–3568(2006)56[903:ttesic]2.0.co;2

76 Federal Provincial and Territorial Governments Canada. Canadian Biodiversity: Ecosystem Status and Trends 2010. Federal, Provincial, and Territorial Governments of Canada; 2010. DOI: vi+142p

77 Benis K, Ferr P. Potenzial mitigation of the environmental impacts of food systems through urban and peri-urban agriculture (UPA)—a life cycle assessment approach; 2017. DOI: 10.1016/j.jclepro.2016.05.176

78 FAO Fisheries and Aquaculture Department. The state of world fisheries and aquaculture; 2006. Online unter: *http://www.fao.org/3/a-a0699e.pdf*. ISBN: 978–92–5-105568–7

79 Stachowicz JJ, Whitlatch EB, Osman N et al. Species diversity and invasion resistance in a marine ecosystem. Science 1999; 286(5444): 1577–9. DOI: 10.1126/science.286.5444.1577

80 Schrank WE. The Newfoundland fishery: ten years after the moratorium. Mar Policy 2005; 29(5): 407–20. DOI: 10.1016/J.MARPOL.2004.06.005

81 Alder J, Sumaila UR.Western Africa: a fish basket of Europe past and present. J Environ Dev 2004; 13(2): 156–78. DOI: 10.1177/1070496504266092

82 Holmer M. Environmental issues of fish farming in offshore waters: perspectives, concerns and research needs. Aquac Environ Interact 2010; 1(1): 57–70. DOI: 10.3354/aei00007

83 Naylor RL, Goldburg RJ, Primavera JH et al. Effect of aquaculture on world fish supplies. Nature 2000; 405(6790): 1017–24. DOI: 10.1038/35016500

84 Sonesson U, Davis J, Ziegler F. Food production and emissions of greenhouse gases: an overview of the climate impact of different product groups. SIK Report. No 802 2010. The Swedish Institute for Food and Biotechnology; 2010. Online unter: *http://www.diva-portal.org/smash/get/diva2:943607/FULLTEXT01.pdf*

85 FAO. FAO-statistics. June 12, 2018. Online unter: *http://www.fao.org/faostat/en/#data*

86 Smetana S, Mathys A, Knoch A et al. Meat alternatives: life cycle assessment of most known meat substitutes. Int J Life Cycle Assess 2015; 20(9): 1254–67. DOI: 10.1007/s11367–015–0931–6

87 Blonk H, Kool A, Luske B et al. Environmental effects of protein-rich food products in the Netherlands Consequences of animal protein substitutes. Gouda: Blonk Milieu Advies; 2008. S. 1–19. Online unter: *http://www.blonkconsultants.nl/wp-content/*

uploads/2016/06/english-summary-protein-rich-products.pdf

88 FAO. Key facts on food loss and waste you should know! | SAVE FOOD: Global Initiative on Food Loss andWaste Reduction | Food and Agriculture Organization of the United Nations; 2018. Online unter: *http://www.fao.org/save-food/resources/keyfindings/en/*

89 Hicks RD. Lives of eminent philosophers part II. Harvard University Press; 1925. Online unter: *https://ryanfb.github.io/loebolus-data/L185.pdf*

90 de Waal FBM. The antiquity of empathy. Science 2012; 336(6083): 874–6. DOI: 10.1126/science.1220999

91 Marino L. Thinking chickens: a review of cognition, emotion, and behavior in the domestic chicken. Anim Cogn 2017; 20(2): 127–47. DOI: 10.1007/s10071–016–1064–4

92 Marino L, Colvin CM. Thinking pigs: a comparative review of cognition, emotion, and personality in Sus domesticus; 2015. Online unter: *https://escholarship.org/uc/item/8sx4s79c*

93 Pollick AS, deWaal FBM. Ape gestures and language evolution. Proc Natl Acad Sci USA 2007; 104(19): 8184–9. DOI: 10.1073/pnas.0702624104

94 deWaal F. Are we smart enough to know how smart other animals are? New York: W.W. Norton and Company; 2016

95 Marino L, Allen K. The psychology of cows. Anim Behav Cogn 2017; 4(44): 474–98. DOI: 10.26451/abc.04.04.06.2017

96 D'Eath R, Stone R. Chickens use visual cues in social discrimination: an experiment with coloured lighting. Appl Anim Behav Sci 1999; 62(2–3): 233–42. DOI: 10.1016/S0168–1591(98)00216–0

97 Stamp Dawkins M, Woodington A. Distance and the presentation of visual stimuli to birds. Anim Behav 1997; 54: 1019–25. Online unter: *http://users.ox.ac.uk/~snikwad/resources/Distance.pdf*

98 Maselli V, Rippa D, Russo G et al. Wild boars' social structure in the Mediterranean habitat. Ital J Zool 2014; 81(4): 610–7. DOI: 10.1080/11250003.2014.953220

99 Horback K. Nosing around: play in pigs. Anim Behav Cogn 2014; 2014(12): 186–96. DOI: 10.12966/abc

100 McGlone JJ. Olfactory signals that modulate pig aggressive and submissive behavior; 1990. S. 86–109. Online unter: *https://www.cabdirect.org/cabdirect/abstract/19902215196*

101 Cis van Vuure. Retracting the aurochs: history, morphology and ecology of an extinct wild ox. Sofia: Pensoft Publishers; 2005. ISBN: 978-9546422354

102 Kondo S, Sekine J, Okubo M, Asahida Y. The effect of group size and space allowance on the agonistic and spacing behavior of cattle. Appl Anim Behav Sci 1989; 24(2): 127–35. DOI: 10.1016/0168–1591(89)90040–3

103 Gygax L, Neisen G, Wechsler B. Socio-spatial relationships in dairy cows. Ethology 2010; 116(1): 10–23. DOI: 10.1111/j.1439–0310.2009.01708.x

104 Boyland NK, Mlynski DT, James R et al. The social network structure of a dynamic group of dairy cows: from individual to group level patterns. Appl Anim Behav Sci 2016; 174: 1–10. DOI: 10.1016/j.applanim.2015.11.016

105 Müller R, Schrader L. Behavioural consistency during social separation and personality in dairy cows. Behaviour 2005; 142(9): 1289–306. Online unter: *http://www.jstor.org/stable/4536301*

106 Kikusui T, Winslow JT, Mori Y. Social buffering: relief from stress and anxiety. Philos Trans R Soc Lond Ser B Biol Sci 2006; 361(1476): 2215–28. DOI: 10.1098/rstb.2006.1941

107 Anderson DM, Hulet CV, Shupe WL et al. Response of bonded and non-bonded sheep to the approach of a trained border collie. Appl Anim Behav Sci 1988; 21(3): 251–7. DOI: 10.1016/0168–1591(88)90114–1

108 Coppinger RP, Smith CK, Miller L. Observations on why mongrels may make effective livestock protecting dogs. J Range Manag 2006; 38(6): 560–1. DOI: 10.2307/3899754

109 Petherick JC, Doogan VJ, Venus BK et al. Quality of handling and holding yard environment, and beef cattle temperament: 2. Consequences for stress and productivity. Appl Anim Behav Sci 2009; 120: 28–38. DOI: 10.1016/j.applanim.2009.05.009

110 Moran J. Calf rearing: a guide to rearing calves in Australia. Dept. of Agriculture; 1993. Online unter: *http://agris.fao.org/agris-search/search.do?recordID=AU9430106*

111 FAO.World Livestock Production Systems FAOANIMAL Carlos Seré and Henning Steinfeld in collaboration with; 1996. Online unter: *http://www.fao.org/3/a-w0027e.pdf*

112 Herrero M, Havlík P, Valin H et al. Biomass use, production, feed efficiencies, and greenhouse gas emissions from global livestock systems. Proc Natl Acad Sci USA 2013; 110(52): 20888–93. DOI: 10.1073/pnas.1308149110

113 Horrigan L, Lawrence RS, Walker P. How sustainable agriculture can adress the environmental and human health harms of industrial agriculture. Environ Health Perspect 2002; 110(5): 445–56. DOI: 10.1289/ehp.02110445

114 Centers for Disease Control and Prevention. Antibiotic resistance | NARMS | CDC; 2016. Online unter: *https://www.cdc.gov/narms/faq.html*

115 Centers for Disease Control and Prevention. Information on avian influenza | Avian influenza (flu); 2014. Online unter: *http://www.cdc.gov/flu/avianflu/index.htm*

116 Kemper N. Veterinary antibiotics in the aquatic and terrestrial environment. Ecol

Indic 2008; 8(1): 1–13. DOI: 10.1016/J.ECOLIND.2007.06.002

117 Mignon-Grasteau S, Chantry-Darmon C, Boscher MY et al. Genetic determinism of bone and mineral metabolism in meat-type chickens: a QTL mapping study. Bone Rep 2016; 5: 43–50. DOI: 10.1016/j.bonr.2016.02.004

118 Toronto Vegetarian Association. Profile on chickens; 2018. Online unter: *http://veg.ca/animal-issues/farm-animals/chickens-treatment/*

119 Cheng H. Morphopathological changes and pain in beak trimmed laying hens. Worlds Poult Sci J 2006; 62(1): 41–52. DOI: 10.1079/WPS200583

120 Yun J, Valros A. Benefits of prepartum nest-building behaviour on parturition and lactation in sows—a review. Asian Australas J Anim Sci 2015; 28(11): 1519–24. DOI: 10.5713/ajas.15.0174

121 The Humane Society of the United States. (n.d.). An HSUS Report: the welfare of cows in the dairy industry. Online unter: *http://www.humanesociety.org/assets/pdfs/farm/hsus-the-welfare-of-cows-in-the-dairy-industry.pdf*

122 Lean IJ. Ruminal Acidosis – aetiopathogenesis, prevention and treatment A review for veterinarians and nutritional professionals; 2007. Online unter: *https://www.researchgate.net/publication/279748378_Ruminal_Acidosis_-_aetiopathogenesis_prevention_and_treatment_A_review_for_veterinarians_and_nutritional_professionals*

123 Humane Society International. Fast facts on veal crates in Canada: Humane Society International; 2018. Online unter: *http://www.hsi.org/world/canada/work/intensive-confinement/facts/veal-crates-canada-facts.html*

124 McKenna C. The case against the veal crate; 2001. Online unter: *https://www.ciwf.org.uk/media/3818635/case-against-the-veal-crate.pdf*

125 Solano J, Orihuela A, Galina CS et al. A note on behavioral responses to brief cow-calf separation and reunion in cattle (Bos indicus). J Vet Behav Clin Appl Res 2007; 2(1): 10–4. DOI: 10.1016/j.jveb.2006.12.002

126 Wagner K, Seitner D, Barth K et al. Effects of mother versus artificial rearing during the first 12 weeks of life on challenge responses of dairy cows. Appl Anim Behav Sci 2015; 164: 1–11. DOI: 10.1016/j.applanim.2014.12.010

127 Loret de Mola C, Horta BL, Gonçalves H et al. Breastfeeding and mental health in adulthood: a birth cohort study in Brazil. J Affect Disord 2016; 202: 115–9. DOI: 10.1016/j.jad.2016.05.055

128 Thornton PK. Livestock production: recent trends, future prospects. Philos Trans R Soc Lond B Biol Sci 2010; 365(1554): 2853–67. DOI: 10.1098/rstb.2010.0134

129 Gura S. Industrial livestock production and its impact on smallholders in developing countries; 2008. Online unter: *http://www.pastoralpeoples.org/wp-content/uploads/2020/01/gura_ind_livestock_prod.pdf*

130 Demeter Inc. Demeter Association Biodynamic Processing Standards; 2017. Online unter: *http://www.demeter-usa.org/downloads/Demeter-Processing-Standards.pdf*

131 Government of Canada. Canadian General Standards Board – Organic production systems General principles and management standards; 2018. Online unter: *https://www.cog.ca/wp-content/uploads/2018/05/032_0310_2015-e_Amended-in-2018.pdf*

INDEX

T

U

V

W

Z